新编临床骨科技术

主 编 何罕亮[等]

吉林科学技术出版社

图书在版编目（CIP）数据

新编临床骨科技术 / 何罕亮等主编. -- 长春：吉
林科学技术出版社，2022.4
ISBN 978-7-5578-9269-2

Ⅰ．①新… Ⅱ．①何… Ⅲ．①骨疾病－诊疗 Ⅳ.
①R68

中国版本图书馆 CIP 数据核字(2022)第 088454 号

新编临床骨科技术

主　　　编	何罕亮等	
出 版 人	宛　霞	
责任编辑	史明忠	
封面设计	金熙腾达	
制　　版	金熙腾达	
幅面尺寸	185mm×260mm	
字　　数	420 千字	
印　　张	18.25	
印　　数	1-1500 册	
版　　次	2022年4月第1版	
印　　次	2023年3月第1次印刷	

出　　版	吉林科学技术出版社	
发　　行	吉林科学技术出版社	
地　　址	长春市福祉大路5788号	
邮　　编	130118	
发行部电话/传真	0431-81629529 81629530 81629531	
	81629532 81629533 81629534	
储运部电话	0431-86059116	
编辑部电话	0431-81629518	
印　　刷	三河市嵩川印刷有限公司	

书　　号	ISBN 978-7-5578-9269-2	
定　　价	126.00元	

前　言

　　随着现代科学技术和医学科学的飞速发展，近年来外科技术发展日新月异。而骨科是外科学的一个分支，其研究对象是肌肉骨骼系统疾病，研究的目的在于诊断骨伤科病，恢复和重建运动系统的功能。临床骨科迅速发展，包括观念更新、方法改进等诸多方面。骨折治疗原则除骨折端的解剖复位，满足局部生物力学需要而设计的坚强内固定，肌肉及骨折部位临近关节早期、主动、无痛活动以外，又提出许多新的原则，如应用无创外科技术操作以保护骨折端和软组织的血运、积极的创伤治疗等。在基础研究方面，如何促进骨折愈合、骨和软骨组织工程等，成为生物医学研究的焦点之一。

　　随着科技的进步，对创伤的治疗水平要求越来越高，同时，随着人类的文化素质不断提高，对生存权利和生活质量的要求也越来越高，这些均为创伤骨科医生提出了更新、更高的要求。因骨科疾病涉及范围广，表现又因人、因地、因时间而异，既可同病异症，又可异病同症，给临床诊断带来困难。本书首先介绍了骨科的基础理论、骨科诊断检查，并探讨和分析骨科常用治疗技术、人工关节置换术、脊柱内固定技术、骨外固定与骨折内固定以及骨移植，而且对骨肿瘤技术、皮瓣移植术以及显微外科技术在骨科中的应用做了阐述，本书具有内容丰富、重点突出、实用性强等特点，对提高医生的医疗技术水平具有重要作用。

　　在撰写过程中，本书参考和借鉴了相关专家学者的大量研究成果，包括著作、教材和网络文献，在此，对相关作者表示感谢。由于本书编者水平有限及编写时间仓促，书中难免存在一些疏漏之处，恳请读者见谅，并予以批评指正。

目　录

第一章　骨科的基础理论

第一节　骨的结构

骨由细胞、纤维和基质 3 种成分组成，其最大特点是细胞间质有大量的钙盐沉积，成为坚硬的组织，构成机体的骨骼系统。机体内骨的形状各异、大小不同，正常情况下被纤维鞘（骨膜）包裹，具有丰富的神经和血液供给，它不是一种静止的钙化基质的沉积，而是一个动态的动力结构，经过不断的塑形与改建，行使其维持机体正常姿势、承载负荷的功能。一般认为，从遗传学的角度可以预测每个骨的大体结构，但其内部结构却有很大差别，如骨皮质厚度、骨髓腔直径的变化和骨小梁质、量、方向等都随其所承受载荷和所处环境不同而发生改变。

一、骨质

剖开成人长骨，肉眼可见两种不同结构的骨质。外层致密而坚硬，称为密质骨或皮质骨，见于长骨的骨干和扁平骨的表层。内层和两端是许多不规则的片状或线状骨质结构，称为骨小梁。骨小梁在干骺端最丰富，虽与骨干在皮质内层相连续，但在骨干较少。骨小梁沿最大应力和张力线排列，相互连接呈疏松的海绵状，称为松质骨，主要构成长骨的干骺端和扁平骨的深层。

成年人的密质骨和松质骨都由不同排列方式的骨板构成，称为板层骨，其内部的胶原纤维排列规则，在密质骨内环绕血管间隙呈同心圆排列，在松质骨与骨小梁的纵轴平行排列。胚胎、幼儿时期或成人的某些病理状态，常出现交织骨结构。交织骨由不规则、未机化的胶原和具有陷窝状结构的骨组织构成，其胶原纤维粗短，呈纵横交错的不规则状排列。交织骨内的骨细胞大而圆，数目较多，处于活跃状态。生长期的长骨干骺端由交织骨构成，经过再吸收最终被板层骨替代。如果在骨骼发育成熟后或成年期出现交织骨，则不是正常现象，常见于骨折后新形成的骨痂内、肿瘤产生的新生骨中和骨膜遭受异常应力的情况下。

松质骨的腔隙彼此相通，其中充满小血管和造血细胞，称为骨髓。随着机体的生长发育，有些部位的骨髓逐渐被脂肪组织取代而呈黄色，成为黄骨髓。长骨两端的骨骺主要由松质骨构成，长骨中段称为骨干，呈管状，管壁由密质骨构成，中间的管腔为骨髓腔。生长发育时期的长骨，骨骺和骨干之间被一层透明软骨分隔，称为骺软骨板，骨骺与骨干的过渡区称为干骺端。

二、骨膜

骨膜是由致密结缔组织所构成的纤维膜，位于骨表面者称为骨外膜，衬附在骨髓腔面者称为骨内膜。

骨外膜一般分为纤维层和新生层（又称成骨层）两层。纤维层位于外面，是一层薄而致密、排列不规则的结缔组织，其中有一些成纤维细胞。结缔组织中含有比较粗大的胶质纤维束，彼此交织成网，内有血管和神经，沿途有一些分支经深层进入福尔克曼管。有些向内穿进骨质外环层骨板的比较粗大的胶质纤维束，称为贯穿纤维，又称夏贝氏纤维。这些纤维将骨膜牢牢地固定在骨面上，特别是肌肉和肌腱的附丽处。新生层是骨外膜的内层，主要由多功能的扁平梭形细胞组成，粗大的胶原纤维较少，而富含弹性纤维，与骨质紧密相连，并在结构上随年龄和机能活动发生变化。在胚胎或幼年时期，骨骼迅速生成，内层的细胞数量较多，极为活跃，直接参与骨的生成，很像成骨细胞。在成年时期，内层细胞呈稳定状态，形状与结缔组织中的成纤维细胞很难区别，而当骨受到损伤后，这壁细胞又恢复成骨能力，参与新的骨质形成。在骨的生长期内，骨外膜很容易剥离，成年后骨膜与骨附着牢固，不易剥离。

骨内膜是一薄层含细胞的结缔组织，除衬附在骨髓腔面以外，还衬附在哈弗斯管内和松质骨的骨小梁表面。骨内膜中的细胞具有成骨和造血功能，并有形成破骨细胞的可能。成年后的骨内膜细胞也呈不活跃状态，骨损伤后可恢复造骨能力。

三、骨质内结构

（一）外环骨板层

骨质表面的数层骨板环绕骨干排列，称为外环骨板层，其外面和骨外膜紧密相连。在外环骨板层中可见与骨干垂直的福尔克曼管横向穿行于骨板层，营养血管通过福尔克曼管进入骨内，和纵向行走的哈弗斯管内的血管相通。哈弗斯管经福尔克曼管与骨面和髓腔相通。

（二）内环骨板层

靠近骨髓腔面也有数层骨板环绕骨干排列，称为内环骨板层。骨板层可因骨髓腔面的凹凸而产生不甚规则的排列，骨板的最内层有骨内膜衬附，也可见有垂直穿行的福尔克曼管。

（三）哈弗斯系统

在内、外环骨板层之间是骨干密致骨的主要部分，由许多骨单位构成。骨单位是厚壁的圆桶状结构，平行于骨干的长轴排列，中央的一条细管称为哈弗斯管。围绕哈弗斯管有5～20层骨板呈同心圆排列，像层层套入的管鞘。哈弗斯管与其周围的骨板层共同组成骨单位，也称为哈佛系统。

众多的哈佛系统依骨的长轴纵向排列，因此，在横断面上可见一个小的圆形开口，而在纵切面上则为一条长的裂口。许许多多的骨小管呈放射状从哈弗斯管向骨陷窝走行，连通哈弗斯管与骨陷窝，使骨陷窝内的骨细胞经骨小管获得营养，同时将代谢产物排出。骨陷窝是扁形或椭圆形结构，其内壁有许多小裂隙与骨小管相通，骨细胞许多细长的突起经这些裂隙伸入骨小管内。

在每一个骨单位的表面有一层黏合质，呈强嗜碱性，骨盐丰富而胶质很少，在横断面骨磨片上呈折光较强的骨单位轮廓线，称为黏合线。在骨单位之间还充填着一些不完整的骨单位，形状不规则，大都缺乏哈弗斯管，称为间骨板，是部分吸收后的骨单位，或旧骨单位的遗迹。

哈弗斯管平均直径为300μm，长3～5mm，内壁衬附一层结缔组织，其中的细胞成分随每个骨单位活动状态而不同，在新生的骨质内多为骨母细胞，破坏的骨单位则有破骨细胞，一般的骨单位中是梭形细胞。许多早期的骨单位，特别是位于新生儿皮质骨内者，往往缺乏环形排列的同心圆骨板层。

哈佛系统存在于成熟的密质骨，有成人密质骨的显著特征。初生时，哈佛系统仅出现在人股骨的中段，以后在所有的长骨中逐渐形成。虽其沿骨干的长轴纵向行走，但常发出许多分支，并借这些分支相互联结形成广泛的吻合。哈弗斯管内有小血管，仅有单条者多为毛细血管，有时可见两条，则为小动脉和小静脉。哈弗斯管与福尔克曼管走向相互垂直，且彼此相通，因此，其中的血管也彼此相通。在哈弗斯管中还可见到细的神经纤维，与血管伴行，大多属于无髓神经纤维，偶尔可见有髓神经纤维，这些神经主要来源于分布在骨外膜的神经纤维，既有节后交感神经纤维，也有细的痛觉传入纤维。

密质骨的骨板厚度一般为5～7μm，各部位的骨盐分布不同。在内、外环骨板层和间骨板内，骨盐含量很高，在各板层中的分布一致。各骨单位的骨盐沉积完全不同，在同一骨单位中各板层骨的骨盐分布也不一样。新生成的骨单位骨盐沉积较少，随着骨的生长，骨盐由中央哈弗斯管附近的骨板逐渐向周围沉积，含量也不断增加。老的骨单位骨盐沉积较多。松质骨的骨小梁也由骨板构成，但骨板的层次较薄，结构简单，一般无骨单位，仅在较厚的骨小梁中可见到小而不完整的骨单位。其骨板中的血管较细或缺失，骨板层之间也无血管，骨细胞的营养依靠骨小梁表面的骨髓腔血管供给。

四、骨基质

骨基质是矿化的骨组织的细胞间质，由无机成分和有机成分构成。其中无机成分占骨基质干重的 64% ～ 75%，主要是磷酸钙的微小结晶体；有机成分占骨基质干重的 25% ～ 35%，主要包括胶原纤维构成的纤维素、黏合质和黏多糖等。

（一）无机成分

骨组织一生中不断改建，其无机成分很难与软组织分开，因此，准确地定量骨的化学成分比较困难。一般情况下，无机盐中以磷酸钙为主，约占 85%，另有碳酸钙、磷酸镁、氯化钙及其他碱盐和微量的钾、钠、锶、锌、锰、钼等，目前认为这些微量元素在骨的表面被吸收，在骨的代谢过程中可能不起作用。无机盐以羟基磷灰石结晶和无定型胶体磷酸钙形式分布于有机质中。羟基磷灰石结晶呈柱形或针状，长 20 ～ 40nm，宽 3 ～ 6nm，主要由钙、磷酸根和羟基结合而成，表面常常附有多种离子。晶体的长轴与胶原纤维大致平行，紧密填塞在纤维之间。碳酸盐在骨基质中含量丰富，其作用尚不清楚，大部分碳酸盐不参与磷灰石构成。

无定型的磷酸钙多见于骨的矿化活跃区，在新形成的骨组织中为 40% ～ 50%，随着矿化的完成，其含量减少，在成熟的骨组织中为 25% ～ 30%。除此之外，骨基质中还含有枸橼酸盐，约占无机成分的 1%，一般认为，该盐是代谢活动的产物，与骨细胞和其他无机盐一同沉积在骨基质中。

（二）有机成分

在有机成分中，胶原占 93%，不定型黏多糖复合体占 1%，其他还有蛋白多糖、肽和脂质等占 6%。

胶原是一种结晶纤维蛋白原纤维，被包埋在含有钙盐的骨基质中，有典型的 X 线衍射像和电子显微镜图像。胶原的分子结构为 3 条多肽链，每条链上含有 1000 多个氨基酸，分子量为 95 000 道尔顿。这 3 条多肽链呈绳状相互交织在一起，故又称为三联螺旋结构。胶原分子在成纤维细胞、骨母细胞和软骨母细胞内合成，这些细胞还同时合成和分泌一些非胶原性基质。生理状态下，胶原是不可溶性的结晶样物质，可溶性胶原是未交联的胶原类型，生理状态下呈固体。胶原的功能是使各种组织和器官具有强度结构完整性，直径 1mm 的胶原可承载 10 ～ 40kg 的负荷。骨基质中的胶原纤维普遍呈平行排列，扫描电镜下可见其细的分支连接成错综复杂的网状结构。

骨涎蛋白是骨组织内特有的一种物质，它是典型的黏液物质，属于糖蛋白，其分子含蛋白质和碳水化合物各半，其中富含涎酸是该蛋白的显著特点。在蛋白链中含有大量的谷氨酸和天门冬酸，使骨涎蛋白呈很强的酸性，因而它与阳离子有很强的结合性。

细胞间的基质属于黏蛋白，其中含有两种成分：一种是真正的透明质酸基质，另一种是黏合物质，即硫酸软骨素 A 和硫酸软骨素 C。这两种物质比胶原含有更多的亮氨酸和酪氨酸，会出现解聚现象，并有典型的异染性反应和阳性过碘酸希夫反应。这些有解聚特性的黏多糖，是决定基质钙化的重要物质基础。

其他黏多糖还有硫酸黏液素、硫酸肝素、硫酸角质素等，这些黏多糖的异常已被认为是某些遗传性结缔组织疾病的发病机制。

脂质主要为游离的脂肪酸、磷脂类和胆固醇等。电镜下发现磷脂类恰好在矿化之前消失。在佝偻病动物的骨骼生长板中脂质缺乏，表明脂质在骨的生长代谢过程中起一定作用。

五、骨细胞

骨组织内的细胞形态一般可分为6种类型，即成骨细胞（亦称骨母细胞）、骨细胞、破骨细胞、骨原细胞、网状细胞和成纤维细胞等。其中在骨的形态结构不断破坏和改建过程中，成骨细胞、骨细胞和破骨细胞共同完成吸收旧骨、生成新骨的作用，在骨的生长期和成骨期可同时出现这3种细胞，但分别存在于不同部位。

（一）成骨细胞

成骨细胞常见于生长期的骨组织中，大多数聚集在新形成的骨质表面，是由骨内膜和骨外膜深层的成骨性细胞分化而成。所有骨基质的有机成分均在成骨细胞合成和分泌。在合成基质时，成骨细胞处于活跃状态。活跃的成骨细胞呈圆形、锥形或立方形，胞质嗜碱性，嗜碱性与粗面内质网的核糖小体有关，内质网占据了绝大部分蛋白合成细胞胞质的位置。成骨细胞伸出细而短的突起与相邻细胞连接。胞核位于细胞的一端，有明显的核仁，高尔基体存在于核仁附近的一个浅色区内。当成骨细胞功能旺盛时，用组织化学方法可在胞质中显示碱性磷酸酶活性，出现过碘酸希夫（PAS）反应，表明有糖原存在。胞质内有散在的线粒体。线粒体镶嵌在粗面内质网之间，通常情况下呈圆形，形成一个双层的膜，内膜皱褶并向外突出，形成具有特征的嵴。某些线粒体内含有一些小的矿化颗粒，沉积并附着在嵴的外面，用微探针分析，这些颗粒中有较高的钙、磷、镁的痕迹，另外还有一些有机成分。线粒体具有从细胞质中清除钙离子的功能，线粒体的钙通过和磷共同沉积形成线粒体颗粒。成骨细胞内含有大量的线粒体颗粒，可能是激素作用于细胞膜的结果，如甲状旁腺激素能引起进入细胞的钙增加，并随之有线粒体颗粒数目的增加。邻近正在矿化基质的成骨细胞内线粒体颗粒较多，而邻近完全矿化的基质区则较少。被严重破坏的细胞，常见线粒体颗粒聚集引起细胞钙化，接受X线照射的细胞也可以钙化，可能就是因为细胞膜破裂后线粒体过多所致。成骨细胞还具有产生细胞间质中纤维和黏多糖的作用。新的细胞间质不断产生，并经过钙化形成骨质，成骨细胞被逐渐埋在其中，此时，细胞内的合成和分泌活动停止，胞质减少，胞体变形，即成为骨细胞。

（二）骨细胞

骨细胞是骨组织中的主要细胞，被包埋在坚硬的细胞间质腔隙即骨陷窝中。骨细胞呈扁卵圆形，有许多细长的突起。这些细长的突起伸进骨陷窝周围的骨小管中，便于骨与血液中离子和营养物质的交换。骨细胞的细胞核多为卵圆形，着色略深。胞质略呈嗜碱性，可见线粒体和高尔基体，用特殊染色可显示有糖原颗粒和脂滴。骨细胞具有释放柠檬酸、乳酸、胶原酶和溶解酶的作用。溶解酶可引起骨细胞周围的骨蚀损或骨吸收，这种现象称为骨细胞性骨溶解。有些学者认为，骨细胞对骨吸收和骨形成都起作用。目前认为，骨细胞中的柠檬酸和乳酸与形成大而不规则的骨陷窝有关。

由于骨细胞是由成骨细胞转化而来的，故新形成的骨细胞有许多活跃的成骨细胞的特征，即含有丰富的粗面内质网、大的高尔基体和许多线粒体等。新形成的骨细胞很容易辨认，它附在成骨细胞的表面，三面被完全矿化的基质包裹，另一侧被密集的胶原包围，使新形成的结晶体分散沉积在基质中。骨细胞的线粒体比成骨细胞大，但数目少，通常含有小的中性脂肪小滴包含物、游离空泡和一些电子密集的小体，从这些现象看，骨细胞可能起到一种维持作用，即产生新的基质成分，代替可能被交换的成分。骨细胞可能还有其他作用，如经原浆膜交换电解质和改变 pH 值调节细胞周围环境、改变晶体液使钙磷沉积与释放处于稳定状态，以维持血钙浓度或调节血钙平衡。由于骨细胞和成骨细胞一样在甲状旁腺激素、降钙素的作用下能改变电解质浓度，表明在这些细胞内有这类激素的受体。

（三）破骨细胞

当骨吸收或分解时，在骨小梁缘可见许多杯状的骨吸收，称为 Howship 氏陷窝，其中可见多核的间充质细胞，为破骨细胞。破骨细胞由多核巨细胞组成，胞体的直径可达 50μm 以上，核的大小和数目有很大的差异，有 15～20 个不等，但在切片标本上仅见其中数个，胞质呈嗜碱性，过碘酸希夫反应呈阳性，有酸性磷酸酶。破骨细胞体大、核多，容易辨认，但单核者则较难辨别，可通过富含线粒体的特点加以区别。

破骨细胞具有特殊的吸收功能，某些局部炎症病灶吸收中，巨噬细胞也参与骨吸收过程。在 Howship 氏陷窝对着骨质的一面，细胞伸出许多毛样突起，很像上皮细胞表面的纵纹缘和刷毛缘，电镜下观察，可见这种毛样突起是破骨细胞表面上由胞膜形成的数百根微绒毛，分散在破骨细胞吸收面上，具有协助蚀损骨质的作用，在无活性的破骨细胞上，几乎没有或根本没有这种刷毛缘。刷毛缘受甲状旁腺激素、维生素 D 和前列腺素等的影响，能使微绒毛增加，使破骨细胞表面所有的刷毛缘增多。

近年来的研究表明，骨组织的吸收可分为两个相，即细胞外相和细胞内相。细胞外相是指小部分的骨分解成为局部溶解的碎片，细胞内相则指破骨细胞吸收和完全溶解骨组织的分解产物。骨组织的吸收发生在与破骨细胞的皱褶边缘相接触的区域。破骨细胞的胞质透明区包绕着骨组织的吸收部位，以增强胞质中水解酶的作用。当破骨细胞吸收骨基质时，胶原纤维网被分解，磷灰石结晶体被释放出来，游离的结晶体被带进破骨细胞胞质的小泡中，并在该处被吸收。已分解的胶原纤维同时被成纤维细胞破坏和吸收，因为成纤维细胞不仅有合成胶原的能力，而且也能降解和吸收胶原。

（四）骨原细胞

骨原细胞又称为祖代骨细胞或成骨前细胞，是骨组织的干细胞，胞体小，呈梭形，核呈椭圆形，胞质少，呈弱嗜碱性。在无成骨活动的骨基质表面，该细胞呈扁平状，而在有成骨活动的骨基质表面，可见细胞增殖的核分裂，与远离骨表面的未分化的间充质细胞相似。在活动性的骨膜中，骨原细胞多分布在骨膜中的成纤维细胞和骨表面的成骨细胞之间。用抗 BMP（bone morphogenetic protein，骨形成蛋白，或骨形态发生蛋白）单克隆抗体染色发现，这些细胞含有丰富的 BMP。在骨膜中，骨原细胞的形态并不一致，有的为成纤维细胞样，有的呈成骨细胞样。当胞质中高尔基体、粗面内质网和线粒体发达时，细胞核被挤到一端，细胞变得肥大，细胞的代谢及碱性磷酸酶活性增强。

现已证明，骨原细胞能转化为骨细胞，但能否分化成破骨细胞或成骨细胞尚不清楚。当骨组织生长和改建时，这些细胞转化为骨细胞参与造骨过程。

（五）网状细胞

见于骨髓的网状基质内，有成骨和造血潜能。

（六）成纤维细胞

呈梭形，有嗜碱性胞质和原细胞核，能形成疏松结缔组织。当成纤维细胞增殖时，可合成前胶原，这些前胶原进入细胞间，通过机化和定向形成胶原的原纤维。

第二节　骨的血液供给

一、骨的血液供给概论

虽然骨的血液供给依骨的类型而不同，个别骨的血液供给有其特殊性，但是各种类型骨的血液供给均有其标准方式。

（一）长骨的血液供给

长骨的血液供给来源有 4 个，即邻骺血管、骨骺血管、骨膜血管和滋养血管（也称营养血管）。

1. 邻骺血管

来自关节周围吻合血管的许多细小分支，沿关节囊附丽线进入干骺端。

2. 骨骺血管

若关节囊不附丽于干骺端而附丽于骨骺时，则邻骺血管即被骨骺血管替代，其来源与邻骺血管相同，均来自关节周围吻合血管的分支，其中部分血管可穿过骺软骨至干骺端。

3. 骨膜血管

骨膜的血液供给非常丰富，它们发出许多细小分支穿行进入骨内，走行于哈弗斯管中，供给骨干密致骨的外层。

4. 滋养血管

入骨前，滋养血管甚为曲折，借以避免活动时遭受损伤，并使其血压降低。由于各骨骨骺骨化的时间早晚不一致，骨的生长发育也不相同，所以成年人滋养血管的方向多与晚骨化的骨骺相背而行。在上肢，肱骨下端和尺桡骨近端骨化较早，肘部停止生长后，肩及腕部继续生长，滋养血管随之生长，其方向指向肘部。反之，在下肢滋养血管方向则离开膝部。

进入骨干的滋养血管分为升支和降支两个大的分支，每一支都有许多细小的分支，大部分直接进入皮质骨，另一些分支进入髓内血管窦。升支和降支的终末血管供给长骨两端的血运，并与骨骺和干骺端血管形成吻合。起源于髓内滋养血管的皮质小动脉，呈放射状直接进入皮质骨，或以 2～6 支小动脉为一束的形式进入皮质骨。在皮质骨内的小动脉，又形成许多分支，某些顺骨的长轴纵向延伸，而另一些呈放射状走行。这些血管分支，最终在哈弗斯系统形成毛细血管。有一些小动脉进入皮质骨后又穿出皮质骨与骨膜的小动脉相吻合形成动脉网。在骨髓内，有些短小的小动脉形成骨髓的毛细血管供给骨髓血运。哈弗斯管内常有两条薄壁血管，较细者为动脉，稍粗者为静脉，形成进出两个方向的血流。这些小血管壁由单层内皮细胞构成，而有时在哈弗斯管内只含有一条毛细血管。

所有长骨均有 1～2 条滋养血管经过滋养孔进入骨内，在滋养孔内无分支，同时伴有几条管壁较薄的小静脉和有髓神经。在肱骨常有一条动脉，少数情况下为两条，滋养血管从肱骨的前内侧进入骨内，常为中下 1/3 交界处，但进入点常有变异。股骨有两条来自股深动脉的滋养血管从股骨粗线进入骨内。桡骨和尺骨的滋养孔位于近侧端。胫骨的滋养血管起源于胫后动脉，在胫骨斜线下（比目鱼肌的起始部位）从后外侧穿入皮质骨。

髓内的滋养血管是髓内重要的血供来源，供给皮质骨的约 2/3 或更远的一些部位。髓内滋养血管呈放射状分布，形成髓内和皮质内毛细血管，约 30% 和 70% 的血液分别流至骨髓和皮质骨的毛细血管床。骨髓和皮质骨的毛细血管床互不联系，血液回流也相互分离。

关于骨干皮质骨内的血流方向与范围，目前仍有争议。其中血液离心性流动的观点已被微动脉造影研究证实而被普遍接受。该观点认为血液先从骨髓营养系统进入骨的内膜面，然后流出骨外膜。若骨髓营养系统中断而骨外膜系统仍保留，则仍可提供血液供给，只是此时的血流方向变成向心性流动。

5. 静脉回流

长骨有一个较大的中央静脉窦，接受横向分布的静脉血液，这些血液来自骨髓的毛细血管床。长骨的静脉血液主要经过骨膜静脉丛回流，保有 5%～10% 经滋养静脉回流。许多静脉血经过骨端的干骺端血管回流，干骺端血管是骨膜静脉系统的一部分。

（二）短骨的血液供给

短骨仅有一个骨骺，故亦仅有一个干骺端，其血液供给与长骨有所不同，来源有4个：

1. 滋养血管。其走行方向也背向骨骺，进入骨干后立即分支组成血管丛。幼年的短骨血液供给主要来自滋养血管，成年后生长停止，主要血液供给则依靠骨膜血管，滋养血管退出重要地位。

2. 骨骺一端的血液供给方式与长骨相同。

3. 无骨骺一端无邻骺血管，仅有相当于邻骺血管的血管。

4. 骨膜血管亦参加短骨的血液供给。

（三）扁平骨的血液供给

肩胛骨和髂骨等扁平骨都有一条或数条滋养血管，进入骨后分支至各部，另外也有来自骨膜的血管，也很丰富而且重要。

（四）脊椎骨的血液供给

脊椎骨一般均有椎体及椎弓。椎体有两条大的血管从后方进入，数条小血管由前方进入。椎弓有一条血管于横突根部进入，分支到椎板、椎弓根、棘突和横突等处。

幼年脊椎骨的血液主要由进入椎体的血管（又称为中心血管）供给，成年后中心血管多发生蜕变或消失。

寰椎无椎体，仅在每一个横突的根部有一条血管进入，无其他血管。

（五）肋骨的血液供给

每一条肋骨各有一条滋养血管从结节的远侧进入，然后向前行走，直达肋骨内侧端。骨膜血管也参与肋骨的血液供给。

二、骨的血液供给各论

骨的血液供给较丰富，再生能力也强。虽然各种类型骨的血液供给均有其标准方式，但是具体各骨血液供给来源不同，另外有些骨或有些骨的某个部位，如股骨头、腕舟骨和胫骨下 1/3 处等，由于血液供给的特殊性，在损伤后常导致不良愈合，故在这些部位进行骨缺损修复时应充分注意。

（一）脊椎骨的血液供给

1. 腰椎动脉系统

腰椎的血液供给来自腰动脉，由腹主动脉的后壁发出，沿椎体的中部向后外侧走行，沿途发出一些垂直的小分支进入椎体前方，以营养椎体。腰动脉至椎间孔前缘先后分为脊椎前支、横突前支及背侧支，形成椎管外、内两组血管网，前者以横突为界又分为椎管外血管网前、后两组。椎管外血管网前组由横突前支（横突前动脉）形成，此支粗大，沿途在横突前方尚发出许多肌支，还有许多交通支与相邻横突前动脉吻合。该动脉位置较深，破裂后可形成巨大的腹膜后血肿，随后可发生顽固性肠麻痹。椎管外血管网前组由背侧支的关节间动脉及上、下关节动脉组成。关节间动脉绕过椎弓根狭部向后方延伸，行走于椎板与肌筋膜之间，然后向中线行走，沿途发出许多肌支，最后分布于椎板间韧带及棘突。椎管内血管网包括脊前、后支（椎间孔前、后动脉）。脊前支先分出一个小分支供应神经根，然后经椎间孔的前缘进入椎管内，随即分为升、降支，由升支再分为横支，在中线汇合，经椎体后面的静脉窦孔进入椎体，相邻节段脊前支的升、降支彼此吻合，形成纵行的血管网。动脉分支、神经支与椎管内窦椎神经沿脊椎上下伴行。脊后支较前支细，呈网状分布于椎板和黄韧带内侧，然后穿入椎板，以微细小支在硬膜外脂肪中行走，与硬脊膜动脉丛相连。

解剖学研究发现，腰椎椎体的营养动脉中央支数较少而且恒定，由椎体前外侧面进入的有1～3支，由背面进入的有1～2支，为椎体的主要营养动脉。中央支位于椎体中1/3平面，主干向心直行，分支少，末端在椎体中心部形成螺旋状弯曲，以后呈树枝样分支分别伸向椎体上、下端。周围支数目多，不恒定，短而分支早，向椎体上、下端延伸，分布于椎体周围骨质。椎弓的营养动脉数量较少，管径较细。椎骨营养动脉的终动脉只存在于骨化期的软骨区内。

利用血管造影和解剖方法研究成人和新生儿尸体的椎体动脉发现，由肋间后动脉发出的脊支又发出多数前支，此乃椎体的主要动脉。前支从每侧发出升支和降支，与邻近椎骨的相应支在椎管前面相吻合，另外还形成横向吻合，从横向吻合发出椎骨中央动脉和骶上及骶下动脉。由主动脉发出的胸、腰节段支，沿着椎管全长在后纵韧带的深面形成动脉丛，这个丛的分支由椎体的后面进入发育中的椎体内，作为主要血管来源。

对胎儿和儿童脊椎的血液供给研究发现，椎弓、关节突、横突及棘突由胸主动脉和腹主动脉发出成对的节段动脉的后支供给，故结核菌同样能经血流途径侵犯椎弓等处。

在椎管前部椎体的背正中面有一个主要的动脉进入，在两侧还有小的左、右前外侧动脉，在节段动脉自主动脉发出不远处进入椎体侧面，这三个动脉最后都终止于发育中的椎体松质骨中心，形成不规则的血管管道，其周围软骨区可见弥散的薄壁管道，有极小的血管穿入软骨板，另有纤细的毛细血管进入纤维环。

2. 腰椎静脉系统

脊柱静脉系统由三个互相交通的无瓣膜的静脉网构成，腰椎也不例外。

（1）椎骨（内）静脉

椎体周围静脉注入椎体中央管道，然后在后纵韧带及骨膜的深面经椎体后部滋养孔汇入静脉窦内，与椎管内静脉相交通。

（2）椎（管）内静脉

椎（管）内静脉分为三组，即椎管内后静脉、椎管内前静脉和根静脉。椎管内后静脉离椎间盘较远。椎管内前静脉在椎管横突冠状线之前沿椎管前面有两个纵行的静脉系统，此静脉在椎弓根部弯行向内，在椎间盘部弯行向外。在椎弓根内侧，这个静脉在滋养孔与椎骨内静脉相交通。椎管内前静脉紧贴椎间盘后面，位于硬脊膜及马尾神经之前。根静脉为节段静脉，成对存在，分别在两侧椎弓根的上下。下一对静脉与神经根密切相关。根静脉由椎间孔穿出。

（3）椎管外静脉

椎管外静脉主要为两侧的腰升静脉，在椎体、横突和椎弓根交界处形成的沟内纵行向上。在远侧，该静脉与髂总静脉相交通。在近侧，左腰升静脉注入半奇静脉，右侧的一般较小，可以在腰 4～5 椎间隙为一个根静脉，向上又与其他根静脉重新组成，最后注入奇静脉。

在骶骨，椎管内前静脉不明显，代之以根静脉，与相当的骶神经根平行，经骶孔向前与髂内静脉相交通。骶根静脉也称为骶升静脉。

脊椎的静脉没有瓣膜，血流呈双向性，一般注入下腔静脉，但在腹压加大的情况下，也可以向相反方向流动。硬脊膜外静脉丛位于疏松的网状脂肪组织内，由于胸腹压增高，血流向相反方向流动，使硬脊膜外静脉压增高，再加上某些诱因如翻身、咳嗽、弯腰和大小便用力等，如静脉壁发育异常，即可导致静脉壁破裂，引起硬膜外血肿。

腰椎的静脉分为4组，即前组、后组、脊椎（管）内静脉丛和椎间孔-神经根管静脉丛。前组以腰静脉为主，在腰动脉上方接受椎体小静脉，最后流入髂总静脉和下腔静脉。后组以关节间静脉和上关节静脉为主，与同名静脉伴行，接受后方椎体附近的静脉回流，汇入椎间孔静脉丛。椎（管）内静脉丛接受椎体后半部的静脉回流，在椎体后面的静脉窦孔处形成粗大的薄壁静脉，横行向神经管内延伸，在椎管侧方形成纵行的椎（管）内静脉前丛，呈串珠状。从椎（管）内静脉前丛发出椎间静脉进入神经根管静脉丛。椎间孔 - 神经根管静脉丛以椎间静脉（神经根静脉）和腰升静脉为主干。每一腰椎有两对椎间静脉，与神经根伴行，直接接受椎弓根、上、下关节突和横突前静脉的回流。椎间静脉注入腰升静脉，下端与髂总静脉相通，上端注入奇静脉或半奇静脉。

了解腰椎血管的解剖特点，在进行腰部手术时，可以防止大量出血。如进行腰部软组织手术，不宜扩大到横突前方。为了充分减压，特别是对神经根管进行减压而须做全椎板切除时，只有后方为安全区，因为神经根管是骨性管道，上下各有椎间静脉通过，其前侧有椎内静脉前丛，外侧有腰升静脉，出口处为充满网状静脉丛的椎间孔。

根据椎内静脉前丛与椎间盘的关系，自股静脉注入造影剂，加压下腔静脉可使椎静脉系统显影，或经腰升静脉或骶升静脉做选择性腰骶部硬膜外静脉造影，如椎内静脉前丛有移位或中断，可诊断为腰椎间盘突出。又因为腰椎静脉系统无瓣膜，俯卧位时可使下腔静脉压力增高，手术时应架空患者腹部，以防止静脉血逆流至椎管内。

硬膜腔外有丰富的椎内静脉丛，由后纵韧带两侧的椎纵窦和椎体与后纵韧带之间连接纵干的吻合支以及椎板内面的椎静脉网，彼此上下、前后、左右相连，构成纵贯脊柱全长并包围硬脊膜的静脉网，它收纳脊髓和椎管的血液，并通过椎间孔、椎弓间静脉与椎外静脉丛相交通。

骶部椎静脉网细小而分散。腰部椎静脉网呈三角形，支多网密，列于椎板间角的两侧，与邻近网相交通。胸下部椎静脉网也呈三角形，支少而稀疏，胸中部以上两侧各形成1～2条纵行支，并以粗大的横行、斜行或纵行吻合支相连。颈部椎静脉网支少而细小。

椎静脉网一般位于椎板内面，但也有小分支到黄韧带间角，还有少数的横行、斜行或纵行吻合支跨越黄韧带的内面。在硬膜外腔进行穿刺时，这些静脉网很容易受到损伤，高位（颈3～胸4）穿刺出血率最低，胸10以下次之，胸5～9最高。

椎基底静脉系统在椎体中部与放射动脉伴行，形成一个大的静脉，椎体上下的垂直静脉进入椎基底静脉，后者呈水平方向向后从椎体穿出，汇入椎内静脉前丛。主要的垂直静脉支管径较大，迂曲走行，沿途在一定间隔接受相同大小斜行注入的小支，后者由许多短的细支组成。

在椎体矢状切面或冠状切面接近椎体终板，大的水平关节下静脉集合系统与终板平行，水平关节下静脉集合系统在椎体中部有垂直静脉大的属支构成，这些属支由垂直方向改为水平方向，或向前，或向后，或向两侧。在椎体后部，这个水平方向的静脉网的一些属支，可直接注入椎内静脉前丛，在椎体前部或椎体周围，静脉属支直接注入椎外静脉丛，同时也参与组成水平关节下集合静脉系统。

在椎体终板，另外有一个管径较细的血管网，呈水平方向，与关节下集合静脉系统相平行，这些位于穿通的椎体皮质终板形成所谓的软骨下毛细血管后静脉网，从这个静脉网，有短的垂直属支汇入水平关节下集合静脉系统，而在周围，则有一些属支直接注入椎体表面的静脉。

3. 椎静脉系

椎静脉系是一个独立静脉系统，该系统是人体除了腔静脉系、肺静脉系和门静脉系以外的第四静脉系统。此系统由位于椎管内的椎内静脉丛、位于椎管外的椎外静脉丛和位于上述两者之间的椎骨内静脉三部分组成。椎内静脉丛尤为发达，呈纵行排列，通过一些节段性侧支与胸、腹腔内静脉形成广泛的吻合。整个系统无瓣膜存在，其容量为100～200mL。椎静脉系的壁很薄，组织学上很难分出三层，但仍有较薄的平滑肌组织，并有少量弹性纤维和大量胶原纤维。血管口径虽然可以有一定程度的改变，但不可能有过度的扩张。

椎静脉系可调节和平衡身体内不同静脉系的压力差。当其他静脉发生梗阻时，椎静脉系可以起到代偿循环通道的作用。心力衰竭或门静脉高压时，椎静脉系可因血量增加而引起慢性充血，造成对神经系统的损害。恶性肿瘤的瘤栓或气栓、菌栓均可由此途径蔓延，一些盆腔的恶性肿瘤或化脓性感染容易引起椎体转移或发生化脓性脊柱炎，都是由椎静脉系提供的解剖学基础。

（二）肩胛骨的血液供给

肩胛骨的血液供给甚为丰富，由肩胛上动脉、旋肩胛动脉、肩胛下动脉、颈横动脉和胸肩峰动脉供给，这些血管彼此吻合成网，在肩胛骨松质骨比较发达的部位如喙突、肩峰及关节盂最厚处，动脉网比较发达，但在缺少松质骨的部位如冈上、下窝，则仅有骨膜血管来供应。供应肩胛骨的动脉一般有 3 条：①滋养动脉：发自肩胛上动脉，在冈上窝由喙突基底和肩峰之间进入骨内；②第 2 条动脉，起自旋肩胛动脉，相当于冈下窝并在肩胛冈基底处进入骨中；③第 3 条动脉，起自肩胛下动脉或旋肩胛动脉，在肩胛下窝近肩胛颈处进入骨内。

肩胛骨的静脉由同名动脉回流。

（三）肱骨的血液供给

1. 肱骨头的血液供给

由旋肱前动脉发出的前外侧动脉进入肱骨头，比较恒定，或者从结节间沟上端，或者借其分支经大、小结节进入肱骨头。供应肱骨头的动脉尚有发自旋肱后动脉的后内侧动脉，在肩关节肌腱帽附丽处的前、后侧有时可见不恒定的分支进入肱骨头内。肱骨头的主要血液供给从前外侧进入，相当于一般外科颈骨折部位的上方，骨折两断端血液供给均佳，易于愈合。在修复肌腱帽损伤或对外科颈骨折切开复位时，必须注意肱骨头的主要血供特点。

2. 肱骨干的血液供给

肱骨干的主要滋养动脉多直接发自肱动脉，亦可发自肱深动脉，可为 1～2 支，多在骨干前内侧中下 1/3 交界处或中 1/3 下部进入骨内。滋养动脉经过皮质向下，在皮质滋养管内走行 1～4cm。若滋养动脉为一支，则经滋养管进入髓腔后分为升降支，也有的在骨外即已分支，各自经过独立的滋养孔进入骨内。大部分升支起始部迂曲，沿髓腔上行，如有副滋养动脉则与其吻合，有时也可以见到升支经过许多小的皮质血管与骨膜动脉相吻合。降支一般比升支小，立即分为许多细支，沿滋养管下行至髁上及上髁部。

骨干附加滋养动脉可为 1～4 支，比主要滋养动脉细小。附加滋养动脉多从前侧或内侧进入骨干上 1/3，偶尔有一些下降至骨干的中点。在主要滋养动脉与上髁区之间没有真正的附加滋养动脉。

解剖研究发现，肱骨滋养孔呈单孔者占 80.56%，双孔者为 17.86%。滋养孔在纵向上多位于中点偏下，横向上多位于前内侧，少数可位于后外侧桡神经沟附近。肱骨滋养动脉多起自肱动脉，占 82.73%，起自肱深动脉者占 9.09%。其他尚可起自尺侧上副动脉、桡侧副动脉、旋肱后动脉、中副动脉等。

肱骨干部位手术时应妥善保护主要滋养动脉，开放整复骨干中部骨折时尤应注意避免损伤之，经骨干中下 1/3 交界处的骨折很可能损伤该动脉，损伤后远侧断端的近侧部只能依靠骨膜动脉及来自上髁部的升支供应。因此，该部位骨折手术复位时不应广泛剥离骨膜。滋养动脉在髓内穿针时多被损伤，如同时再做广泛的骨膜剥离，则骨干所有的血液供给包括主要滋养动脉、附加滋养动脉及局部侧支均被破坏，后果严重。骨干上部血运极佳，来自主要滋养动脉升支和附加滋养动脉。

（四）腕舟骨的血液供给

腕舟骨的血液供给来自桡动脉和尺动脉的分支，经过附丽于舟骨结节及舟骨腰部的韧带进入骨内，舟骨近侧 1/3 因被关节软骨覆盖而无血管进入。舟骨不同部位的骨折，血液供给受到的影响程度不同，愈合情况也不一样。如舟骨结节骨折，近侧与远侧骨折断端均有较丰富的血供，愈合较快。舟骨腰部骨折，远侧断端血供良好，近侧断端血供可能部分或大部被破坏，故愈合缓慢，近侧断端还可能发生缺血性坏死。舟骨近端骨折，因近侧骨片血供大部丧失，故多发生缺血性坏死。

（五）股骨的血液供给

1. 股骨头及颈的血液供给

股骨头及颈的血液供给来自：①圆韧带；②经关节囊及其反折部进入的关节囊血管；③粗隆部肌肉附丽处的血管；④关节液。

成年后，圆韧带的中心血管可能变性消失，因此越靠近股骨头部位其血液供给越少，一旦因创伤引起骨折、脱位或股骨头骺滑脱时，往往导致循环障碍发生骨折不愈合、股骨头无菌性坏死和股骨头颈被吸收等。

供应股骨头、颈的血液有 4 个来源，即闭孔动脉、旋股内侧动脉、旋股外侧动脉和股骨滋养动脉，除了小部分通过圆韧带以外，大部分从关节囊进入。旋股外侧动脉与关节囊很贴近，沿转子间线上行，发出穿支进入关节囊，沿股骨颈走行，供应股骨头与颈的前部。旋股内侧动脉在转子间嵴沿颈部发出后上行，其分支进入头部，此血管如受到损伤，将引起股骨头缺血性坏死及继发创伤性关节炎。

2. 供应股骨头的三组动脉

再继续细分，有 3 组动脉提供股骨头血运。
（1）支持带动脉
在股骨颈的后上及后下部，一般有 3 ~ 4 条支持带动脉，由旋股内、外侧动脉发出，沿骨膜深面上行，在接近股骨头的边缘穿入，然后转弯约 45°，至股骨头中心，与股骨滋养动脉有丰富的吻合，在 80% 的尸体中，也与头凹动脉相吻合。
（2）股骨滋养动脉
股骨滋养动脉在股骨干骺腔内走行。

（3）头凹动脉

头凹动脉只当骨化中心延伸至股骨头凹时（12～14岁），始进入股骨头内，它由闭孔动脉的后支发出，经髋臼横韧带下方进入。

这3组动脉的分布及其损伤后引起的病变可以归纳如下：

第一，这些动脉的重要性在年幼者和年老者有所不同。随着年龄增长，头凹动脉的循环有所增加，当股骨头骨骺与股骨颈愈合后，一般在头凹动脉和支持带动脉之间发生吻合，由此可以说明年幼者容易发生股骨头缺血性坏死。

第二，支持带动脉是股骨头血液供给的主要来源。该动脉分为后上、后下及前侧三组，以后上组为最大、最重要。支持带动脉供应股骨头的骨化中心，它疏松附丽于股骨颈，但在骺板处则紧密附着。它不走行于关节囊，而是紧密贴附于骨骼。该动脉的损伤是股骨头缺血性坏死的主要原因。由于突然外旋发生的股骨颈骨折，一般不会损伤后组动脉，但如果骨折线纵行并伴有移位，由于软组织损伤，股骨头血供常常中断。

第三，股骨滋养动脉也发出分支与支持带动脉相吻合。供应股骨头、颈的动脉常呈螺旋状。这种形状不仅存在于滑膜内，而且在外侧骨骺动脉及下干骺动脉进入骨内的最初一段也是如此，这种形态特点可能与关节的运动需要有关。

3. 关节软骨与血管的关系

正常关节软骨无血供，但在其深部和骨连接处及边缘则与毛细血管网相接，软骨下骨对这一部分血供并不形成障碍，由骨髓动脉发出的毛细血管前动脉经软骨下骨的管道在钙化软骨的深面形成宽阔的毛细血管环，毛细血管后小静脉由此环经软骨下骨管道返回骨髓。

在软骨深面与骨交界处有规则排列的毛细血管系统。在正常关节软骨周围的滑膜下组织未见到毛细血管的特异排列。毛细血管系统朝向软骨，可以认为软骨下有血供通向软骨，靠近软骨的钙化区可见到软骨下板的管道及其终末。

4. 股骨干的血液供给

股骨干的血液供给主要来自滋养动脉。滋养动脉从滋养孔进入骨内。上滋养动脉一般发自第1穿动脉，而下滋养动脉则发自其余穿动脉，但不固定。1岁以下幼儿滋养动脉的分布情况是：若有2条滋养动脉，上滋养动脉经皮质向下，至髓腔后再转向上行。下滋养动脉先经皮质向上再向下。上、下滋养动脉也可均经皮质向下或均经皮质向上。若只有1条滋养动脉，则经皮质上行一段距离，也可经皮质下行一段很短的距离，或垂直穿过皮质。

在成年人，滋养动脉均在粗线附近上行穿过皮质，其行程可长可短。有两条滋养动脉者，多在股骨干上半部进入皮质，上滋养动脉进入骨干中部，下滋养动脉很小，进入股骨干下1/3。若只有一条滋养动脉，则在股骨干上1/3有一个较短的经皮质行程，还有的在中 1/3 远端经皮质有一个较长的上行行程。所有滋养动脉在进入髓腔后再向上、向下分支呈树枝状，血流呈远心方向，供应皮质的内侧 2/3 ～ 3/4。骨膜动脉为众多的横行小支，来自周围肌支，呈阶梯状，只供应皮质外侧 1/4 ～ 1/3，平时作用不大。

股骨干的血液供给在许多方面与胫骨相似。股骨干骨折后，如主要滋养动脉缺如，骨骺动脉和骨膜动脉不能代偿股骨干远侧断端的血供，新骨形成将受到影响。如骨折发生在中上 1/3 交界处，远侧端的近侧将无主要血供。如骨折发生在中下 1/3 交界处，同时该股骨只有一条滋养动脉，则近侧断端的远侧端血供将发生障碍而影响骨折愈合。

骨折后用髓内钉固定将会损伤滋养动脉的大部分髓支。滋养动脉多在股骨嵴处进入，手术时此部位不宜剥离。钢板固定时，不应将钢板放在前面，因为螺丝钉可以穿入后部股骨嵴损伤滋养动脉。

5. 股骨下端的血液供给

股骨远端有很多分散的滋养孔，远比股骨干为多。股骨下端的滋养孔可以分为 3 组，每组都形成血管筛区。

（1）髁上孔

在干骺部，又分为前群和后群。前群在髌平面以上，一般有 10 ～ 15 个大孔和约 20 个小孔。后群位置与前群相对，大小、数目与前群相似，在内、外侧髁上区，有时可见一些分散的小孔。

（2）髁孔

在股骨髁部，有 3 ～ 5 个，平均分布于内、外侧髁的表面。内、外侧髁孔的数量大致相等，邻近的孔有很多沟连接，血管即位于这些沟内，其分支经过孔进入骨内。

（3）髁间孔

在髁间窝部，有 15 ～ 25 个。有几个大的孔几乎与股骨干的滋养孔相同，其余的为中等大小。

大多数至内侧髁的滋养动脉来自膝最上动脉及膝内侧动脉的分支，这两条动脉存在吻合。至外侧髁的滋养动脉主要来自膝上外侧动脉，至前髁上区的来自上述两条，至后髁上孔的滋养动脉来自上述所有动脉，至髁间孔者主要来自膝中动脉。膝中动脉主干一般成双，前、后髁上支供应骨干的远端。髁动脉穿过皮质，在松质骨中分支。膝中动脉的终支经髁间孔分布于骨端的中央部，膝中动脉的分支经前、后髁上孔分别供应骨干的远端。

第三节　骨的代谢

一、骨单位膜和水化膜

骨组织内部存在着一些膜性结构，在骨的代谢过程中发挥重要的作用，其中主要的有骨单位膜和水化膜。

（一）骨单位膜

表面成骨细胞紧密排列、相互联系而构成的细胞性膜结构，称为骨单位膜。骨单位膜两侧均存在着液体成分，这些液体成分主要是骨细胞外液和全身性细胞外液。骨细胞外液分布于骨单位膜的骨质侧，包括流动于骨小管与骨陷窝之间的液体和结合于胶原纤维上的液体。骨单位膜的外侧面浸润于全身性细胞外液中。全身性细胞外液包括骨单位膜与血管壁之间的液体和血管空间内的液体，其电解质成分与血浆相近。

骨单位膜对细胞外液起分隔作用，膜两侧液体存在着离子浓度梯度，这种离子浓度梯度的维持，有赖于骨单位膜上起转运功能作用的离子泵。成骨细胞之间、成骨细胞与深层的骨细胞之间依靠细胞裂隙结构发生联系，从而形成了细胞间相互联系和合胞体运动的基础。骨单位膜在接受甲状旁腺激素的刺激以后，成骨细胞呈现出功能增强的形态改变，即细胞内线粒体颗粒数目增多。

（二）水化膜

当固体和液体接触时，固体表面即形成一层结合溶剂的薄膜，若液体为水时，则该膜称为水化膜。骨组织中的羟基磷灰石晶体与骨细胞外液相互作用，即可在羟基磷灰石晶体表面形成水化膜。水化膜在骨代谢中有重要意义。

1. 羟基磷灰石晶体在水溶液中的态势

合成的羟基磷灰石晶体悬浮于水中的形态，由外到内可以分成 4 个部分：①溶液层；②水化膜；③晶体表面；④晶体内部。溶液层为水化膜提供原材料，在体内相当于全身性细胞外液。溶液层与水化膜相比不含高浓度的极化离子，较易被离心力所分离。

2. 水化膜的形成

形成水化膜的作用力起因于液体 - 晶体交界面的电荷不平衡性。在羟基磷灰石内部，所有正离子均被负离子包绕，同时，负离子也同样被正离子包绕，因此电荷处于平衡状态。而晶体表面上的离子不被完全遮蔽，这些不被完全遮蔽的离子的所剩余电荷便在外表空间形成众多的区域性正负电场，为了达到表面电荷平衡，晶体表面的极化离子逐渐被释放至液体 - 晶体交界面，电荷随即被稀释。这些极化离子通常是自然极化的磷酸根和水化钙离子。未水化的钙离子晶体不能被极化，而与有极性水分子结合后的钙离子则很容易被极化。

水化膜在稳定电场形成之后就牢牢地结合于晶体上，即使在高速离心力的作用下也不容易被分离。骨矿的表面积很大，它同时结合了一层更大的水化膜，因为每个晶体表面结合的水化膜，其体积相当于晶体本身的 1.9 倍。

3. 水化膜的功能

（1）保持晶体的电荷平衡

水化膜中的离子不是静止不动的，晶体可以不断释放表面的离子，同时，水化膜也有持续的离子析出，二者之间是动态平衡的。当晶体置入含钙磷之外极性离子的液体时，外来离子可以替代水化膜中的离子，水化膜的离子间可以相互反应以达到新的平衡。

（2）骨矿与周围环境物质交换的桥梁

可以将骨组织看作是一个巨大的离子交换场所，离子不断进出水化晶体溶液交界面。骨矿内部的部分离子可以被结构相似的集团所取代，晶体形态发生细小的改变，但总体结构不变。这种离子取代可以发生在晶体形成期，晶体形成后也可以发生交换。体外实验表明，骨矿和溶液之间的反应包括水化膜内的胶、晶体表面乃至晶体内部的物质交换，这种过程同样可以发生在体内。当离子从液相向固相转化速度大于由固相向液相转化的速度时，晶体增大；反之，骨矿被溶解。当两个速度相等时，晶体大小不变，但仍有离子之间的交换。

4. 不同离子的穿透性

从理论上讲，所有细胞外液的离子都能进入水化膜，但穿透的深度不同。这种差异与晶体的性质、离子的大小和离子的电荷有关。离子穿入的深度决定着骨质和细胞外液离子交换的程度。钾离子和氯离子穿入水化膜后即可发生完全交换，很少能进入晶体。镁离子、钠离子和碳酸根可以穿入晶体表面，但交换程度较低。钙离子和磷酸根可以穿入晶体内部，但交换速度缓慢。

晶体和周围液体的离子交换可以分为同种离子交换和异种离子交换两种形式。

（1）同种离子交换

晶体内、外钙离子和磷酸根本身之间的交换，放射性同位素测定可发现钙和磷取代它们的同位素，所以又称为同位素交换。

（2）异种离子交换

各种阳离子交换钙离子，不同阴离子交换磷酸根或羟基，异种离子之间也可以互相交换。

异种离子交换在体内有很重要的生理意义。

（1）促进骨的发育和成熟

镁、锌、铜、锶、锰均是骨形成和成熟过程中不可或缺的元素，这些元素缺乏可引起骨骼发育畸形和骨质疏松症。

（2）缓冲有害离子的侵害

当血液中铝、铅或其他有害离子增加时，这些离子可与钙交换而沉积于骨质内，使血液中的这些有害离子浓度降低。

（3）调节酸碱平衡

当血液中氢离子浓度升高时，氢离子可与钾、钠、钙交换使酸中毒减轻，氢离子还可与碳酸氢根反应产生二氧化碳，使血液 pH 值回升。

（4）增强骨质功能

适量的氟离子代替晶体内的碳酸氢根或羟基可增加晶体稳固性，增加牙釉质抗酸、抗菌和抗腐蚀机能，摄氟不足可导致骨质疏松症，摄氟过多可引起氟中毒性骨病。

（5）在疾病治疗中的意义

利用异种离子交换机制，骨骼可保留一些人体必需的元素，同时也可以有选择地清除一些物质。如在 Wilson 氏病，骨组织内有过量的铜沉积，而用葡萄糖酸锌治疗可获得良好的效果。

二、骨的代谢平衡

骨的代谢主要是指骨矿物质的代谢。机体每天摄入一定量的矿物质，同时又有一定量的矿物质被排出体外，机体与周围环境之间不断地进行着物质交换，而骨作为机体的重要组成部分，其矿物质也处于更新之中。

（一）总体矿物质的代谢平衡

当机体摄入的矿物质量等于排出量时，体内的矿物质总量不变，矿物质代谢达到总体动态平衡。机体依靠外界因素和神经 - 内分泌调节机制协调维持这种平衡，在矿物质摄入不足或消耗过度时，使矿物质排出量大于摄入量，可出现总体矿物质的负平衡。在机体发育阶段或生理需要量增加，如妊娠时，机体可调节摄入和排出比例，使体内矿物质总量增加，重新恢复总体矿物质的代谢平衡。总体矿物质代谢平衡代表着体内与环境之间物质交换的程度，不同的矿物质各有其特点，主要的矿物质是钙、磷、镁。

1. 钙代谢

钙是机体不可或缺的物质，体内钙含量约为 1kg，血浆和细胞外液内含量约为 1g，其余均以磷酸盐、碳酸盐和氢氧化物的形式存在于骨组织中。它是血液凝结的必要物质，对保持神经 - 肌肉的应激性和肌肉的收缩起重要作用，对黏蛋白、黏多糖的构成和许多酶的形成也必不可少，同时它也是维持细胞的渗透压、调节酸碱平衡和加强骨的机械力量的重要因素。70kg 体重的正常成年人每日需要量为 0.65g，生长期儿童和孕妇每日需要 1.0g。妊娠后 3 个月和哺乳期的需要量则更大。奶及奶制品是饮食中钙的重要来源。

钙在机体内的吸收部位是小肠上段，成年人每天摄入 0.6～1.0g，仅有 200～250mg 被吸收，其余经粪便排出。钙的吸收有赖于维生素 D、甲状旁腺激素和降钙素。酸性环境增加了钙盐的可溶性，有利于钙的吸收；相反，碱性环境则不利于钙的吸收。

钙进入体内后约有 30% 与蛋白结合成为不弥散的形式，而弥散形式是呈离子状的，约有 70%。

钙主要通过肾脏排泄，小部分通过肠道。肾脏的排泄量差异很大，受每个个体的饮食习惯及其他因素的影响。一般情况下，成年人每天经肾脏排泄约 400mg，儿童为 4～6mg/kg 体重，高于或低于这个范围则为异常。

离子状或非离子状的钙经肾小球滤过后，约有 95% 在肾小管近端或远端被重吸收。重吸收率取决于维生素 D 和甲状旁腺激素的水平。

2. 磷代谢

磷完全以离子形式的无机磷酸盐的方式存在于血液中，占骨矿物质的 8%，在骨内与钙结合形成羟基磷灰石。骨内磷酸盐由不稳定的碎片组成，和血液中离子状磷酸盐保持动态平衡。稳定的磷酸盐碎片附着在骨组织中。

正常成年人每天磷的需要量约为 0.88g，发育期儿童和孕妇需要量稍多。饮食中磷主要来源于奶、肉类、蛋类、坚果和所有谷类等，磷在食物中以有机和无机两种形式存在。

磷以可溶性无机磷酸盐的形式经小肠吸收，吸收过程受维生素 D 的调控。摄入钙过多，可使磷酸盐在小肠内变成不可溶性，从而影响磷的吸收，使血清磷降低，导致低磷性佝偻病或骨软化。磷摄入量的 60% 经尿排出。所有离子形式的磷酸盐经肾小球滤过重吸收，吸收过程受甲状旁腺激素、维生素 D 和降钙素调控。

3. 镁代谢

镁盐是可溶性的，它不会与同一程度的有机分子形成复合物，但能与血浆蛋白结合，与血浆蛋白结合的约 25%。镁在体内的含量较少，整个骨中约 2g，占体内总量的 2/3 左右，其余部分的半数存在于肌肉内，在骨内仅见于结晶体的表面，并与细胞外液的镁离子保持动态平衡。

镁的摄入量不足很少见，临床上所见镁不足的情况多与肌肉的过度活动有关。

（二）骨矿物质的代谢平衡

骨组织的矿物质处于更新之中，当骨摄取的矿物质的量与其释放的矿物质的量相等时，骨矿物质的代谢处在平衡状态。在生长发育时期，骨矿物质的摄入量大于释放量，代谢处于正平衡，骨逐渐增大、成熟；相反，到老年阶段骨矿物质代谢则处于负平衡，容易发生骨质疏松症。骨钙含量随年龄增长而减少的倾向是为生理性负钙平衡，疾病时骨钙含量减少为病理性负钙平衡，在失重或长期卧床情况下的骨钙含量减少称为废用性负钙平衡。

1. 骨矿物质代谢与总体矿物质平衡的关系

骨矿物质代谢平衡体现着骨与机体内部物质交换的状态，在一定程度上反映了体内的矿物质分布。大多数情况下，骨矿物质的含量随机体总体矿物质的增加而增多，但在某些特殊情况下如妊娠时，尽管全身矿物质含量增加，但由于胎儿在体内对矿物质的摄取，使孕妇骨矿物质的含量减少，矿物质的不同分布引起了相对性负钙平衡。

2. 骨矿物质代谢平衡的方式

骨矿物质与全身矿物质之间的交换通过骨与血液循环之间的离子运动而完成，这种离子交换有两种形式。

（1）成骨细胞 - 破骨细胞循环

机体在一生中骨结构不断发生更新和改建，是一个旧骨不断被新生骨替代的过程。骨的更新有赖于成骨细胞和破骨细胞的交替活动，成骨细胞通过自分泌和旁分泌作用激活破骨细胞，破骨细胞的活动引起骨的吸收，并在局部形成空腔，这个空腔随后逐渐被成骨细胞合成的新生骨质所填充。二者的交替循环活动，使骨不断地完成新生骨替代旧骨的过程，如此往复。

当旧骨破坏时，骨矿物质进入血液循环，而当新骨形成时，矿物质又被新生骨重新摄取，骨与血液不断进行矿物质交换。这种交换方式速度缓慢，每天钙的交换量为 $5 \sim 10mmol$。

（2）骨基质表面的离子运动

在骨改建相对静止的骨基质表面也存在着活跃的离子交换，成骨细胞表面摄取大量的血浆中的离子，同时也释放出相当数量的离子。这种方式的离子交换的速度较快，每天钙的交换量可达 $50 \sim 100mmol$。

骨内的离子转移到血浆中需要一个过程。晶体内的离子首先溶解于骨细胞外液中，然后经骨单位膜转运到骨基质表面，最后进液循环。骨细胞外液的离子浓度不同于全身性细胞外液，骨细胞外液中钾离子和氯离子的浓度高于血浆，而钙、镁、钠离子浓度则低于血浆，二者内的磷酸根离子浓度基本相同。骨单位膜是一种半透膜，离子可由高浓度向低浓度扩散，同时，在骨单位膜上还存在着离子泵，有些离子需要在离子泵的作用下经主动运输才能实现交换。钾离子可通过单纯扩散进入血浆，而钠、钙、镁离子则需要骨单位膜的主动转运才能进入血浆。骨钾大部分存在于骨细胞外液，很少沉积于骨基质中，故不需要从固相向液相的转化过程。骨钠约有 50% 存在于骨细胞液，这一部分可直接参与骨基质表面的离子交换。

骨矿物质的摄取是骨矿物质释放的相反过程，当骨矿物质代谢平衡时，各种离子的摄入和释放速度相等，即血浆钙离子、钠离子和钾离子等向骨细胞外液扩散的速度等于从骨单位膜泵出的速度。该机制可以阻止离子无限制地进出骨质，保持了骨矿物质成分的相对稳定。当血浆中钙离子浓度轻微增高或降低时，通过上述平衡机制能够很快地被得到纠正，甲状旁腺激素、维生素 D 和降钙素通过相互协调，调控骨单位膜的活性而控制离子的流向及速度。

（三）水在骨矿物质代谢中的作用

从羟基磷灰石结晶体的形成、成熟和降解的整个过程，自始至终地存在着骨基质与水之间的相互作用。结晶体与血液循环之间的物质交换，涉及骨矿物质的溶解与析出、离子的扩散与转运，骨细胞外液是骨矿物质与血液循环之间物质交换的桥梁。骨的矿化与水的关系密切，在矿物质沉积于骨基质的过程中，骨基质内水的空间逐渐被替代，当水减少到一定程度时（约 15%），矿物质就不能继续进入骨基质中，即达到了矿化极限（80%~85%的理论完全矿化水平）。与新生骨比较，旧骨中的水分含量少，骨矿物质与水之间的反应性减弱，对内环境改变的代偿能力也随之降低。

第二章　骨科诊断检查

第一节　骨科的体检方法

一、基本项目

医生应该锻炼自己在询问病情之后直接进入体检，而不是先观察患者带来的各种影像结果和化验结果。这样可以避免一下就将思维固定在某个方向上。另外医生不应该怕麻烦，在照顾患者羞耻心的基础上尽可能地让患者少穿衣服，这是避免漏诊的极为重要的细节。体检时应该先让患者站立或坐位，从前后左右进行观察并对比。即使不能坐起来的患者也要尽可能对全身状况进行观察。观察应该按照下列顺序进行：

1. 视诊。
2. 触诊。
3. 活动。
4. 听诊。
5. 测量。
6. 肌力测定。
7. 神经学检查。
8. 日常动作相关的综合功能。

（一）视诊

1. 步态

首先观察患者的步态。出现跛行可能有以下几种：

（1）疼痛跛行：负重期明显缩短的步行。

（2）下肢短缩步态：身体明显高低起伏的步态。

（3）关节变形挛缩步态：关节固定在某一位置上的异常步态。

（4）关节不稳定步态：关节破坏或韧带断裂造成的异常步态。

（5）肌无力步态：典型的肌营养不良的摇摆步态和臀中肌麻痹的臀肌步态。

（6）末梢神经麻痹性步态：典型的如腓总神经麻痹造成下垂足的高抬腿步态 - 跨越步态。

（7）弹性下坠性步态：股骨头脱位后在肌肉内移动的步态。

（8）痉挛性步态：高位中枢神经损伤的步态，典型的是剪刀步态。

（9）失调性步态：如同醉酒样的步态，典型的有小脑性步态、脊髓痨样步态。

2. 体形

胖瘦高矮和有无特殊体态很重要。比如肥胖可能容易造成骨性关节炎和小儿股骨头滑脱症。短颈可能会颈椎畸形，过瘦可能出现骨质疏松症等。

3. 姿势

是否有驼背，还要观察驼背的形态，比如圆背可能是 Scheuermann 病或骨质疏松症，角状后凸可能是结核性后凸畸形或先天性畸形。

4. 四肢畸形

要观察粗细长短是否和畸形。

5. 皮肤异常

颜色：苍白，红肿，色素斑等。光泽：肿胀会使光泽增加，神经麻痹会皮肤发干、无光泽。静脉怒张：下肢静脉曲张，下肢血栓。异常毛发：腰骶部毛发可能是脊柱裂。肿瘤：可能是脂肪瘤，迅速增长的可能是恶性肿瘤，耳后的肿瘤也可能是痛风结节。瘢痕和窦道：烧伤史，或外伤后的瘢痕，有时是瘢痕体质。窦道可能是慢性感染的表现，特别要注意结核。有时借此发现髋关节或是脊柱畸形的原因是感染。肿胀：肿胀一般说明局部或是外伤或是炎症。

（二）触诊

皮肤温度：发热可能是炎症、肿瘤；温度低可能是麻痹。

肌腱：肌紧张可以触及张力很高，麻痹则张力低。跟腱断裂可以触及凹陷。

关节肿胀：关节炎症的表现，膝关节可以触及浮髌征。

压痛和叩击痛：是最常见的异常所见。局部炎症和创伤的表现，骨折时常观察是否有垂直力量传导的局部疼痛，神经损伤时观察损伤部异常叩痛，如麻飕飕感觉或蚁走感，称为 Tinels 征。

骨：骨骼接近体表的部分，可以触及是否弯曲、隆起、缺损、断裂的异常活动。

（三）关节活动

要分别观察主动和他动的关节运动情况。如果二者活动范围有区别，称为自主运动不全，一般是麻痹造成。如果他运动受限为关节挛缩，多数是关节外软组织的原因造成的；关节运动消失称为关节强直，一般是关节内的原因，关节活动完全消失称为骨性强直，有一点活动称为纤维性强直。每个关节都有活动的正常范围和最容易发挥功能的体位。如果关节活动范围过大称为关节松弛，全身性关节松弛可能是特殊的疾病，如 Ehlers-Danlos 综合征、Marfan 综合征等，可以由几个动作看出，如肘关节、膝关节、腕关节、指关节的过伸动作。正常结构损伤造成超过正常的活动范围称为动摇关节。韧带损伤造成的异常活动为关节不稳定。

（四）听诊

关节运动时要注意听局部是否发生异常响声。臀肌挛缩时，髂胫束在大转子部位可以形成弹响。盘状半月板也可以发生膝关节的弹响。骨折断端也可以听到骨摩擦音。腱鞘炎时手指活动可以听到摩擦声音。

（五）测量

主要测量肢体长度和周径以及关节活动度。

1. 四肢长度

一定要肢体放在中立位，两侧按照同样的标准点进行测量。

上肢：为肩峰到桡骨茎突的距离。

前臂：肱骨外上髁到桡骨茎突或者尺骨鹰嘴到尺骨小头的距离。

上臂：肩峰到肱骨外上髁的距离。

下肢：髂前上棘到内踝的距离，这和下肢位置关系很大，两侧一定放在相同的肢位。或者大转子到外踝的距离，但是没有包括股骨颈和股骨头，很多人就是因为这部分异常产生下肢不等长的。

2. 四肢周长

上臂在肱二头肌腹部位，前臂在最粗的部位，大腿在髌骨上 10cm，小儿在髌骨上 5cm。小腿在近 1/3 的最粗部位。

3. 关节活动度

关节活动度的测定标准使用中立位 0° 法进行测量，就是将关节的中立位设定为 0°，在此位置开始的活动为实际测量度数。如膝关节伸展为 5°，屈曲为 135°。如果达不到中立位则标为负值，如膝关节不能伸直到中立位，差 20°，则标为伸展 -20°。

（六）感觉检查

1. 浅表知觉

包括触觉、痛觉和温度觉。主要在脊髓丘脑侧束传导。检查时应该按照解剖书的感觉分布图进行感觉检查，注意从正常部位向异常部位逐步进行，注意进行左右对比。可以以正常为10，异常部分让患者评价为十分之几。

（1）触觉：使用柔软的毛笔或脱脂棉片进行检查，分为触觉迟钝、触觉消失、触觉过敏。

（2）痛觉：使用专用检查针或磨钝的针头进行检查，交界区可能会不清楚。结果分为痛觉迟钝、痛觉消失、痛觉过敏进行记录。

（3）温度觉：使用42℃的温水和10℃的凉水分别装在试管里进行测试，分别接触皮肤3秒。通过和正常部位对比得出结果。分为温度觉迟钝、温度觉消失、温度觉过敏进行记录。

（4）错感觉：浅表感觉障碍，感觉到和实际外界刺激不同的感觉，如麻酥酥的感觉或烧灼感。

2. 深感觉

不用视觉感知关节运动方向和位置的感觉。主要走行在脊髓后索。通过位置觉和震动觉来检查。

（1）位置觉：患者闭目状态下，使用拇指和示指从侧面把持要检查的患指进行屈伸检查。

（2）震动觉：使用音叉在骨突的部位进行检查，主要观察患者能够感觉到震动的持续时间并和正常部位对比。

（3）深部痛觉：对于睾丸或跟腱的压力，一般可以有强烈的痛感，脊髓结核可以感觉减退，神经炎可以过敏。

3. 复合感觉

手拿物体不用借助视觉也能分辨形态和质地，在皮肤上写字也能感知字的内容属于复合感觉，主要和大脑前叶相关。

常用的检查法是两点识别法，一般用两点间最小距离表示。正常指尖部 3～5mm，手掌 7～10mm。

（七）反射检查

1. 腱反射

肌肉放松状态，被检肌腱轻度牵拉状态下快速敲打肌腱，引发的肌肉瞬间收缩。一般分为正常（+）、低下（+-）、消失（-）、轻度亢进（++）、亢进（+++）、显著亢进（++++）。

脊髓损伤平面以下的反射会出现亢进，马尾和末梢神经损伤会出现低下或消失。反射一般可以用图示的方法进行标示。

Hoffmann 反射和 Wartenberg 反射属于腱反射的一种，虽然它们的出现常常预示着脊髓功能障碍，但并不是病理反射。

2. 浅表反射

刺激皮肤或黏膜引起瞬间可见的肌肉收缩。多数见于锥体束障碍，也可见于感觉障碍。常用的反射有腹壁反射、提睾反射、肛门反射、足底反射。

3. 病理反射

皮肤表面刺激引起的异常足趾运动。Babinski 反射：划足底外侧引发足趾背伸动作；Chaddock 反射：划足背外侧出现同样的足趾运动。病理反射标记为阳性（＋）或阴性（-），阴性为正常，阳性反应锥体束障碍。

4. 阵挛

肌腱快速被动伸展时，肌肉出现节律性连续收缩。反映锥体束障碍。常用为髌阵挛和踝阵挛。

（八）日常动作相关的综合功能的判断

1. 上肢

手是否能触摸口唇，能否自己洗脸洗头，是否可以自己梳头，是否可以穿衣服，是否可以系扣子，是否可以手摸到后腰，可否搬动椅子，可否双手支撑身体，可否捧碗，可否握拳，可否用手指捏东西，可否使筷子，可否闭眼拿和识别东西，手指屈伸运动。

2. 下肢

可否不用支撑从椅子上站立，可否单足站立，可否足尖站立和行走，可否足跟站立和行走，可否下蹲，可否上下台阶，可否盘腿，可否跷二郎腿，可否脱袜子，可否伸膝抬腿。

3. 躯干和四肢的综合功能

可否翻身，可否不用手支撑起床，可否从地上捡东西，可否进行便后擦拭。

二、关节痛和关节肿胀的检查

（一）关节检查的特点

表浅关节疼痛肿胀是脊柱外科最常见的表现之一。在体检上有一些特殊要注意的地方。从关节疼痛肿胀的一些特征可以找到诊断的重点方向。

1. 单关节还是多关节

单关节发病首先考虑局部因素，局部关节的骨，软骨或滑膜，韧带损伤，剥脱性骨软骨炎等。另外一些代谢性疾病也可能首先表现在单关节发病，如痛风、假性痛风等。关节化脓性感染也多是单关节发病，包括血源性感染。而多关节发病可能首先要考虑类风湿关节炎。另外病毒性感染，白血病也可能是多关节发病。如果化脓性关节炎是多发的，一定要考虑有免疫功能不全的可能，如艾滋病等。

2. 是否为双侧发生

类风湿关节炎、病毒性关节炎、骨性关节炎可能常常是左右双侧性发病，虽然不一定是对称性的。

3. 是否伴有发热

关节炎一般不伴有发热，但有些是伴有发热的。比如急性化脓性关节炎会引起发热。类风湿关节炎可能会发热，如果 38℃ 以上要考虑 SLE、成年人 Still 病、青年性类风湿关节炎，后两个疾病有峰热的特点，上午低热，下午和晚上高热，可以相差 3℃～4℃。而风湿病一般不会超过 37℃。其他要考虑的如败血症、病毒感染、胶原病等。特别要注意的是免疫功能不全的患者即使发生化脓性关节炎也不一定发热。

4. 是否伴有皮疹

儿童的关节炎有时候要靠皮疹来鉴别，比如青少年性类风湿和风疹都可以造成关节炎，但是一旦出现特殊的环状皮疹，则可以断定是青少年性类风湿造成。另外成人的关节炎也可能会先出现皮疹，比如掌跖脓包症和干癣性关节炎就是先有皮疹再有关节痛。

5. 关节痛和关节周围组织痛需要鉴别

关节周围常常有滑囊，也是常发生炎症的地方。比如膝关节后内侧痛可能是鹅足滑囊炎，40 岁以下肩关节痛可能是非交通性肩峰下滑囊炎，而腘窝的腓肠肌内侧头附近的半膜肌滑囊炎的 50% 和膝关节有交通。

肘关节处的淋巴结肿胀也要注意和关节炎鉴别。可能是局部软组织肿瘤；如果有猫饲养史，也可能是猫抓病。

肌肉和肌腱的病变也需要鉴别，60 岁以上急性双侧肩胛和臀部痛可能是类风湿性多发肌痛症；血清反应阴性脊柱关节病常常在肌腱附着部位出现炎症性疼痛——肌腱炎。另外身体多处疼痛，肌肉僵直和疲劳感主诉的人要考虑纤维性肌痛症。

6. 关节肿胀和肿瘤的鉴别

关节周围是肿瘤的好发部位。如腱鞘囊肿、血管瘤、外生性骨软骨瘤、嗜酸性肉芽肿，以及比较少见的滑膜肉瘤和寄生虫病都要注意鉴别。

（二）关节肿胀的触诊

关节肿胀只能在比较浅表的关节触摸到，比如膝关节、腕关节、踝关节等，而肌肉包裹较多的关节就很难通过触诊发现。触诊是检查关节肿胀的重要方法。首先要注意的是鉴别一般的关节痛还是已经到了关节炎的状态。如果是单纯的关节痛，一般不会出现关节局部的热感，如果发现触诊关节明显比其他关节热度高，应该考虑关节炎。检查时注意进行两侧的对比。另外关节炎会出现关节滑膜的肿胀肥厚，指间关节会出现梭形肿胀，关节四周会有明显的压痛。如果只是手指的肌腱滑膜的炎症，只会在肌腱走行的部位有压痛，而其他关节部位如两侧不会出现压痛。

关节发炎时可能出现关节内积液。有的可以通过触诊检查，积液明显者可以触及液体压力的传导。膝关节有特殊的检查方法，如浮髌征，检查方法是通过一只手的示指和拇指形成一个 U 形压迫，在髌骨的上方和侧方压迫关节囊，另一只手反复按压髌骨触查是否有浮动的感觉，有积液者会有明显的浮动感，即为阳性。

（三）关节穿刺检查

关节穿刺是对关节肿胀的一项重要的辅助检查。关节穿刺必须在严格的消毒灭菌操作条件下进行。操作时首先要认真确认包装是否完整，消毒日期是否合格，注意操作时不要用手触摸针头和针管的接合处。一般穿刺时没有必要进行局部麻醉。刺入部的消毒可以使用碘伏或其他规定的消毒液，但是涂布消毒液后要静候 30 ～ 60 秒，这样细菌才能被有效杀灭，这点非常重要。关节穿刺比较有经验时可以感觉到针头穿过关节囊时的突破感。抽吸关节液时要固定针头不动。抽吸完成后要用无菌纱布压迫 3 分钟以免关节液和血液进入关节腔。

（四）关节液检查

一般能够抽出关节液，说明关节内有一定问题。如果关节液混浊，说明关节液内含有白细胞，混浊的程度和白细胞的含量有一定正比关系。通常骨性关节炎的关节液是黄色透明的，混浊的关节液可能是类风湿关节炎、假性痛风、细菌感染。如果有外伤史，关节液为血性带有脂肪滴则提示有骨软骨的骨折。类风湿关节炎和关节结核时关节液可为白色或淡黄色，因为含有纤维素会产生凝固。

第二节　实验室检查

一、血液、尿液的骨科检查

（一）骨代谢指标检查

1.骨形成标志物检查

（1）Ⅰ型前胶原羧基端前肽和Ⅰ型前胶原氨基端前肽

出现于细胞增殖期，是骨形成早期指标，是Ⅰ型胶原形成过程中的前胶原细胞外的裂解产物，系未矿化类骨质的成分，与骨基质形成的速率紧密相关。

（2）骨型碱性磷酸酶

骨型碱性磷酸酶出现于骨基质成熟期，是骨形成中期指标，是成骨细胞膜上的一种蛋白，在骨形成及骨矿化过程中起很重要的作用。骨型碱性磷酸酶在血中的浓度能反映骨形成的速率，被认为是反映骨形成的一个很好指标。

（3）骨钙素

骨钙素出现于骨基质矿化期，是骨形成末期指标。成骨细胞合成的骨钙素大部分结合在骨中，小部分约20%放入释放人血液循环。血清骨钙素水平与成骨细胞合成的骨钙素总量呈正相关，因此血清骨钙素可作为反映成骨细胞功能活性的分子标志物。

（4）细胞系信使核糖核酸

如碱性磷酸酶信使核糖核酸、骨钙素信使核糖核酸、骨保护素信使核糖核酸、骨形态发生蛋白-7信使核糖核酸、骨涎蛋白信使核糖核酸A、骨抑素信使核糖核酸、破骨细胞活化因子信使核糖核酸。骨细胞系是从骨组织分离出来并经培养获得的，成骨细胞系信使核糖核酸 mRNA 是成骨细胞特异性基因的表达，属于基因水平的检测。并且用于形成非胶原的骨基质蛋白的这些基因表达水平的量与骨组织的矿化程度是呈正相关的。

2.骨吸收标志物检查

这些标志物都是骨胶原的降解产物，反映骨吸收，其升高程度与破骨细胞活性的增高是一致的。

（1）I型胶原吡啶交联终肽

骨骼中I型胶原吡啶交联终肽，参与I型胶原三价交叉联合，并在成熟的I型胶原蛋白的降解过程中释放出来。血液中可以找到这种终肽的免疫生化完整形式，它似乎衍生于骨骼的重吸收和疏松结缔组织的降解。血清I型胶原吡啶交联终肽浓度增加与骨溶解增加相关。

（2）抗酒石酸酸性磷酸酶5b（TRAP 5b）

来源于破骨细胞，由破骨细胞刚分泌到血液中的TRAP 5b是有活性的酶，但当TRAP 5b在血液循环中被清除之前已无活性，并被降解为碎片。这样TRAP 5b不会因肝、肾功能受损而在血液中积蓄。血清中TRAP 5b均来源于破骨细胞。

（3）I型原胶原蛋白的羟基-和氨基-末端的端肽

作为生理成熟过程的一部分，是胶原纤维的短的、非股三螺旋的、由胶原纤维的羧基和氨基末端（α1-链和α2-链）与羟吡啶复合物在原位和相邻的胶原纤维螺旋连接物。

（4）吡啶啉和脱氧吡啶啉

在胶原降解的过程中，可以以游离态或与多肽结合两种形式释放到血液循环中，尿液中60%～65%的交联物都是以与多肽结合的形式存在。

（二）与骨代谢相关指标

1. 血、尿钙。

2. 血、尿磷。

3. 甲状旁腺素。

4.25-羟基维生素D/1,25双羟基维生素D。

5. 类胰岛素生长因子。

（三）人类白细胞抗原B27（HLA-B27）检测

HLA-B27基因属于I型主要组织相容性复合体基因，所有有核细胞上均有表达，尤其是淋巴细胞表面含量丰富。人们发现HLA-B27抗原表达与强直性脊柱炎有高度的相关性，超过90%的强直性脊柱炎患者HLA-B27抗原表达呈阳性，而正常人群中仅5%～10%的为阳性。由于强直性脊柱炎症状与许多疾病相类似，临床上难以确诊，因此HLA-B27检测在疾病的诊断中具有重要意义，HLA-B27的检测是该疾病诊断和鉴别诊断中的一个重要指标。

（四）血清蛋白电泳和免疫固定电泳

当临床怀疑有多发性骨髓瘤（MM）可能性时，应做血清蛋白电泳（SPE）。而且在以下两种情况下应做免疫固定电泳（IFE）分析：① SPE 均正常，但临床有 MM 迹象；② SPE 有低或高区（包括单、多克隆）。免疫固定方法结果判定容易，检测周期短，灵敏度高，可以对 MM 患者进行分型，适合用于多发性骨髓瘤的早期诊断，而且有 MM 患者骨髓穿刺未发现骨髓瘤细胞的报道，但 IFE 分析有单克隆条带出现。IFE 对 MM 患者分型，对 MM 患者估计预后有所帮助，而且对临床治疗可以提供一定的帮助。

（五）炎症反应指标

1. 白细胞计数和分类

（1）急性化脓性细菌感染：通常白细胞增加到 $> 15 \times 10^9 /L$，其中 $> 80\%$ 的细胞是粒细胞。另外，核左移是其特征性的表现，且有时候是其唯一的特征。

（2）组织坏死和无菌性炎症：粒细胞计数仅有轻度上升，核左移少见。

（3）慢性炎症：正常的白细胞计数或轻度上升，常是单核细胞增多。

2. 血清蛋白电泳中的 α1 和 α2 球蛋白

在蛋白电泳上，急性时相反应的最早的特征是球蛋白条带的升高，这是由于 α1 抗胰蛋白酶的浓度上升所引起的；随后是 α2 球蛋白条带的升高，这是由结合珠蛋白和铜蓝蛋白的浓度升高所致。

3. 血沉

血沉是怀疑有炎症反应的筛选试验和检测反应的一种方法。

4. C 反应蛋白（CRP）

CRP 是典型的急性相蛋白，且是历史上首先被认识的急性相蛋白之一。其血清或血浆浓度的增加是炎性细胞因子如白细胞介素 6（IL-6）释放所致，它几乎恒定不变地显示有炎症存在。在临床试验室较容易检测的急性时相反应蛋白中，CRP 是最敏感和快速的反应之一。目前，对其他急性相蛋白尚无绝对完美的检测指标。

并发感染的识别：细菌的内毒素是急性时相反应的最有效的刺激。所以最高水平的 CRP 可发生在革兰氏阴性菌感染，有时高达 500mg/L。革兰氏阳性菌感染和寄生虫感染通常引起中等程度的反应，典型的是在 100mg/L 左右。病毒感染引起的反应最轻，通常不超过 50mg/L，极少超过 100mg/L。手术和意外创伤 CRP 轻度升高，CRP 一般在 10～50mg/L。

5. 降钙素原（PCT）

PCT 是一种蛋白质，当严重细菌、真菌、寄生虫感染以及脓毒症和多脏器功能衰竭时，它在血浆中的水平升高。自身免疫、过敏和病毒感染时 PCT 不会升高。局部有限的细菌感染、轻微的感染和慢性炎症不会导致其升高。

6. 新蝶呤

新蝶呤浓度的上升显示细胞免疫系统激活。在多重创伤或手术后的患者中，血清新蝶呤浓度是即将发生脓毒性并发症的一个指标。与无菌患者对照，在随后发展为脓毒症的患者中发现新蝶呤明显较高。而且新蝶呤在未存活的脓毒症患者中比在那些存活患者中更高。

7. 血清淀粉样蛋白 A（SAA）

与 CRP 相仿，用以评估急性时相反应进程。SAA 是个灵敏的参数，它在炎症性反应大约 8 小时后开始升高，且超过参考值上限时间早于 CRP。在感染性疾病中，SAA 的绝对上升要高于 CRP，因此，SAA 测定，尤其对"正常"与微小急性时相反应可提供更好的鉴别。

二、骨科细菌学检查

（一）正常菌群和创伤骨科常见致病菌

1. 正常菌群

在正常人体体表、与外界相通的腔道，如口腔、鼻咽腔、肠道、泌尿生殖道存在着各种细菌。这些细菌在人体免疫功能正常的条件下对人体有益无害，称为"正常菌群"。它们在宿主细胞上定居、生长、繁殖的现象称为"定植"。

（1）皮肤正常菌群

了解皮肤的正常菌群对抽取各种穿刺液、血液，骨科感染标本的取材以及细菌培养结果的判断十分重要。

①凝固酶阴性葡萄球菌：包括表皮葡萄球菌、头葡萄球菌、瓦氏葡萄球菌、人型葡萄球菌、溶血性葡萄球菌、里昂葡萄球菌和耳葡萄球菌。某些葡萄球菌偏爱在特定的人体部位定植，形成了"生态环境"。

②微球菌属：藤黄微球菌常见于体表，尤其大量存在于妇女、儿童的皮肤上。

③不动杆菌属：存在于大约 25% 的人的腋窝、趾蹼、腹股沟和肘前窝处。

④其他革兰氏阴性杆菌：罕见于皮肤。偶有变形杆菌、假单胞菌（存在于趾蹼部）以及肠杆菌、克雷伯菌（存在于手部）。

⑤腐生分枝杆菌：偶可出现在外耳道、外阴部和腋窝皮肤，溶血性链球菌趋向在儿童的皮肤定居。

（2）肠道正常菌群

肠道（包括空肠末端、回肠、结肠）的正常菌群有：

①大肠埃希菌。

②产气肠杆菌。

③变形杆菌属。

④铜绿假单胞菌。

⑤产气荚膜梭菌。

另外还有葡萄球菌属、肠球菌属、拟杆菌属、双歧杆菌、真杆菌、梭杆菌属、消化链球菌、念珠菌属等。

2. 创伤常见致病菌

创伤处致病菌主要来源：其一为人体正常菌群；其二为创伤时环境中的致病菌。

人体正常菌群为皮肤和黏膜上的定居者，借由创伤途径直接进入伤口内，形成机会感染。不同程度创伤时致病菌主要有下列几种：

（1）葡萄球菌属：金黄色葡萄球菌、凝固酶阴性葡萄球菌。

（2）链球菌属：D 群链球菌、化脓性链球菌、无乳链球菌为常见。

（3）肠杆菌科：以大肠埃希菌、肺炎克雷伯菌为常见。

（4）非发酵菌群：以铜绿假单胞菌、不动杆菌属为常见。

（5）厌氧菌：由咬伤及外伤引发的产气荚膜梭菌（A 型）、诺氏梭菌等梭菌属单独感染或混合感染；由皮肤表面的寄生菌，如丙酸杆菌、厌氧球菌、梭菌、拟杆菌等引发的感染。

其他菌种亦可导致创面或（和）深部感染，甚至导致菌血症、败血症或（和）脓毒血症。创伤后致病菌除与受伤时自身携带菌种、株有关外还常与院内流行菌种、株有关，后者耐药程度常较高。

（二）临床常见感染性标本的采集注意事项

1. 采集标本前要准备好无菌容器，根据标本的不同选用不同的容器。

2. 标本必须直接采自病变部位，采集前应做局部消毒以防正常菌群污染。

3. 尽可能在感染早期合适的时间内采集标本，了解感染性疾病的自然进程有助于决定采集何种标本及采集时间。细菌繁殖的高峰时间是在 6 小时左右，在急诊检查革兰氏阳性粗大杆菌时应询问患者具体受伤时间以提高阳性检出率。

4. 采集好的标本应立即送检。对于厌氧菌培养最好在床边接种或者立即送检。

5. 化验单要求写明诊断。如有特殊要求应写在化验单上或直接与实验室联系。

6. 培养标本应尽可能在应用抗生素前采集。

7. 对于非常凶险的感染或传染性疾病，应特别关注，嘱其反复送检。如怀疑气性坏疽或结核感染、伤寒等，应与实验室取得联系，以便在早期发现病原微生物，以免产生严重后果。

（三）常见感染性标本的采集方法

1. 血液培养标本的采集

（1）采血指征

对于疑有各类血行感染的患者在进行系统性抗生素治疗前，应进行血培养，患者出现以下体征可作为采集血培养的重要指征：

①寒战、发热（体温高于 38℃）或低体温（体温低于 36℃）。

②细胞增多（计数大于 10.0×10^9/L，特别有"核左移"）。

③细胞减少。

④血小板减少。

⑤皮肤黏膜出血。

⑥昏迷。

⑦多器官衰竭。

⑧大面积烧伤、创伤、开放性骨折。

⑨感染性心内膜炎、动脉内膜炎、伤寒、布氏菌病。

⑩埋置静脉导管 3 天以上，放置导尿管，气管切开及辅助呼吸器的使用。

若同时具备以上指征中的数项，应进行血培养。应注意老年菌血症患者可能不发热或低热。

（2）采血量和采血时间

一般在患者发热初期或寒战前 30 ～ 60 分钟采双瓶血（需氧 + 厌氧），连续 3 次，采样部位在肘静脉。成人每次采血 10mL，儿童为 5mL。血液和培养液的比例一般推荐为 1∶5 至 1∶10。

一次静脉采血注入多个培养瓶中应视为单份血培养。3 份血培养足以检测所有的细菌菌血症和真菌菌血症。15% 气性坏疽的患者可以检出产气荚膜梭菌。对间歇性菌血症患者，用于培养的血液应在估计寒战或体温高峰到来之前采集。当血培养明确病原菌后，应尽可能寻找潜在的感染源，如是否为血管内导管、气管切开、导尿管等。寻找到潜在的感染源、适时适地适法采集标本送检以明确并消除感染源。

（3）采血应注意事项

血标本采集必须在严格防止污染的条件下进行。

①采血部位的消毒：用无菌棉签浸润 2% 碘酊涂擦注射部位皮肤一遍，作用 1 分钟后再用 75% 的乙醇擦拭 2 遍。擦净残余碘，干燥后即可抽血。

②血培养瓶口的消毒：用 75% 乙醇消毒瓶口，干燥后将血液注入瓶中并迅速轻摇，充分混匀防止凝固。培养瓶标示后连同化验单一起送检。

2. 伤口及病灶分泌物标本的采集

（1）封闭性感染病灶标本的采集

患者的皮肤或黏膜表面先用碘酊消毒，然后用 75% 酒精脱碘或用安尔碘消毒 1 分钟。

通过抽吸采集脓肿标本。如果脓性分泌物少，不能通过抽吸来采集，则须用无菌盐水冲洗，收集冲洗物。将抽取的分泌物 / 冲洗物注入无菌试管中送检或者直接接种到需氧、厌氧血液培养瓶中。

（2）开放性感染病灶标本的采集

也应采用抽吸的方法。在伤口近乎无脓或无脓可吸的情况下可用无菌生理盐水冲洗以便抽吸，也可在伤口感染处刮取一小块组织送检。以溃疡和坏死为特征的近干的化脓渗液伤口亦可使用拭子采集标本，但一般标本质量不及抽吸和活检所得。用拭子采集的标本数量极少，又易被邻近菌群所污染，因此用拭子采集标本时最好采集两份，一份用作培养，另一份用于涂片革兰氏染色检查。

伤口和脓肿标本的革兰氏染色检查极为重要。革兰氏染色检查结果能快速提供病原学鉴别假定，它能用来评价送检标本的质量和指导培养鉴定的逐步进行。涂片革兰氏染色检查可见细菌形态、急性炎症细胞（多形核中性粒细胞）、胞内菌、细胞和组织坏死所产生的弹性纤维。可通过比较多形核细胞和鳞状上皮细胞的数量来进行伤口标本质量的评价。鳞状上皮细胞数量过多大体上表明了标本有皮肤菌群污染。有污染的标本进一步分离培养鉴定受限。如出现上述情况，应同临床医师取得联系，重新采集标本，若无法重新采集也可进行分离鉴定及药敏试验，但在报告单备注上要说明情况。

与体表相通的深部损伤最为棘手，皮肤及窦道易受体表细菌污染，建议进行外科清创，同时采集标本。如果不做外科清创，则应努力吸净深层感染物送检，不要用拭子在渗液伤口痂面采集的标本。只有通过抽吸和清创获得的深部标本培养才能提供有用的信息。

（3）厌氧菌脓肿标本的采集

厌氧菌（源于正常菌群）具有特征性地在邻近黏膜处产生化脓性感染。标本必须在灭菌、无氧容器中转运到实验室。与开放性感染灶标本采集一样，推荐采用抽吸出的液体标本和刮下的组织标本。口腔、牙龈以及邻近区域的感染，吸入性肺炎、脓胸、腹内感染、深部组织脓肿、女性生殖道感染、感染压疮和糖尿病足部溃疡通常均由需氧菌和厌氧菌混合感染所致。因需氧菌和厌氧菌混合感染性脓肿所具有光学显微镜下特征较为明显，故能用革兰氏染色快速鉴别。

三、关节液检查

关节液的检查目的主要是了解关节状况与其相对应疾病之间的联系以及区分炎性渗出和非炎性渗出，做出排除诊断。

（一）采集标本要求

标本采集应使用肝素钠进行抗凝（使用肝素锂和草酸盐抗凝易导致关节液形成结晶，显微镜镜检出现假阳性），应及时送检。

（二）检查内容

1. 常规检查

外观（体积、颜色、透明度、黏滞度）、黏蛋白凝块形成试验、pH 值。

2. 特殊检查

（1）临床生化检查：总蛋白、葡萄糖、乳酸、尿酸、酶。
（2）血液学检查：细胞计数、细胞分类。
（3）显微镜检查（关节液原液）。
①变性细胞：在细胞质内它们含有淡绿色至橄榄绿色颗粒，这些颗粒含有免疫球蛋白、类风湿因子、纤维蛋白质和抗核因子。
②结晶体的观察：除一般生物光学显微镜检查外，最好用偏振光显微镜做鉴定。临床常见尿酸盐、焦磷酸钙磷灰石、脂类和草酸钙结晶。
③淀粉样蛋白：可发现含有淀粉样蛋白的滑膜内壁细胞碎片。
（4）免疫化学检查：类风湿因子、抗核因子、免疫球蛋白、补体、细胞因子。
（5）细菌学检查：革兰氏染色、培养。

（三）临床意义

关节液检查的临床价值在于区分为四大类型，可分为非炎性渗液、炎性渗液、化脓性渗液、损伤性渗液，通过上述检查进行关节疾病的鉴别诊断。

四、脑脊液检查

（一）适应证

凡有以下条件之一者，为进行脑脊液检查的适应证：①有脑膜刺激症状；②疑有颅内出血时；③有剧烈头痛、昏迷、抽搐或瘫痪等症状和体征而原因不明者；④疑有脑膜白血病；⑤中枢神经系统疾病进行椎管内给药治疗、手术前进行腰麻、造影等。

（二）标本采集

将抽取的脑脊液分别收集于 3 个无菌小瓶中，每瓶 2 ～ 3mL，第一瓶因可能含少量红细胞，宜做细菌学检查；第二瓶做化学或免疫学检查；第三瓶做细胞计数。标本采集后立即送检，以免因放置过久细胞破坏、葡萄糖分解或形成凝块等影响检查结果。

（三）检查内容

1. 理学检查

（1）颜色

正常脑脊液为无色水样透明液体，在病理情况下，可呈不同颜色改变。

（2）透明度

正常脑脊液清晰透明。当含较多的细胞或细菌时则可变为混浊，混浊程度因细胞量或性质不同而异。

（3）凝固物

正常脑脊液不含纤维蛋白原，因此不会凝固。当脑脊液中有炎症渗出物时，因纤维蛋白原量和细胞数增多而形成凝块。

2. 化学检查

蛋白质、葡萄糖、氯化物、酶学检查。

3. 显微镜检查

（1）白细胞计数及分类计数

正常脑脊液中无红细胞，仅有少数白细胞，外伤及穿刺损伤血管时脑脊液中可有不同数量的红细胞出现。

（2）细胞学检查

以离心沉淀涂片、玻片离心法或醋酸纤维膜浓集法收集脑脊液中的细胞成分，可提高肿瘤细胞的检出率。

4. 细菌学检查

正常脑脊液中无细菌，在中枢神经系统感染时可找见相应的病原菌。

（1）直接涂片法

标本要求：用无菌管留取，常温下，15 分钟内送到实验室。

将脑脊液离心制成涂片，经革兰氏染色查找脑膜炎奈瑟菌、肺炎链球菌等，经抗酸染色查找结核杆菌，墨汁染色查找新型隐球菌。

（2）细菌培养

标本要求：最好在用药之前采集标本，如果标本量较多，可将标本注入血培养瓶中；如果标本量较少，常温下 15 分钟内送到实验室，不得将标本放入冰箱中保存。

第三节　影像学检查

骨骼肌肉系统疾病种类繁多、复杂，影像学检查不仅可以了解骨与关节病变的部位、范围、性质、程度和周围软组织的关系，为治疗提供可靠的依据，还可观察治疗效果，了解病变的进展及判断预后。此外，还可利用影像学观察骨骼生长发育的情况，以及观察某些营养及代谢性疾病对骨骼的影响。其检查方法快捷、简便，患者痛苦少，易于接受，其最大的损害是射线损伤。影像学检查在骨科领域的应用日益广泛，尤其在肌肉、骨关节创伤、骨与软组织肿瘤的术前诊断、术中定位、判断治疗效果等方面更是不可缺少的检查手段。

一、普通 X 线检查

（一）X 线性能

X 射线有 4 种特性。其一，穿透性：可使可见光不能穿透的物质被 X 射线穿透，不同密度组织穿透性不同。其二，感光作用：X 线可使荧光物质发光。其三，摄影作用：可使胶片感光，形成密度不等的图像，因而达到诊断的目的。其四，电离作用：可使组织发生电离，是射线防护和放射治疗的基础。

X 线摄影（包括数字 X 线摄影）普遍易行，价格低廉，便于显示骨骼的大体解剖，从而确定病变的整体形态和范围。X 线成像对骨结构改变的显示较好，特别是数字 X 线摄影技术的应用，提高了骨微细结构的显示。大量临床资料表明，X 线摄影对骨肿瘤诊断的敏感性、特异性和准确度均高于CT和常规MRI，当前仍是骨关节疾病检查的首选方法。

（二）疾病诊断的基础——密度

X 射线利用穿透性和摄影作用对人体进行照射，人体各种组织的密度不同，因而 X 射线穿透组织的量不同，形成天然的不同影像，称为天然对比。密度相近的组织的影像在照片上不易区分，人为地改变组织密度，使要观察的组织或病变显示出来称人工对比，即造影。

（三）X 线与防护

因为 X 射线对人体有损害，因此，所有接触 X 线的人员都要进行必要的防护，当然医生自身的防护也应注意，医生要经常接触射线，一定要做好防护。X 射线检查方法很多，如透视、照片、造影、CT 扫描等。防护的部位以甲状腺、性腺最为重要，婴幼儿应尽量减少放射性检查，必要检查应做好非照射部位防护。另外，怀孕 8～15 周的孕妇非特殊需要，不得进行下腹部放射影像学检查。不管是婴幼儿还是成人都要尽量避免透视检查。而 MRI 无放射线形成，即非射线检查。

（四）检查诊断原则

1. 基本检查方法

一般投照部位是正侧位，必要时行双侧对照。正位：分为前后位和后前位，常规采用前后位，特殊申请采用后前位。侧位：与正位照片结合起来，可获得被检查部位的完整影像。同时，对四肢等部位的投照应包括一个关节，使被检部位解剖关系清楚。

2. 注意观察软组织的变化

一张 X 线平片包括病灶以外的很多信息。而有些信息对诊断非常有意义，不仅观察骨骼变化，还要观察相邻软组织变化。以腰椎结核为例，腰椎结核的腰大肌脓肿，大的脓肿显而易见，小的脓肿就不易观察到，而小脓肿的数量范围更不好确定。只有仔细观察才能发现有意义的征象。

3. 双侧对比

有些细微骨疾患或发育异常仅靠一侧肢体的正侧位片或斜位片很难确定，常常需要对健侧相同部位肢体拍同样位置的照片进行双侧骨结构对比观察，确定有无骨疾患或发育异常。

4. 负重下影像检查的作用

负重一般讲就是站立位拍片检查，使照片的影像更接近人体自然情况，使有些疾患显示得更明确。常用于脊柱和膝关节的检查。不确定时反复按照顺序读片。

（五）骨正常的 X 线解剖

正常骨结构从外向内依次为骨膜、骨皮质、骨松质和骨端的关节软骨。只要掌握正常解剖知识，阅片时对异常情况很容易分辨出来。因此，了解骨的 X 线解剖对区分正常与疾病的诊断非常有帮助。

1. 骨发育过程的 X 线影像

儿童与成人骨骼最大的不同是儿童在骨端有骨骺和生长软骨。骨骺和干骺端之间有骺板软骨——成人后骺板软骨消失、闭合，骨骺与干骺端融合，形成一个骨。而正常生长的婴儿骨骺出现的时间与骨骺闭合的时间有一定规律，是相对固定的。有些疾患骨骺出现和闭合的时间延迟或提前。骺软骨板是一个人从小到大的关键部位，很多疾病可使骺软骨板损伤，因而导致骨骼生长障碍造成畸形。最常见的是儿童生长板损伤或骨折。

骨在生长、成骨过程中不断增大，同时根据生理功能的需要，不断进行改建和塑形，即骨的成形。包括骨骺和干骺端新生骨的改建、塑形，干骺端逐步移行到骨干，骨干不断增粗，髓腔不断扩大等，最终使每个骨形成其各自独特的形态。

2. 骨的 X 线表现

骨的结构包括骨皮质、骨髓、骨膜和关节软骨。正常骨膜在 X 线下不显影，只有骨过度生长时出现骨膜阴影，恶性肿瘤可能先有骨膜阴影，青枝骨折或疲劳骨折后可出现骨膜阴影。

骨皮质是致密骨呈透亮白色，骨干中部厚两端薄，表面光滑，但肌肉韧带附着处可局限性隆起或凹陷，为解剖上的骨嵴或骨沟，不要误认为骨膜反应。

骨松质位于长管状骨的内层或两端。良好的 X 线片可见到按力线排列的骨小梁。若骨小梁透明，皮质变薄，可能是骨质疏松。有时松质骨内可看到有局限的疏松区或致密区，可能是软骨岛或骨岛，但要注意随访，以免遗漏新生物。在于骺端可见横行致密影为生长线（先期钙化带或骨骺板）。关节软骨透明不显影，故 X 线可看到关节间隙，间隙过宽可能有积液，关节间隙变窄可能有关节软骨破坏或退变。

3. 骨基本病变的 X 线表现

（1）外形和轮廓

人体骨的外形和轮廓都是按比例固定的，任何非比例的增大或缩小、变形，都是不正常的表现。如巨人症、Mafan 综合征、髋内翻等。

（2）骨髓和骨小梁的变化

长管状骨两端为松质骨，中间为管状骨。松质骨内的骨小梁，从形态学上讲，正常骨小梁有一定的排列顺序和方向，甚至数量都有一定范围。如股骨头与股骨颈内显示三组骨小梁，主要张力骨小梁（主要牵引骨小梁）形成的弓，从大转子外侧缘延伸，经过股骨颈上皮质，跨越股骨头，终止于股骨头内侧面、圆韧带凹下侧。主要内侧抗压骨小梁（负重骨小梁）为垂直方向，从股骨颈内侧皮质延伸，以三角形进入股骨头，并与髋臼骨小梁连接成线。辅助外侧抗压骨小梁（辅助负重骨小梁）从股骨头至小转子以扇形延伸到大转子。由骨小梁系统围绕的中心区称为 Ward 三角。当发生某些疾病时可发生骨疏松、骨软化、骨破坏。

①骨疏松：影像学表现是骨小梁变细、消失。骨皮质变薄，骨髓腔扩大，骨密度减低。严重者易发生骨折。骨疏松分为原发性和继发性。很多原因可造成骨疏松。女性更年期即可开始发生骨疏松。骨折患者固定治疗后可发生局部肢体骨疏松。实验室检查钙磷代谢正常。

②骨软化：影像学表现是除骨疏松的表现外还应见到骨骼变形。骨骼变形常发生在脊柱椎体、骨盆、股骨和胫骨。椎体呈双凹变形，下肢呈弧形，另外还可见到假骨折线。钙磷代谢异常，骨疏松与骨软化常常同时存在。

③骨破坏：是指病理组织替代骨组织。骨小梁破坏、消失。骨破坏分为溶骨性、虫蚀性、囊性骨破坏。溶骨性、虫蚀性为恶性征象，囊性骨破坏考虑为良性征象。但良性巨细胞瘤可见溶骨性破坏。

（3）骨膜反应

骨膜在 X 线下不显影，只有受到刺激才可见到在骨皮质外有骨膜阴影称骨膜反应，多见于炎症和肿瘤。骨膜反应是人体骨骼对疾病或骨内病变的反应。有骨膜反应体内或骨内必有病变。骨膜反应可分为葱皮样、花边样、针状。一般来讲，葱皮样、花边样骨膜反应为良性病变，针状为恶性骨膜反应。

（4）关节的变化

关节病是常见病，多发病。影像学表现可见到骨疏松、骨质增生、关节间隙狭窄、关节面下囊变、关节游离体、关节积液等改变。

（5）软组织的钙化

软组织钙化在影像学中常见。很多情况下可发生软组织钙化、骨化，如创伤、感染、肿瘤、先天性疾病、代谢性疾病等。X 线平片，CT 检查很容易发现。代谢性疾病中的痛风性关节病中都有软组织钙化或骨化的情况。

①钙沉积：常见血管壁钙化，很多老年人都可见到，主要表现在主动脉、髂内外动脉、股动脉等部位。

②异位骨化：主要有骨化性肌炎、骨肉瘤等疾病。

③结石：以肾、输尿管、胆囊、膀胱、末梢静脉多见。

（六）各种造影检查

1. 关节造影

关节造影检查是骨关节疾病的检查方法之一。由于关节软骨和关节内的软骨板、韧带、滑膜等病变都是影响关节功能和疼痛的原因，而这些组织密度相近，在普通 X 线、CT 扫描中不能显示，为更好地显示这些组织结构和特点，常常需要进行人工对比，为使关节内的组织结构显示清晰，常使用关节腔内注入高密度或低密度造影剂的方法达到上述目的。低密度造影剂主要是空气和氧气，高密度造影剂在骨科主要是泛影葡胺及离子或非离子型碘造影剂。使用碘造影剂要注意碘过敏的问题。

2. 空气造影

将过滤后的空气或氧气注入关节内，再将有气体的关节拍片进行诊断。可在各关节应用，碘过敏患者可选择气体造影，要注意空气栓子的危险。现很少使用。

3. 阳性对比剂关节造影

将高密度造影剂注入关节内，进行拍片检查适合各关节造影，主要应用于膝关节检查半月板损伤，在 MRI 应用前是主要的半月板检查方法，现大部分医院已由 MRI 取代，仅有少部分医院仍在应用作为参考。应注意碘造影剂过敏的问题。拍片时要拍 6 个位置的照片，每个位置可观察两个半月板的体部和前后角，即膝关节前后位、后前位，观察半月板体部；左前斜位、左后斜位、右前斜位和右后斜位，观察半月板的前后角。

4. 双重造影

将气体和阳性造影剂同时注入关节内，进行拍片诊断。用于膝关节半月板检查。它具有低密度（气体）和高密度（碘造影剂）的双重优点。X 线照相前，患者要充分活动膝关节，使气体和造影剂在关节内均匀分布。拍片时要侧位水平投照，使气体与造影剂上下分离，显示关节内结构。上下垂直拍照会导致气体与造影剂重叠，无法区分气体、造影剂、组织结构，而使造影失败。此造影方法同样要注意碘过敏和气体栓塞问题。

5. 脊髓造影

最早造影剂使用碘油，由于使用碘油有很多缺点，最重要的问题是碘油不易吸收，可造成患者终生神经刺激症状，现在使用液态造影剂。造影剂的选择一定要使用非离子型造影剂，离子型造影剂如泛影葡胺极有可能造成患者生命安全，绝对禁止使用。脊髓造影后进行 CT 联合检查称 CTM。骨科在这方面主要是对椎间盘突出和椎管狭窄的诊断和鉴别诊断。脊柱腰椎滑脱、臂丛神经损伤的患者应用 CTM 检查同样有意义。

6. 椎间盘造影

也称髓核造影，是诊断椎间盘疾病的影像学方法之一。现在常常与 CT 联合检查，这样既具有单纯椎间盘造影的优势又同时具有 CT 扫描的优点。常应用于怀疑椎间盘突出的患者。可观察髓核破裂、纤维软骨环破裂和椎间盘突入椎管的情况。较单纯 CT 平扫突出的椎间盘更明显。但是椎间盘感染或肿瘤患者禁用。此种检查方法最大的优势是正常椎间盘内注入 2mL 左右造影剂，患者无椎间盘突出症状，稍微增加造影剂后患者出现症状对诊断极有意义。椎间盘造影后 CT 联合检查称 CTD，也是常用的检查方法。

7. 血管造影

血管造影是影像学的检查方法之一，包括动脉造影和静脉造影。血管造影采用插管或导管造影，使血管造影的成功率大大提高，目的性更明显，图像质量更好，同时进行血管阻断和疏通治疗，即形成介入放射学。DSA 数字减影是将与血管重叠的骨骼去掉，只留下血管的影像，从而使血管显示得更好、更清楚。介入治疗就是在此基础上疏通或阻塞血管对疾病进行治疗，或注入化疗药物对肿瘤有目的地治疗。根据需要可进行动脉血管造影和静脉血管造影，临床上动脉血管造影更常应用。

8. 硬膜外造影

国内应用者不多。对诊断椎间盘突出症有一定的帮助。碘过敏或穿刺有感染者禁忌。该方法为有创性检查，可被 MRI 取代。

9. 淋巴管造影

淋巴管造影是将对比剂注入淋巴管或淋巴结内，以显示淋巴系统的 X 线检查方法。常用于检查区域性水肿的原因；诊断淋巴性肿瘤和淋巴结转移；检查原因不明的盆腔或腹部肿块以及观察胸导管。国内开展的医院不多。

10. 窦道造影

由于感染或其他疾病，坏死物经过皮下组织穿破皮肤，形成一个或多个通道，普通影像学无法观察窦道深部起源位置和窦道经过的组织情况，为了解这些内容常常需要进行窦道造影检查。常使用的造影剂有泛影葡胺。也要注意过敏问题。

二、计算机断层摄影（CT）

计算机断层摄影（CT）是 20 世纪 70 年代出现的全新的影像学检查方法。CT 常规扫描平面为轴位图像，影像没有重叠，解剖关系清楚。骨科应用可突破轴层平面的限制，四肢远段关节可做其他平面扫描，根据临床需要甚至可做斜行扫描。高档的 CT 机可做多平面重组（MPR）、表面遮盖重建（SSD）和容积重建技术（VRT）等。

（一）多层螺旋 CT 检查的优点

多层螺旋 CT 容积扫描采集数据量大，扫描速度快，一次扫描可获得多部位检查的诊断信息，并可进行多平面重建图像后处理，为诊断和鉴别诊断提供科学依据。增强扫描，可获得多脏器的诊断依据。检查时无须变换患者的体位，即可获得各种位置的图像。

多层螺旋 CT 三维成像在骨创伤领域对骨折及脱位的显示展现出极大的魅力，可充分显示冠状、矢状和斜位对骨结构的显示。CT 对细微的骨病变、骨化和钙化的显示优于 X 线摄影，其软组织的分辨率也较高。早期骨肿瘤引发的局部症状，经 X 线检查无异常发现时，CT 检查有助于发现早期细微骨破坏。

多层螺旋CT的出现为骨肿瘤的诊断提供了又一有力的工具。多层螺旋CT扫描速度快，患者接受的辐射量少，这样就使薄层及大范围扫描成为现实，结合先进的计算机技术，能得到清晰的后处理图像。MPR 可用以显示骨改变、骨膜反应及肿瘤的细微结构。三维重建能立体地显示肿瘤，且图像细腻，所以既可用以显示骨改变、骨膜反应及肿瘤的细微结构，又可显示骨改变、骨膜反应的整体形态。

（二）多层螺旋 CT 的临床应用

1. 在骨创伤方面的临床应用

CT 扫描既可以发现大的骨折，如胫骨平台骨折，又可发现很多部位的细小骨折。当普通平片怀疑有骨折时 CT 扫描可帮助确定有无骨折，甚至可以确定骨折线是否进入关节。脊柱骨折的大部分患者都需要进行 CT 检查，用以观察骨折损伤范围和骨折对椎管的影响以及对脊髓的影响。对无移位的骨折特别是裂纹骨折可清晰观察骨折线的走行。对骨折恢复治疗的患者 CT 扫描可帮助观察骨折部位的内骨痂的形成情况。

多层 CT 三维成像在显示肋骨和钙化肋软骨的全貌、肋骨走行、骨质的完整性、图像的直观性、诊断的准确性等方面是最佳检查方法。此外，骨关节感染的患者 CT 扫描可观察死骨和脓肿的情况。

CT 血管成像（CTA）作为一种无创性显示血管的方法，已广泛应用于临床。多层 CT 扫描速度快，空间分辨率高，图像质量好，可多方位旋转，清晰显示血管与骨组织和血管与周围软组织的关系。CT 血管成像对血管的显示更加清晰，可清晰显示病变与血管的关系和肿瘤的供血血管，为临床制订手术方案提供重要的依据。

2. 在骨肿瘤方面的临床应用

X线平片能够确定病变的部位、骨质破坏和骨膜增生的性质、软组织肿块、肿瘤骨及肿瘤钙化等，但CT由于密度分辨力高，又是断层扫描，图像清晰，无影像重叠，所以对骨质破坏的范围、肿瘤与周围组织的关系及对钙化和骨化的显示更为敏感，甚至X线平片是正常时，CT也有可能检出肿瘤。一般肿瘤的CT值常大于脂肪和骨髓，使肿瘤与正常骨髓组织间形成鲜明的对比，有利于准确界定肿瘤范围。

良性骨肿瘤表现为边缘清楚的骨质低密度区，多呈膨胀性，有的呈分隔状，骨皮质变薄，但皮质连续性大多完整，钙化常局限在瘤体内，无软组织肿块；恶性骨肿瘤呈溶骨性或浸润性破坏，可见肿瘤新生骨、骨膜反应，常伴有软组织肿块。

CT灌注成像已开始用于恶性骨肿瘤的研究，临床经验尚少。在静脉团注对比剂后，对选定层面行快速连续扫描，获得时间 - 密度曲线（TDC）并计算每个像素的血流量（BF）、血容量（BV）、平均通过时间（MTT）、到达峰值时间（TP）和表面通透性（PS）等灌注参数，再得伪彩色灌注参数图，以观察分析组织的灌注量和通透性。据报道，恶性骨肿瘤的BF、BV、PS值高于邻近正常组织，而MIT值则小于正常组织。CT灌注成像反映的是骨肿瘤血管的血流动力学和通透性的变化，借以评价肿瘤的良、恶性程度。

3. 在软组织肿瘤方面的临床应用

软组织结构之间密度差异较小，普通X线检查有一定的限度，由于CT的密度分辨率高，所以软组织、骨与关节都能显得较清楚。

CT显示钙化最为敏感，可清晰显示软组织内的钙化和骨化。软组织钙化是由于软组织内的钙盐沉着引起。钙化为密度均匀或不均匀的无结构的致密影，而骨化则可见有排列不规则的松质骨的结构。机体软组织内的钙化，几乎均为病理性。引起软组织钙化的病因很多，如：组织变性、坏死或出血、外伤、感染、代谢性疾患（如甲状旁腺功能亢进）、肿瘤（如软骨类肿瘤、畸胎类肿瘤和血管瘤的钙化），等等。

钙化的形态、范围和密度可多种多样，且与病变的性质、部位和范围有关。CT能显示钙化或骨化的部位、形态和范围。有时可根据钙化的形态来推测病变的性质，尤其是复杂解剖部位及细微的钙化。CT可显示早期肌肉内的水肿，早期软组织内细微钙化及骨化性病灶的确定，解剖位置及邻近关系，确定有无软组织肿瘤，以及肿瘤的定性、与周围结构的关系方面优于X线常规检查。

脂肪瘤CT表现为软组织内边界清楚低密度区，类圆形、有或无包膜，CT值 -80Hu以下，内可见线样软组织密度纤细分隔，肿瘤增强后无强化。

（1）血管瘤

可见肿瘤局部局限性软组织肿胀、软组织间隙的移位，一般无特殊。有时可见静脉石，静脉石是血管瘤较为特异的征象。深部的血管瘤常伴有相邻骨的改变，如骨的侵蚀、骨膜反应、变形等。由于血流缓慢和血液的淤积，有时在肿瘤内可见到点状和弧线状结构，CT 对于静脉石的显示较 X 线平片敏感。

（2）神经纤维瘤

多发生于皮肤或皮下表浅部位。多发性或丛状神经纤维瘤多见于神经纤维瘤病 I 型，多位于躯干。丛状神经纤维瘤可累及脑神经、脊神经、神经节、颈部躯干四肢的大神经。多数肿瘤为实性，囊变坏死区域少见。CT 常表现为卵圆形或梭形的肿块，肿块密度均匀，密度低。增强后，肿瘤轻度强化或强化不明显。部分可见到内部边缘模糊的云雾状强化。

恶性纤维组织细胞瘤和脂肪肉瘤是成人中常见的软组织肿瘤，CT 检查可见软组织肿块及肿块内密度不均，增强检查软组织肿块明显强化，密度不均，呈混合密度，因肿块内含纤维组织和脂肪所致。

第四节　关节镜检查

使用关节镜可以使手术医生进行微创手术操作。随着技术和设备的不断改进，许多关节镜或内镜手术将取代传统的切开手术。例如，前交叉韧带（ACL）和后交叉韧带（PCL）重建手术就可以由膝关节镜手术完成。同样，骨软骨损伤的修复、半月板切除或修复、滑膜切除、骨赘切除、游离体取出、半月板移植等膝关节手术都可以使用关节镜进行微创手术。肩关节前向不稳定的 Bankart 修复、肩袖损伤的修复、盂唇部分切除或修复等手术也可以通过肩关节镜来完成。

对于小关节，一些手术也可以通过关节镜进行。例如腕关节镜下韧带修复和关节融合术、关节镜下的腕管松解术；踝关节镜下关节融合、游离体取出、距骨剥脱性软骨炎修复、撞击综合征等。这些手术充分体现了关节镜手术微创的特点，最大限度地减少皮肤、软组织、血管和神经的损伤，逐渐取代了传统的切开手术。

一、关节镜设备和器械

（一）关节镜

关节镜实质上是一套成像系统，它的物镜在关节内，通过摄像机将关节内的影像放大并传送到显示器上。关节镜的镜头有不同的种类，可以分为薄透镜系统、柱状透镜系统、光纤系统和针孔透镜系统。关节镜有不同的长度、直径和不同的倾斜角度。其直径从2.7mm到7.5mm，适用于不同的关节空间。关节镜镜头的倾斜角度从0°到120°，在关节内通过旋转镜头可以扩大观察的范围。例如30°镜头在旋转180°时可以使其观察的范围扩大到60°。

（二）关节镜刨削系统

关节镜手术中使用的刨刀和打磨钻头，可以在切削组织的同时将碎屑通过吸引器移除到关节外。刨削刀头和打磨钻头有不同的形状、长度和直径，有些刨削刀头可以折弯，以适应不同的手术空间需要。

（三）其他关节镜器械

关节镜手术中使用篮钳进行手动切除、剪断、抓取等操作，篮钳有不同的角度、方向、直径和形态。

关节镜刀根据其刀刃的形态可以分为3种类型：侧方、向前和向后，适用于不同角度的入路和切割方向。

关节镜探钩也是关节镜手术中非常常用的工具，可以用来感觉关节软骨并评估软骨的硬度或半月板撕裂的程度，也可以用来探测软骨缺损的范围，交叉韧带或关节内其他异常结构。关节镜探钩更重要的作用是预演关节镜手术的操作。如果手术医师使用探钩能够到达需要切除或去除的部位，那么它使用手术工具也能够到达。如果探钩无法到达手术区域，那么使用手术工具也无法到达，需要更换手术入路。越是有经验的医生，使用探钩操作的时间相对就越长。

二、膝关节镜手术基本技术：入路

在关节镜手术开展的初期，手术的最佳路径常常是人们争论的问题。但是现在，人们开始认识到手术的最佳入路是能够完全显露关节内结构，并且尽量减小不必要的损伤。

（一）前外入路

关节镜前外入路的切口位置非常重要，应当尽可能靠近髌韧带的外缘，在外侧半月板前角上方，这一点位于Gerdy结节上方一横指的位置。保持屈膝60°～90°，使用11号刀片，在切口位置刺入并切开髌前脂肪垫，方向指向内收肌结节稍前方。切口不要太大，防止在手术中过多漏水。

将钝头的穿刺锥插在关节镜鞘管内，沿切口穿刺入关节内，仍保持屈膝60°，当髌骨被关节镜鞘管撬起时，将膝关节伸直。在此过程中，尽可能避免使用尖锐的穿刺锥，减少软骨损伤的可能。置入关节镜鞘管后，拔出穿刺锥，打开进水阀门，使用生理盐水进行关节内冲洗。如果关节内有血性积液，可以打开吸引器阀门将积液吸出。

当流出液变清时，将30°关节镜插入关节镜鞘管，并连接进水管路。进水管路最好与关节镜鞘管连接，这样可以将关节内的碎屑冲走，使之远离镜头。

使用30°关节镜时，可以通过旋转镜头来增大关节镜的视野。但是一定要注意，在旋转镜头时，摄像头必须保持不动。摄像头的上方必须保持朝上，不能改变。

1. 髌上囊

关节内检查从髌上囊开始。首先要确认髌上囊的顶点，能够看到膝部肌肉与滑膜的交界处。这时将关节镜向后退并将视向转向内侧，可以看到髌内侧滑膜皱襞。滑膜皱襞的宽度多变，但是很少引起症状。

在使用关节镜检查髌上囊时，要注意滑膜的形态。是否有过多的血管增生？是否呈绒毛或息肉状？如果滑膜表现为肿胀的息肉样，血管增生并不明显，则考虑为慢性炎症，如风湿性关节炎，需要进一步取活检进行病理检查。

2. 髌股关节

检查完关节内侧后，将关节镜置于股骨髁间沟。此时将关节镜慢慢后退，直至髌骨显示在关节镜视野的上部。将髌骨向两侧轻推，并旋转关节镜视向，可以检查髌股关节面。注意髌股关节外侧室的紧张程度。如果5mm的关节镜通过时很困难，则提示髌骨外侧支持带紧张。这时可以将关节镜置于外侧间沟观察髌骨，多数情况下，髌骨外推时其活动度可以达到髌骨宽度的1/3～1/2；如果当髌骨外推时，其内侧边缘超过了股骨外侧髁，则说明髌骨过度松弛。当然，髌股关节也可以通过髌上内、外侧入路检查。

3. 内侧间室

将关节镜的尖端沿股骨内髁下滑，并适度屈膝，就可以进入内侧间室。为了观察内侧半月板中后1/3，需要将膝关节屈曲30°、外旋、外翻。这样，内侧半月板的体部和后角的游离缘就能被清楚地看到。移动关节镜到内侧间沟，观察内侧半月板与滑膜的接合部，然后将关节镜稍稍后退，并将视向转向下方，就可以观察内侧半月板前角。

内侧半月板检查后，将关节镜置于内侧半月板前角的位置，视向向后，检查胫骨内髁关节面。然后，屈伸膝关节并旋转关节镜视向，检查股骨内髁关节面有无缺损。

膝关节内侧间室检查的操作中，最难的是膝关节位置膝关节屈曲30°、外旋、外翻应力牵引。可以使用专用的大腿夹来辅助操作。

4. 髁间窝

在髁间窝内有前交叉韧带、后交叉韧带和脂肪垫、黏膜韧带。

检查前交叉韧带时，首先将关节镜的镜头置于胫骨内侧髁，缓慢后退，这时，前交叉韧带就慢慢地出现在视野中，可以看到前交叉韧带的全长。同时，后交叉韧带的股骨附丽点也可以看到。此时，将关节镜视向转向下方，观察膝关节后内室的入口是否容易通过。

5. 外侧间室

检查膝关节外侧室，要将关节镜移动到外侧间室。关节镜的前端从髁间窝，沿前交叉韧带表面，滑到外侧间室，同时可以对膝关节施加内翻应力，这样可以使外侧间隙增宽，使镜头移动更方便。

如果外侧入路的切口位置准确，此时关节镜的前端应当在外侧半月板前角的上表面。将视向转向下、向后，可以看到外侧半月板的前角和后角的上表面；将视向转向外侧时，可以看到整个外侧半月板的游离缘和后半部分的下表面。然后检查胫骨外侧平台；屈伸膝关节并检查股骨外侧髁的关节面。

膝关节外侧间室比内侧要松弛得多，因此只须稍加内翻应力即可打开膝关节外侧间隙。也可以采用"4字位"，对于打开外侧间隙并进行关节镜检查很有帮助，同时，可以在"4字位"膝关节内侧施加一定的压力，能够更好地显露外侧间室。

6. 外侧沟

将关节镜向外侧移动，同时施加内翻应力，这样就可以进入外侧沟。在这里能够看到腘肌腱进入外侧关节囊和外侧半月板之间的腘肌腱沟。

如果外侧入路位置合适，关节镜能够沿着腘肌腱前方进入腘肌腱沟，这时镜头前端可以到达外侧半月板下方，这里存在一个半月板滑膜接合处的缺损，这是正常的结构，不能作为半月板部分切除的指征。

通常情况下在外侧沟可以看到的一个滑膜皱襞，在腘肌腱股骨止点的上方，这个皱襞可能会隐藏游离体，而且从髌上入路观察时，这个皱襞会遮挡腘肌腱。

最后将镜头转至髌上囊，再次检查髌骨外侧关节面，并为下一步检查做准备。

（二）前内入路

内侧入路更多地被用来作为手术操作入路，而不是被用来作为起始的检查入路。外侧病变应当通过前内入路检查，而内侧病变应当通过前外入路检查的想法是错误的。外侧病变可以从前内入路观察，如果效果不好，可以从前外入路观察。而内侧间室的病变从内侧入路观察的效果比外侧入路要好得多。

由于前内入路是第二个入路，它的准确位置可以由病变的位置决定。如果需要到达内侧间室的后部或外侧间室，切口应当位于内侧半月板上方 1cm 并且尽可能靠近髌腱内侧缘。如果病变在内侧沟，切口应当紧贴内侧半月板并且在髌腱内侧缘旁开 1cm 的地方。

如果需要，可以做前内侧的高入路，这样可以更容易地进入后内间室，或是通过外侧间室观察外侧半月板的下表面。

前内入路也可以用来观察外侧半月板前角。如果需要观察外侧半月板前角的下方，可以将关节镜置于前交叉韧带胫骨止点处，镜头方向朝前，并且可以换成 70°镜；使用探钩或穿刺针将外侧半月板挑起，对其止点进行检查。

（三）后内入路

与前内入路相同，后内入路多用于手术操作入路。将关节镜通过髁间窝进入后内室，这样关节镜的灯光能够透过皮肤，在后内室的皮肤上显现出一块光斑，以此光斑作为标记，就很容易确定后内入路的位置。将膝关节屈曲 90°，使用穿刺针从光斑位置向前向外穿刺，进入后内间室。

当关节镜看到穿刺针刺入后内室后，将穿刺针退出，沿穿刺针的方向，使用 15 号刀片向前向外刺入并做横切口，避免损伤隐神经髌下支。然后，将手术器械或穿刺锥和关节镜鞘管通过后内入路进入后内间室。通过后内入路可以使用关节镜对后内间室进行检查。如果需要，可以使用器械从前内或前外入路进入经髁间窝进入后内间室，在某些情况下是很有用的。

在膝关节屈曲时，关节内压力增高，这会使灌注的盐水进入皮下组织，因此，当使用高灌注流量系统时，要尽可能缩短后内入路操作的时间。

（四）后外入路

虽然后外间室比后内间室要小得多，但是进入后外间室的方法与后内入路相同。关节镜通过髁间窝入路进入后外间室，屈膝 90°，根据皮肤光斑的位置，使用穿刺针（硬膜外针头）向前向内刺入后外间室。当关节灌注盐水从穿刺针中顺利流出时，可以经过髂胫束和关节囊做横切口。做后外入路的"窗口区"直径大约 1cm，必须仔细选择入路的位置。后外入路对于游离体取出和难以切除的半月板碎片很有帮助，而且可以用来检查后外间室的后壁。

注意，后外间室不能直接通过后内入路进入，反之亦然，除非后间隔（位于后交叉韧带与后关节囊之间）有缺损或将后间隔切除。

（五）中央（经髌腱）入路

这个入路的缺点是需要穿过髌腱和脂肪垫，可能会造成肌腱的瘢痕形成。因此，中央入路应当靠近髌腱近段，并且使用锋利的刀片沿髌腱纤维的走行方向切开，尽可能减少髌腱的损伤。中央入路的优点是关节镜经过此入路能够很容易地进入关节后室。虽然此入路也可以用于常规检查和大多数手术操作，但是一般很少使用，以避免髌腱损伤。某些情况下，适当地调整关节镜入路的位置会使手术操作更加方便，例如置入螺钉或骨软骨移植手术中接近特定的关节面位置，这时需要一个偏远端的经髌腱入路。在建立此入路之前一定要使用穿刺针定位。

（六）髌上入路

髌上入路可以位于髌骨上方，偏内侧或外侧，通常外侧更常见，进入髌上囊。这个入路用于观察髌骨－股骨的关系，也可以用于观察髌前脂肪垫和膝关节前方的结构，还可以用作关节镜手术的进水入路。这个入路的缺点是入路周围的组织比较松弛，切口不会自动闭合，容易造成软组织内渗液。

（七）后侧间室

1. 后内间室

如果患者可能有后内间室的病变（如游离体或内侧间室症状），则需要进入后内间室。但后内间室的检查并不是必需的，如膝前痛或骨性关节炎。

后内间室可以通过前外入路进入，关节镜对准内侧半月板后角，通过股骨内髁的外侧壁与交叉韧带之间的间隙，屈膝 30°，有些患者需要屈膝 45°～60°，将关节镜向后慢慢推进并旋转，感到进入后内间室的突破感。在这里能够看到后交叉韧带进入滑膜间隙，这是后交叉韧带重建时重要的解剖标志。

进入后内室后，屈膝 90°，这样可以增加关节囊内压力，扩张后内室。将关节镜视向转向内侧，观察股骨内髁的后壁，然后转向下方，观察内侧半月板后表面，最后检查关节囊后壁。

如果需要，可以将 30° 关节镜换为 70° 或 120° 镜，以检查特定的区域，但这一步骤并不是常规检查。后内间室检查完成后，将关节镜退回到髁间窝。

2. 后外间室

相比较后内间室，后外间室更容易进入。稍施加内翻应力，从前交叉韧带与股骨外髁内侧面之间进入后，屈膝 90°，能够看到外侧半月板后部、外侧髁和后关节囊。需要注意的是，通常情况下，腘肌腱是无法看到的，如果看到腘肌腱，意味着膝关节后外侧稳定结构异常，可能是由于韧带松弛所致。后外间室检查完成后，将关节镜退回到髁间窝。

第三章　骨科常用治疗技术

第一节　石膏固定技术

随着科学的进步和工业的发展，以及对骨关节损伤机制研究的进展，陆续出现了一些新的固定方法、固定器材，但传统的石膏绷带外固定，由于价格便宜，使用方便，应用甚广，至今仍不失为平时及战时骨科外固定的良好材料，也是骨科医生必须熟悉掌握的一项外固定技术。外固定的石膏具有微孔，可透气及吸收分泌物，对皮肤无不良反应，适用于骨关节损伤及骨关节手术后的外固定，易于达到三点固定的治疗原则，固定效果较好，护理方便，且适合于长途转送骨关节损伤患者的固定。

一、石膏绷带的制作

石膏绷带是常用的外固定材料之一。熟石膏粉是由生石膏煅制、研磨制成的。绷带是用大网眼纱布经淀粉液浆制而成；石膏绷带的制作是将石膏粉撒在绷带上用木板刮匀，用制石膏卷的木槽或木板卷成石膏绷带卷。石膏绷带卷松紧应适当，过紧水不易浸透，过松石膏粉易失散，均影响石膏绷带的质量。一般石膏绷带的规格为 10cm×500cm 和 15cm×500cm，还可根据治疗的需要制作各种规格石膏绷带卷或石膏绷带托条。制成的石膏绷带卷放入密封箱内备用，以防受潮失效。

黏胶石膏绷带是将胶质黏合剂与石膏粉完全混合后，牢固地黏附在支撑纱布上而制成。除了石膏能完善地黏附在支撑织物上而节省材料外，绷带的处理也更为清洁和舒适，其性能远比石膏绷带优越，现在国内已批量生产，广泛应用。

二、石膏绷带的应用方法

石膏分有衬垫石膏和无衬垫石膏两种。前者包扎石膏绷带部位的体表套以纱套或包缠棉纸（或棉卷）2 或 3 层，关节或骨端隆凸处须重点加棉垫，以防压迫，继之包扎石膏条及石膏绷带，使之形成石膏管型。此种有衬垫石膏多用于骨关节术后及骨折手法复位后，伤肢可能发生严重肿胀者的外固定治疗。后者包扎石膏绷带部位的体表除包扎石膏的近侧端及关节部位套以纱布或包 2 层棉纸外，其余均为石膏条带及石膏绷带包缠直接与皮肤接触。此种无衬垫石膏管型较轻便，固定确实可靠，多用于骨折早期手法复位后，估计伤肢不致发生严重肿胀者。必要时可将石膏管型纵行剖开，以免伤肢肿胀引起血液循环障碍，还要密切观察伤肢血液循环情况。有衬垫与无衬垫石膏均是石膏外固定不可缺少的，都应熟练掌握。

三、常用石膏绷带的类型

（一）石膏托

将石膏绷带卷浸入冷水桶中，直至没有气泡，完全浸透。取出轻挤两端，在玻璃板上或搪瓷板上按需要长度折叠成石膏条带，即石膏托。一般前臂石膏托须用 10cm 宽的石膏绷带 10 层左右；上肢石膏托可根据具体情况增加 1 ～ 2 层；小腿石膏托须 15cm 宽的石膏绷带 12 层左右。石膏托的宽度一般以能包围肢体周径的 2/3 左右为宜。将做好的石膏托置于伤肢的背侧或后侧，并用手抹贴于肢体上，用湿绷带卷包缠两层固定，再继续用干绷带卷包缠，使之达到固定肢体的目的。

（二）石膏夹板

按照做石膏托的方法制作石膏条带，将两条石膏条带分别置贴于被固定肢体的伸侧及屈侧，用手抹贴于肢体，先用湿绷带包缠 2 层固定，再用干绷带继续包缠而成。此种石膏夹板固定多用于已有肿胀或可能发生肿胀的肢体，以防肿胀影响肢体血运。

（三）石膏管型

指用石膏绷带和条带相结合包缠固定肢体的方法，适用于上肢及下肢。常用的有前臂石膏管型、上肢石膏管型、小腿石膏管型及下肢石膏管型等。为防止肿胀导致肢体血液循环障碍，石膏管型塑形后，于肢体屈侧纵行剖开，并用棉花絮填塞于剖开的石膏缝隙内，再用绷带包缠 2 层。

（四）躯干石膏

指采用石膏条带与石膏绷带相结合包缠固定躯干的方法。一般以石膏条带包扎为主，用手抹贴，使各石膏条带及绷带之间贴附紧密，无空隙存留，形成一个石膏整体。常用的躯干石膏有头胸石膏、颈胸石膏、石膏围领、肩人字石膏、石膏背心、石膏围腰及髋人字石膏等。

（五）特殊类型石膏

此类石膏是根据伤情或病情的需要，制成各种类型的石膏以达到外固定的目的。例如，石膏绷带与铁丝夹板相结合制成的外展架，常用代替肩人字石膏；架桥式管型石膏适用于肢体环形创面更换敷料的固定；蛙式石膏用于治疗先天性髋关节脱位；治疗无移位的肱骨或胫腓骨骨折可用 U 形石膏夹板；还有各种进行功能锻炼用的石膏固定等。

四、关节固定功能位置

（一）肩关节

外展 60°～90°（儿童较成人为大），前屈 30°～45°，外旋 15°～20°。

（二）肘关节

屈曲 80°～90°，前臂中立位。

（三）腕关节

背屈 30°，尺偏 5°～10°（示指与前臂的纵轴在一直线上）。

（四）拇指关节

对掌位。

（五）手指关节

掌指关节 140°，近指间关节 130°，远指间关节 150°。

（六）髋关节

外展 10°～15°，前屈 15°～20°，旋转 0°。

（七）膝关节

屈曲 5°～20°。

（八）踝关节

保持 90°。

五、石膏固定技术

（一）术前准备

1. 材料设备准备

石膏绷带卷浸泡冷水中 10～15min 后即开始发生硬结（硬结所需的时间与水温、室温及湿度有关）。因此，术前应做好材料设备的准备工作，不可临时乱找，延误时间，影响制作石膏固定的效果。

（1）做石膏条带用的长桌玻璃应干净，须用多少石膏绷带要预先估计好，拣出放在托盘内，以便及时做石膏条带，供包制石膏用。用盆或桶盛冷水，水温勿过热，以免石膏绷带卷凝结过快，不便操作，影响石膏塑形质量。

（2）其他石膏用具，如石膏剪、石膏刀、剪刀、线织纱套、棉卷、绷带、纱布块及有色铅笔等准备齐全，在固定地方排放整齐，以便随用随拿，用后放回原处。

2. 局部准备

用肥皂水及水清洗石膏固定部位的皮肤，有伤口者应更换敷料，套上纱套，摆好肢体功能位或特殊位置，并由专人维持或置于石膏牵引架上。

3. 人员的分工

包扎石膏是一个集体操作过程，要有明确的分工，还要密切配合。大型石膏固定包扎要 1 人负责体位，1 人浸泡石膏绷带卷并制作石膏条带，1～2 人包缠及抹制石膏。包扎石膏人数的多少根据石膏固定部位、大小等情况而定。

（二）固定步骤

石膏固定应在固定部位套以纱套或包缠 2 层棉纸，在骨骼隆起部位垫以棉垫或棉纸，以免皮肤受压坏死形成压疮。

将石膏绷带卷按包扎石膏使用的顺序，轻轻横放浸泡于水中，以防石膏粉散失，等气泡排空石膏绷带卷泡透，两手握住石膏绷带卷的两端取出，用两手向石膏绷带卷中央轻轻对挤，除去多余水分即可使用，可将石膏绷带直接使用，亦可做成石膏条带使用。将水加温或水中加少量食盐，均能加快石膏凝固的时间，但采用大型石膏固定时均不宜使石膏凝固太快，以免影响石膏塑形。

躯干石膏及特殊石膏固定，多采用石膏绷带与石膏条带包扎相结合的方法。一可加快包扎石膏的速度，有利于石膏塑形，能较好地达到固定的目的；二可节省石膏绷带。应用此法包扎的石膏有厚有薄，即不负重的次要部位较薄，负重的重要部位较厚，使包制的石膏轻、又有较好的固定作用。

（1）先将石膏绷带卷浸透，于固定部位由上向下或由下向上顺序环形包缠2层以固定纱套或棉垫。此层石膏贴近皮肤，务使平整，无皱褶。然后，根据包扎石膏部位的需要，用石膏条带包扎或加强，再继续用石膏绷带环绕铺平包缠。必要时可在石膏绷带的边缘略做小折叠，以保持石膏绷带的均匀平整。包缠石膏绷带每卷可重叠1/2或1/3。包扎石膏管型的过程中，不论包缠石膏绷带还是包扎石膏条带，用力要均匀，勿过紧过松，边包缠边用手抹平，使石膏条带及石膏绷带之间的空气及多余的水分挤出，成为无空隙的石膏管型，达到牢固的固定作用。

（2）石膏条带的制作：如用作石膏托或夹板的石膏条带，将须用的石膏绷带卷浸透，挤去多余水分，在玻璃板上迅速摊开，根据包扎石膏肢体部位的长度、来回折叠10～12层，抹平即可使用；如石膏条带与石膏绷带合用，一般将石膏条带来回折叠5～6层即可，并使制作的石膏条带两端及两侧边缘薄一些，便于包缠石膏绷带时，衔接处平整，防止压迫皮肤。

（三）注意事项

1. 管型石膏固定

须防止肢体肿胀时，将石膏管型纵行全层剖开。下肢及小腿石膏管型要注意足的纵弓及横弓的塑形，以防发生医源性平底足；上肢及前臂石膏固定范围，远端至掌横纹以近0.5～1.0cm，以利掌指关节完全屈曲。手背侧石膏固定可与指蹼齐，以防肿胀。对需要矫正成角畸形者，于肢体成角畸形的凹侧面，横行锯开2/3，将肢体及石膏管型向对侧挤压可矫正成角畸形。石膏管型锯断处张开形成的裂隙，可用大小适宜的小木块填塞，其余空隙处以棉絮填塞，外面再包缠石膏绷带固定。若石膏管型固定后须继续更换敷料或拆线的部位，可于石膏管型尚未干固之前开窗，以便换药或拆线。

2. 躯干及特殊部位石膏固定

石膏管型凝固定形之后，应随即进行修整，使之有利于患者的呼吸、饮食及未固定部位的活动。例如：头胸、颈胸石膏管型，除面部及肩腋部要常规修整外，颈部正面咽喉活动处，还要开窗以利病人呼吸及发生意外的急救；石膏背心、肩人字石膏及髋人字石膏在石膏塑形完全凝固定形而未干固之前，应于胸腹联合处开窗，以利病员呼吸、饮食。

3. 石膏固定的范围及时间

石膏固定虽然应用方便，固定牢固，但多须固定邻近关节，限制了关节运动，长时间固定可引起关节僵硬、肌肉萎缩，甚至引起关节功能障碍。但固定时间太短，范围不够，又影响治疗效果，过早拆除石膏还会发生骨折移位或致骨折延迟愈合，甚至骨不连接。虽然近年来在固定方式和材料上有所改进，但传统的石膏固定仍不失为一种良好的固定方法。

4. 石膏固定后的注意事项

（1）要维持石膏固定的位置直至石膏完全凝固。为了加速石膏干固，可适当提高室温，或用灯泡烤箱、红外线照射烘干。因石膏传热，温度不宜过高，以免烫伤。

（2）搬动运送伤员时，注意避免折断石膏，如有折断应及时修补。

（3）患者回病房后，应抬高患肢，防止肿胀，石膏干后即开始未固定关节的功能锻炼。

（4）要密切观察肢体远端血液循环、感觉和运动情况，如有剧痛、麻木或血液循环障碍等不适情况，应及时将石膏纵行全层剖开松解；继续观察伤肢远端血液循环情况，若伤肢远端血液循环仍有障碍，应立即拆除石膏，完全松解，紧急处理伤肢血运障碍。

（5）肢体肿胀消退后，如石膏固定过松，失去固定作用时，应及时更换石膏。

（6）天气冷时，要注意石膏固定部位保暖（但不须加温），以防因受冷伤肢远端肿胀。

（四）并发症

1. 坏疽及缺血性挛缩

石膏固定过紧，影响静脉回流和动脉供血，使肢体严重缺血，肌肉坏死和挛缩，甚至肢体坏疽。因神经受压和缺血可造成神经损伤，使肢体严重残废。因而，石膏固定应松紧适当，术后应严密观察，及时处理。

2. 压疮

多因包缠石膏压力不均匀，使石膏凹凸不平或关节处塑形不好所致。也可因石膏尚未凝固定形，就将石膏型放于硬板上，造成变形压迫而形成压疮。一般病人有持续性局部疼痛不适，石膏局部有臭味及分泌物，即说明有压疮存在，应及时开窗检查，进行处理。

3. 化脓性皮炎

因固定部位皮肤不洁，有擦伤及软组织严重挫伤，有水疱形成，破溃后可形成化脓性皮炎，应及时开窗处理，以免影响治疗。

4. 坠积性肺炎

多为大型躯干石膏固定或老年患者合并上呼吸道感染而未能定时翻身活动，导致坠积性肺炎。术后加强未固定部位的功能锻炼和定时翻身是可以预防的。治疗除常规抗感染外，应进行体位引流，即头低脚高位、侧卧及俯卧位，使痰液易于咳出。

5. 废用性骨质疏松

大型石膏固定后，固定范围广，加之未进行未固定关节功能锻炼，易发生废用性骨质疏松，骨骼发生失用性脱钙，大量钙进入血流，从肾脏排出，因此易导致肾结石。特别是长期卧床包扎石膏的病人，更易发生肾结石。对此，病人应多饮水和翻身，加强未固定部位的功能锻炼，以防骨质疏松。

（五）拆除方法

拆石膏可用石膏剪及石膏锯手工拆除，亦可用电动石膏锯拆除。沿石膏管型纵行剖开，应防止损伤皮肤，特别在关节周围更要仔细。拆除石膏后洗净皮肤，随即用弹性绷带包扎固定部位，以防肢体废用性水肿发生。随着功能锻炼，肢体适应后，可逐渐不用弹性绷带。

第二节　小夹板固定技术

小夹板局部固定是利用与肢体外形相适应的特制夹板固定治疗骨折。多数夹板固定治疗骨折不包括骨折邻近关节，仅少数邻近关节部位的骨折使用超关节固定。

小夹板可用柳木、椴木或杉木，根据伤肢的部位、长度及体形，做成各种不同规格及形状而又适合固定伤肢用的小夹板。厚度一般为 3 ～ 4mm，四边刨光，棱角修圆，肢体面衬以毡垫，外用纱套，配以各种类型的纸垫或棉垫，作为外固定材料。小夹板固定治疗骨折的原理是通过配用各种类型纸压垫，形成两点或三点着力挤压点，外用 4 条布带松紧适当地缚扎，防止骨折的移位。

一、适用范围

小夹板固定治疗常用于肱骨、尺桡骨、胫腓骨、桡骨远端以及踝关节等部位的骨折。对一些关节骨折、关节附近骨折及股骨骨折等多不适宜小夹板固定治疗。

二、注意事项

1. 伤肢体位应放正确，外套纱套或包 1 ～ 2 层棉纸，以免压坏皮肤。

2. 选择纸垫的大小要合适，放置加压点要准确，并用胶布固定，以防移动。

3. 选用小夹板的型号要合适，且要按规定顺序放置前、后、内、外侧的夹板，由助手扶托稳固，以便用布带包扎固定。

4. 捆扎布带的长短要适宜，先扎骨折端部位的一条（中段），然后向两端等距离捆扎，松紧度以布带能横向上下移动各 1cm 为准。

5. 布带捆扎完毕后，应检查伤肢末端的血液循环及感觉情况。如一般情况良好，再行 X 线检查骨折端对位情况。

6. 在伤肢固定后 1 ～ 3 天内要特别注意观察伤肢末梢血液循环及感觉情况，并随时酌情调整捆扎布带的松紧度；然后每周用 X 线检查及调整布带松紧度 1 或 2 次，直到骨折愈合。

7. 在小夹板固定治疗期间，每天都要鼓励和指导患者定时定量地进行伤肢功能锻炼。

三、禁忌证

1. 不能按时观察的患者。
2. 开放性骨折。
3. 皮肤广泛擦伤。
4. 伤肢严重肿胀，末端已有血液循环障碍现象者。
5. 骨折严重移位，整复对位不佳者。
6. 骨折肢体已有神经损伤症状，局部加垫可加重神经损伤者。
7. 伤肢肥胖皮下脂肪多，因固定不牢易发生延迟连接或不连接者。

小夹板固定的松紧度须随时调整，管理较麻烦。近几年来，国内发生因使用小夹板不当所致缺血性挛缩的病例似较其他方法多而严重，故小夹板固定治疗应由技术熟练者操作，而且术后必须严密观察，随时调整处理。

第三节　牵引技术

牵引技术是矫形外科治疗中应用较广的治疗方法，它是利用持续的适当牵引力和对抗牵引力的作用，使骨折、脱位整复和维持复位；炎症肢体的制动和抬高；挛缩畸形肢体的矫正治疗等。临床常用的牵引技术有手法牵引、皮肤牵引、骨骼牵引和特殊牵引等。

一、手法牵引

手法牵引多适用于骨折移位及关节脱位的整复，时间短，力量可按需要加大。其方法为：先将伤肢置放于适合手法复位的位置，伤肢的近侧端用布带或助手用手作为对抗牵引，伤肢远侧端由助手用手或布带不间断地平稳牵引，以便术者进行手法整复骨折移位或关节脱位，至手法整复成功和外固定后，才能停止手法牵引。为了节省体力，便于手法复位及 X 线透视，可将手法牵引改为利用器械牵引，如上肢或下肢螺旋牵引架、万能石膏床等。

二、皮肤牵引

（一）适应证

皮肤牵引的牵引力较小，适用于小儿股骨骨折的牵引治疗，肱骨不稳定性骨折的牵引或肱骨骨折在外展架上的牵引治疗及成人下肢骨骼牵引的辅助牵引等。但皮肤有损伤或有炎症时，或对胶布过敏者，禁用皮肤牵引。皮肤牵引的设备较简单，仅用胶布、扩张板、重锤、绷带、棉纸、牵引绳、滑轮、牵引支架及床脚垫高用的木垫等。

皮肤牵引是借助胶布贴于伤肢皮肤上，或用泡沫塑料布包压于伤肢皮肤上，利用肌肉在骨骼上的附着点，牵引力传递到骨骼上，胶布远侧端扩张板，于扩张板中心钻孔穿绳打结，再通过牵引架的滑轮装置，加上悬吊适当的重量进行持续皮肤牵引。

（二）注意事项

1.适用于小儿及年老体弱者，皮肤必须完好。

2.牵引重量一般不得超过5kg，否则牵引力过大，易伤皮肤或起水疱，影响继续牵引。

3.一般牵引时间为2～3周，时间过长，因皮肤上皮脱落影响胶布黏着，如须继续牵引，应更换新胶布维持牵引。

4.牵引期间应定时检查伤肢长度及牵引的胶布粘贴情况，及时调整重量和体位，防止过度牵引。一般于3～5天内肢体肿胀消退时，就能纠正骨折重叠和畸形，牵引2～4周，骨折端有纤维性连接，不再发生移位时可换为石膏固定，以免卧床时间太久，不利于功能锻炼。

5.应注意粘贴胶布的部位及长度要适当，胶布要平整无皱，不能贴于踝上。包缠绷带不能压迫腓骨头颈部，不能扭转，以免压迫引起腓总神经麻痹。

三、骨骼牵引

（一）适应证和注意事项

骨骼牵引的力量较大，持续牵引的时间较长，且能有效地调节，因而有较好的牵引效果。因骨骼牵引的力量较大，牵引时必须有相应的对抗牵引。骨骼牵引穿针时，成人可用局麻，小儿宜用全麻。常用的四肢骨骼持续牵引是在骨骼上穿过克氏针或斯氏钉，连续牵引弓和绳子、滑车、牵引支架等系统牵引装置。因牵引力直接作用于骨骼，可用比皮肤牵引力大5倍以上，足以对抗肢体肌肉痉挛或收缩的力量。在牵引的同时还可在局部加用小夹板固定矫正骨折端的侧方移位，调整牵引肢体的体位可纠正骨折的旋转移位，同时在持续骨牵引情况下，也可纠正骨折成角畸形。

1.适应证

（1）成人长骨不稳定性骨折（如斜形、螺旋形及粉碎性骨折），因肌肉强大容易移位的骨折（如股骨、胫骨、骨盆、颈椎）。

（2）骨折部的皮肤损伤、擦伤、烧伤，部分软组织缺损或有伤口时。

（3）开放性骨折感染或战伤骨折。

（4）伤员合并胸、腹或骨盆部损伤者、须密切观察而肢体不宜做其他固定者。

（5）肢体合并血液循环障碍（如小儿肱骨髁上骨折），暂不宜其他固定者。

2. 注意事项

（1）经常检查牵引针（或钉）处有无不适，如皮肤绷得过紧，可适当切开少许减张；穿针处如有感染，应设法使之引流通畅，保持皮肤干燥；感染严重时应拔出钢针改换位置牵引。

（2）牵引期间必须每天测量伤肢的长度及观察伤肢血液循环情况，注意牵引重量切勿过重，防止牵引过度。肢体肿胀消退后，应酌情减轻牵引重量。

（3）牵引开始数日，应透视矫正骨折端对位情况，及时调整体位或加小夹板或纸垫矫正。

（4）牵引时间一般不得超过8周，如须继续牵引治疗，则应更换牵引针（或钉）的部位，或改用皮肤牵引。

（5）牵引过程中应鼓励伤员进行功能锻炼，防止伤肢及未牵引肢体肌肉萎缩，关节僵硬。

（二）尺骨鹰嘴牵引

此牵引技术适用于肱骨颈、干，肱骨髁上与髁间粉碎性骨折移位和局部肿胀严重，不能立即复位固定者，以及陈旧性肩关节脱位将进行手法复位者。

操作步骤：在肱骨干内缘的延长线（沿尺骨鹰嘴顶点下3cm），画一条与尺骨背侧缘的垂直线；在尺骨背侧缘的两侧各2cm处，画一条与尺骨背侧缘平行的直线，相交两点即为牵引针的进口与出口点。用手牵引将病人上肢提起、消毒、麻醉后，将固定在手摇钻上的克氏针从内侧标记点刺入尺骨，手摇钻将克氏针穿过尺骨鹰嘴向外标记点刺出。此时要注意切勿损伤尺神经，不能钻入关节腔，造成不良后果或影响牵引治疗。使牵引针两端外露部分等长，安装牵引弓。把牵引针两端超出部分弯向牵引弓，并用胶布固定，以免松动、滑脱或引起不应有的损伤，然后拧紧牵引弓的螺旋，将牵引针拉紧，系上牵引绳，沿上臂纵轴线方向进行牵引，同时将伤肢前臂用帆布吊带吊起，保持肘关节屈曲90°，一般牵引重量为2～4kg。

（三）桡尺骨远端牵引

1. 适应证

适用于开放性桡尺骨骨折及陈旧性肘关节后脱位；多用于鹰嘴牵引和桡尺骨远端牵引

固定治疗开放性桡尺骨骨折。

2. 操作步骤

将伤肢前臂置于旋前旋后中间位，并由助手固定，消毒皮肤，局部麻醉，于桡骨茎突上 1.5～2cm 部位的桡侧无肌腱处，将克氏针经皮肤刺入至骨，安装手摇钻，使克氏针与桡骨纵轴垂直钻过桡尺骨的远端及尺侧皮肤，并使外露部分等长，装上牵引弓即可进行牵引。或与尺骨鹰嘴牵引针共装在骨外固定架上，进行开放性桡尺骨骨折固定治疗。

（四）股骨髁上牵引

1. 适应证

适用于有移位的股骨骨折、有移位的骨盆环骨折、髋关节中心脱位和陈旧性髋关节后脱位等；也可用于胫骨结节牵引过久，牵引钉松动或钉孔感染，必须换钉继续牵引时。

2. 操作步骤

将损伤的下肢放在布朗牵引支架上，自髌骨上缘近侧 1cm 内，画一条与股骨垂直的横线（老年人骨质较松，打钉要距髌骨上缘远一些；青壮年人骨质坚硬，打钉要距髌骨上缘近一些）。再沿腓骨小头前缘与股骨内踝隆起最高点，各做一条与髌骨上缘横线相交的垂直线，相交的两点作为标志，即斯氏针的进出点。消毒、局部麻醉后，从大腿内侧标记点刺入斯氏针直至股骨，一手持针保持水平位，并与股骨垂直，锤击针尾，使斯氏针穿出外侧皮肤标记点，使两侧牵引针外露部分等长，用巾钳将进针处凹陷的皮肤拉平，安装牵引弓，在牵引架上进行牵引。小腿和足部用胶布辅助牵引，以防肢体旋转和足下垂。将床脚抬高 20～25cm，以做对抗牵引。牵引所用的总重量应根据伤员体重和损伤情况决定，如骨盆骨折、股骨骨折和髋关节脱位的牵引总重量，成人一般按体重的1/7 或 1/8 计算，年老体弱者、肌肉损伤过多或有病理性骨折者，可用体重的1/9 重量。小腿辅助牵引的重量为 1.5～2.5kg，足部皮肤牵引重量为 0.25～0.5kg。

（五）胫骨结节牵引

1. 适应证

适用有移位股骨及骨盆环骨折、髋关节中心脱位及陈旧性髋关节脱位等，胫骨结节牵引较股骨髁上牵引常用，如此牵引过程中有其他问题时，才考虑换为股骨髁上牵引继续治疗。

2. 操作步骤

将伤肢放在布朗牵引支架上，助手用手牵引踝部固定伤肢，以减少伤员痛苦和防止继发性损伤。自胫骨结节向下 1cm 内，画一条与胫骨结节纵轴垂直的横线，在纵轴两侧各 3cm 左右处，画两条与纵轴平行的纵线与横线相交的两点，即为斯氏针进出点（老年人骨质疏松，标记点要向下移一点，以免打针时引起撕脱性骨折；青壮年人骨质坚硬，标记点要向上移一点，以免打针时引起劈裂骨折；儿童应改用克氏针牵引）。此牵引技术的方法和牵引总重量，均与股骨踝上牵引技术相同。值得注意的是，进针应从外侧标记点向内侧，防止损伤腓总神经，术后 2 周内每天要测量伤肢的长度，以便随时根据检查结果及时调整牵引重量，并检查伤肢远端的运动、感觉及血运情况。

（六）胫腓骨远端牵引

1.适应证

适用于开放性胫腓骨骨折或膝部骨折不宜用胫骨结节牵引者，或用于骨外固定，进行开放性胫腓骨骨折的治疗。

2.操作步骤

将伤肢置放于布朗架上，助手牵引脚及跟部维持固定。消毒皮肤，局部麻醉，于内踝尖端向上 3cm 左右，内侧无肌腱处，将克氏针（或斯氏针）尖端经皮肤刺入胫骨，安装手摇钻，与胫骨纵轴垂直穿过踝上经腓骨到皮外，并使外露部分等长，装牵引弓进行牵引。一般成人的牵引重量为 4 ～ 6kg。

（七）跟骨牵引

1.适应证

适用于胫腓骨不稳定性骨折、某些跟骨骨折及髋关节和膝关节轻度挛缩畸形的早期治疗。

2.操作步骤

将踝关节保持伸屈中间位。自内踝下端到足跟后下缘连线的中点，即为进针标记点。消毒皮肤，局部麻醉后，用斯氏针从内侧标记点刺入跟骨，一手持针保持水平位并与跟骨垂直，一手锤击针尾，将针穿过跟骨并从外侧皮肤穿出，使牵引针两端外露部分等长。用布巾钳拉平打针处凹陷的皮肤，安装牵引弓，在布朗架上进行牵引。如胫腓骨骨折有严重移位，须在复位后加小腿石膏固定，再进行牵引。一般成人的牵引重量为 4 ～ 6kg。术后要经常观察脚趾活动、感觉及血运情况。

（八）跖骨 1～4 近侧端牵引

1. 适应证

多与跟骨牵引针共装骨外固定架，进行牵引或固定治疗楔状骨及舟状骨的压缩性骨折。

2. 操作步骤

将伤肢的小腿放置于布朗架上，助手将脚及小腿固定。消毒皮肤，局部麻醉，将克氏针的尖端从第 4 跖骨近端的外边与跖骨纵轴垂直刺入至骨，装手摇钻，穿过跖骨第 1～4 的近端部至皮肤外，并使外露部分等长，装牵引弓或与跟骨牵引针共装骨外固定架，以便调整楔状骨或舟状骨的移位，并行固定治疗。

（九）颅骨牵引

1. 适应证

适用于颈椎骨折和脱位，特别是骨折脱位伴有脊髓损伤者。

2. 操作步骤

将伤员剃去头发，仰卧位，颈部两侧用沙袋固定。用 2% 甲紫在两侧乳突之间画一条冠状线，再沿鼻尖到枕外粗隆画一条矢状线。将颅骨牵引弓的交叉部支点对准两线的交点，两端钩尖放在横线上充分撑开牵引弓，钩尖所在横线上的落点做切口标记。用 1% 普鲁卡因在标记点处进行局部麻醉，在两标记点各做一个小横切口，直至骨膜，并略做剥离。用颅骨钻在标记点钻孔。钻孔时应使钻头的方向与牵引弓钩尖的方向一致，仅钻入颅骨外板（成人约为 4 mm，小儿约为 3 mm）。钻孔后安装颅骨牵引弓，并拧紧牵引弓上的两个相对应的螺旋进行固定，防止松脱或向内挤紧刺入颅内。牵引弓系结牵引绳，通过床头滑轮进行牵引。床头抬高 20cm 左右，作为对抗牵引。牵引重量要根据颈椎骨折和脱位情况决定，一般为 6～8kg。如伴小关节交锁者，重量可加到 12.5～15kg，同时将头稍呈屈曲位，以利复位。抬高床头，加强对抗牵引。如证明颈椎骨折、脱位已复位，应立即在颈部和两肩之下垫薄枕头，使头颈稍呈伸展位，同时立即减轻牵引重量，改为维持性牵引。

四、特殊牵引

（一）头颅带牵引

1. 适应证

头颅带牵引是通过滑轮及牵引支架，施加重量进行牵引。适用于轻度颈椎骨折或脱位、颈椎间盘突出症及根性颈椎病等。

2. 操作方法

有两种牵引方法：①卧床持续牵引，牵引重量一般为 2.5～3kg，其目的是利用牵引维持固定头颈休息，使颈椎间隙松弛或骨质增生造成的水肿尽快吸收，使其症状缓解；②坐位牵引，每日 1 次，每次 20～30min，间断牵引，重量自 6kg 开始，逐渐增加，根据每个病人的具体情况，可增加到 15kg 左右，但须注意如颈椎有松动不稳者，不宜进行重量较大的牵引，以免加重症状。

（二）骨盆带牵引

1. 适应证

适用于腰椎间盘突出症及腰神经根刺激症状者。

2. 操作方法

有两种骨盆牵引方法：一为用骨盆牵引带包托于骨盆，两侧各 1 条牵引带，所系重量相等，两侧总重量 9～10kg，床脚抬高 20～25cm，使人体重量作为对抗，进行持续牵引，并加强腰背肌功能锻炼，使腰腿痛的症状逐渐消轻；二为利用机械大重量间断牵引，即用固定带将两侧腋部向上固定，做对抗牵引，另用骨盆牵引带包托进行牵引，每天牵引 1 次，每次牵引 20～30min，牵引重量先从体重的 1/3 重量开始，逐渐加重牵引重量，可使腰腿痛症状逐渐消退。但腰椎如有明显松动不稳者，不宜用较大重量牵引，以免加重症状。

（三）骨盆悬带牵引

1. 适应证

适用于骨盆骨折有明显分离移位，或骨盆环骨折有向上移位和分离移位，经下肢牵引复位，而仍有分离移位者。

2. 操作方法

使用骨盆悬带通过滑轮及牵引支架进行牵引，同时进行两下肢的皮肤或骨牵引，可使骨盆骨折分离移位整复，待 4～6 周后解除牵引，进行石膏裤固定。

（四）胸腰部悬带牵引技术

1. 适应证

适用于胸腰椎椎体压缩性骨折的整复。

2.操作方法

采用金属悬吊牵引弓，帆布带和两个铁环制成的胸腰部悬带，病人仰卧在能升降的手术床上，两小腿固定于手术床上，头下垫枕。悬起胸腰部悬带，降下手术床，使伤员呈超伸屈，即可使胸腰椎椎体压缩骨折整复，并包缠石膏背心固定，即可解除胸腰部悬带牵引。另一种胸腰部悬带持续牵引技术，适用于老年或脏器患有严重病变者。是用20cm宽、50cm长的帆布带，两端用25cm长、直径3cm的木棒套穿固定，于悬带两端加滑轮及绳子，即可进行伤员仰卧位胸腰部悬吊牵引，逐渐适当增加重量，使伤员脊柱超伸展，达到胸腰部脊椎压缩性骨折逐渐复位。同时加强腰背肌功能练习，维持胸腰段脊椎压缩性骨折的复位。

第四节　骨折手法复位基本方法

一、复位时机

病人全身情况好转，复位时间越早越好。在局部未产生肿胀与肌肉痉挛以前，骨折复位易获得一次成功。因为骨折后 1 ～ 4 小时，骨折局部呈现明显软弱、肌肉松弛，即所谓的局部休克现象，一般认为是手法复位最宝贵的时机，若超过 24 小时，复位较困难。

二、麻醉选择

复位时应根据伤员情况和骨折部位选用麻醉，以消除疼痛，缓解肌肉痉挛，便于整复。常用的麻醉方法有：

（一）局部浸润麻醉

将 2% 普鲁卡因 20 ～ 40mL 注射于骨折血肿中，10 ～ 15 分钟即发挥效能。

（二）神经阻滞麻醉

上肢骨折可选用颈丛或臂丛麻醉，下肢骨折可选用硬膜外或腰椎麻醉。

（三）全身麻醉

儿童骨折多用此法。

三、整复手法

整复骨折移位时，要做到得心应手。手法的运用必须熟练，灵活、准确，以伤员不感到痛苦为宜。手法的轻重适宜，与骨折的愈合速度以及是否遗留残疾有着密切的关系。现将临床常用的整复手法分述如下：

（一）拔伸牵引

即加以适当的牵引力及对抗牵引力，克服肌肉抗力，矫正缩短移位，恢复肢体长度与轴线。按"欲合先离，离而复合"的原则，开始牵引时肢体仍保持原来的位置，沿肢体纵轴徐徐牵伸缩短移位，然后用力牵引矫正旋转，成角移位。有时也选用牵引力均衡、持续而稳定的机械牵引。

（二）提拉牵抖

主要是矫正骨折远端下陷或上移与近端几乎成直角的移位。沿其原来移位方向，加大畸形。利用拔伸力，顺纵轴方向骤然向上提拉猛抖，使之加大拔伸力而对位。一般多用于桡骨下端骨折。

（三）折顶回旋

横骨折具有较长的尖齿时，单靠拔伸力量不能矫正缩短移位。可用折顶手法：术者两拇指压于突出的骨折端，其余两手四指重叠环抱下陷的另一骨折端，先加大其原有成角，两拇指再用力向下挤压突出的骨折端，待两拇指感到两断端已在同一平面时，即可反折伸直，使断端对正。回旋手法用于背向移位，即背靠背的斜骨折。先判断发生背向移位的旋转途径，再施行回旋手法。循原路回旋回去，如操作中感到有软组织阻挡，即可能对移位途径判断不准，应改变回旋方向，使背对背的骨折端变成面对面后，再矫正其他移位。施行回旋手法不可用力过猛，以免伤及血管、神经，且应适当减小牵引力，否则不易成功。

（四）旋转屈伸

主要是矫正难度较大的旋转，成角移位。拔伸可矫正缩短、旋转、成角移位，但不能矫正靠近关节部位的骨折断端的旋转、成角。这主要是由于短小骨折段受着单一方向肌肉牵拉过度所致。因此对骨折端有牵拉重叠、不同方向成角的旋转移位同时存在时，须按骨折部位、类型，结合骨折断端肌肉牵拉方向，利用它的生理作用，将骨折远端连同与之形成一个整体的关节远端肢体共同拔伸，向骨折近端所指的方向，在拔伸牵引下同时施行旋转屈伸手法，并置适宜位置，远近端轴线相对，旋转成角移位可得到矫正。

（五）端提挤捺

短缩、成角及旋转移位矫正后，还要矫正侧方移位。前后侧（掌背侧）移位用端提手法，操作时在持续手力牵引下，术者两手拇指压住突出的远端，其余四指捏住骨折近端，向上端提。内外侧（左右侧、尺桡侧）移位用挤捺手法。操作时，术者用一手固定骨折近端，另一手握住骨折远端，用两拇指分别挤压移位的骨折端，使陷者复起，突者复平。操作时用力要适当，方向要明确，部位要确实，着力点要稳固。术者手指与患部皮肤要密切相贴，通过皮下组织，直接作用于骨折断端，切忌在皮肤上来回磨蹭。

（六）拿捏合拢

对斜形、螺旋形骨折，或有数个骨折块的粉碎性骨折，经过以上手法整复，但其骨折的断端，仍可能有不同程度的间隙。为使骨折面紧密接触，术者可用一手固定骨折远端（助手固定近端），另一手拿推骨折端，先从四周反复拿捏，然后两手掌部贴于骨折处，收聚合拢使骨折断端骨面接触稳固。

（七）夹挤分骨

凡是两骨并列发生骨折，如尺桡骨骨折、胫腓骨骨折、掌骨骨折、跖骨骨折，骨折端因骨间肌或骨间膜的收缩而互相靠拢。复位时应以两手拇指及示、中、环三指，由骨折部的掌、背侧夹挤骨间隙，使靠拢的骨折断端分开，远近骨折端相应稳定。

（八）按摩舒筋

骨折时不仅有骨骼的损伤，而且肌肉、肌腱、血管等软组织亦常遭受损伤。因此在骨折整复后，以拇指的指腹，沿其肌肉、肌腱的走向，轻涂揉摩，使骨折周围扭转曲折的肌肉、肌腱、随着骨折复位而舒展通达、血流畅通，以达到消肿、止痛的目的。

第五节　关节穿刺术

一、适应证

（1）四肢关节腔内积液，须行穿刺抽液检查或引流，或注射药物进行治疗。

（2）关节腔内注入空气或造影剂，行关节造影术，以了解关节软骨或骨端的变化。

二、术前准备

（1）准备 18～20 号穿刺针及注射器、无菌手套、消毒巾、无菌试管、1%～2% 普鲁卡因等。

（2）局部严格消毒后，术者戴无菌手套，铺无菌巾，穿刺点用 1%～2% 普鲁卡因局部麻醉。术者右手持注射器，左手固定穿刺点。当针进入关节腔后，右手不动，固定针头及注射器，左手抽动注射器筒栓进行抽液或注药等操作。

三、操作方法

（一）肩关节穿刺术

患肢轻度外展外旋，肘关节屈曲位。于肱骨小结节与喙突之间垂直刺入关节腔。也可从喙突尖下外侧三角肌前缘，向后外方向刺入关节腔。

（二）肘关节穿刺术

肘关节屈曲 90°，紧依桡骨小头近侧，于其后外方向前下进针，关节囊在此距离表面最浅，桡骨头亦清晰可触知。也可在尺骨鹰嘴顶端和肱骨外上髁之间向内前方刺入。还可经尺骨鹰嘴上方，经肱三头肌腱向前下方刺入关节腔。

（三）腕关节穿刺术

可经尺骨茎突或桡骨茎突侧面下方，垂直向内下进针，因桡动脉行经桡骨茎突远方，故最好在尺侧穿刺。

（四）髋关节穿刺术

在髂前上棘与耻骨结节连线的中点，腹股沟韧带下 2cm，股动脉的外侧垂直刺入；也可取下肢内收位，从股骨大转子上缘平行，经股骨颈向内上方刺入。

（五）膝关节穿刺术

以髌骨上缘的水平线与髌骨外缘的垂直线的交点为穿刺点，经此点向内下方刺入关节腔；也可经髌韧带的任何一侧，紧贴髌骨下方向后进针。

（六）踝关节（距小腿关节）穿刺术

紧贴外踝或内踝尖部，向内上进针，经踝部与相邻的距骨之间进入关节囊。

四、注意事项

（1）一切器械、药品及操作，皆应严格无菌，否则可致关节腔感染。

（2）应边吸抽，边进针，注意有无新鲜血流，如有，说明刺入血管，应将穿刺针退出少许，改变方向再继续进针。另外，当抽得液体后，再稍稍将穿刺针刺入少许，尽量抽尽关节腔内的积液。但不可刺入过深，以免损伤关节软骨。

（3）反复在关节内注射类固醇，可造成关节损伤，因此，任何关节内注射类固醇，不应超过 3 次。

（4）对抽出的液体除须做镜下检查、细菌培养和抗生素敏感试验外，还要做认真的肉眼观察，初步判定其性状，给予及时治疗。例如，正常滑液为草黄色，清而透明，若为暗红色陈旧性血液，往往为外伤性，抽出的血液内含有脂肪滴，则可能为关节内骨折，混浊的液体多提示有感染；若为脓液，则感染的诊断确定无疑。

（5）关节腔有明显积液者，穿刺后应加压包扎，适当给予固定。根据积液多少，确定再穿刺的时间，一般每周穿刺 2 次即可。

第四章 人工关节置换术

第一节 肩关节置换术

一、半肩关节置换术

选择半肩关节置换术还是全肩关节置换术仍存争议，各有优缺点。半肩关节置换术手术操作相对容易，手术时间短。与全肩关节置换相比，出现肩关节不稳的危险较小，必要时可改为全肩关节置换术。其缺点包括并不总能解除疼痛，随时间延长，存在肩胛盂被进一步破坏而使疗效变差的可能。全肩关节置换术手术较难，手术时间较长，高密度聚乙烯磨损颗粒能够引起肱骨和肩胛盂假体松动，并伴有骨丢失；然而，全肩关节置换术解除疼痛效果较恒定，并提供了肩关节主动活动所需的更好的支点。当肩胛盂仍呈同心圆，而无前方或后方的破坏时，对这类骨关节炎患者，半肩关节置换术是成功的，而当肩胛盂扁平并受到破坏、肱骨头向后半脱位时，则半肩关节置换术不能获得成功。

目前一致认为，对肩胛盂骨质不良、不可修复性肩袖撕裂和肱骨头缺血性坏死而肩胛盂关节面正常的患者应行半肩关节置换术。如果肩袖肌腱正常或可以修复、关节软骨面丢失、骨性表面匹配不良应同时行肩胛盂置换（全肩关节置换）。但是，对于关节软骨丢失、肩袖完好、关节面匹配良好的肩关节是否须置换肩胛盂还欠明确。这些患者通常比较年轻，即使全肩关节置换术能立即解除疼痛并且功能较好，但肩胛盂假体能否使用 20 ~ 25 年仍值得关注。对于符合下列条件的患者，可选半肩关节置换术：①年龄小于 50 岁的骨关节炎患者，而且肩胛盂呈同心圆且凹陷；②肩袖广泛撕裂；③骨丢失，不能充分稳定所植入的肩胛盂假体。

应考虑半肩关节置换术的 5 种情况：①肱骨关节面粗糙不平，但肩胛盂软骨面完整，并有足够的肩胛盂弧度稳定肱骨头；②缺乏足够的骨质支撑肩胛盂假体；③相对于肩胛盂肱骨头存在固定上移（如肩袖关节病或严重类风湿关节炎）；④很早以前曾有关节感染史；⑤关节需要负重（因职业、运动或下肢瘫痪需要大量负重）。

半肩关节置换术的禁忌证包括近期感染、神经源性关节病、关节瘫痪性疾病、肩袖和三角肌功能不全、患者不配合。很早以前的化脓性关节病可能不是绝对禁忌证，但只有在医师和患者全面考虑所有可能的危险后，才能行手术治疗。半肩关节置换术的目的是把肱骨关节面恢复到正常位置和形状。因为并不置换肩胛盂，肱骨假体关节面的大小、半径和方向必须与患者的生物肱骨头相同。对侧肩的 X 线片能够提供患者正常肱骨头解剖的信息。应避免使用"大头"肱骨假体，以免过度填充关节。对肩袖撕裂关节病患者选用尺寸合适的肱骨假体，使假体能填充结节肩胛盂间隙，而且仍能重建肩袖。

应尽可能多地修复肩袖，重点重建前方和后方肩袖，以便稳定假体。在植入肱骨假体前，用缝线穿过结节修复肩袖。虽然常常不大可能将肩袖完全修复，但它对于抬臂并非必需。很多肩袖有全厚缺损的患者只要肩袖仍能压住并稳定肱骨头，则仍能够抬臂过头。很多肩袖无法重建的患者都是高龄患者，对肩关节的活动要求不高，因此解除疼痛及适当增加主动活动就能显著改善功能。

（一）手术技术

患者取半卧位于手术台，膝关节屈曲。放置标准手术台头托，以便患者可以摆在手术台边缘和顶头。这样可以使患者朝地面伸展上臂，以便更好地在髓腔放置假体。把患者的头安全放置于头托上、保护好头的位置，避免过伸和倾斜导致颈神经根压迫。消毒范围是整个上肢并包裹臂部，尽可能使腋窝与无菌区分开。将臂外展 30°，切口为一直线，起自锁骨下方、喙突外侧 1cm，向下延长至上臂前方。在胸大肌和三角肌间沟处找出并保护头静脉，把它与三角肌拉向外侧。辨认出胸大肌区发出的静脉，结扎或烧灼它们有利于三角肌及其静脉向外侧牵拉。通过钝性和锐性的分离，自三角肌的锁骨端向深层游离，下至肱骨干的止点。有时，需要从肱骨干游离部分三角肌。当三角肌深面被完全游离时，外展和外旋上臂。用湿纱布保护好三角肌，用两个 Richardson 牵开器向外牵拉三角肌。用Richardson 牵开器或自动牵开器向内牵拉联合肌腱，很少有必要为额外暴露喙突而切开联合腱，如果需要，可以通过电刀锐性切开外侧 25%，并在术末予以修复。

辨认胸大肌肌腱上面部分，如果有必要，可以用电刀切开 25% 的肌腱以便更好地暴露肩关节下面部分。避免损伤在此穿行的肱二头肌长头肌腱；如果存在明显的向内挛缩（30°），可松解整个胸大肌肌腱止点，术毕可不予修复。在肩胛下肌腱下 1/3 处辨认旋肱前动脉，予以分离、夹住、结扎或烧灼。扪及从臂丛发出进入联合腱内侧的肌皮神经，此神经通常在喙突顶端下方 4～5cm 处穿入肌肉，但是也可能位于肌腱韧带单位稍靠上方部位。用示指掌面沿肩胛下肌前方表面下行定位腋神经，旋转患者手和腕、旋转示指、向前牵引并分清腋神经。如果瘢痕或粘连致神经分离困难，可向上牵拉肩胛下肌前面，产生肌肉和神经间隙。

分离腋神经并小心地牵开它，特别是在分离和切开前下关节囊时，Scofield 撑开器可以很好地保护腋神经。于肱二头肌长头腱内侧，从肱骨小结节起点部分离肩胛下肌。用4 个 2 号的不可吸收缝线做褥式缝合，肌腱从腱鞘和瘢痕组织游离出时，此缝合可以做牵引；关闭伤口时，可以将修复肌腱至剥离的肱骨表面。

如果外旋明显受限，肩胛下肌可以重新附着在近端肱骨远点的位置增加外旋能力。也可以选择冠状位"Z"字成形延长肌腱；在肩胛下肌肌腱分离后，完全从关节囊和前下关节盂游离。继续分离动力性肌腱单元。围绕肩胛下肌腱单元周围360°游离。整个分离过程中，用 Scofield 撑开器撑开，注意辨认、保护、拉开腋神经。一直往下分离肱骨前下关节囊至6点位置，即使下面有骨赘形成。关节囊向下分离后，用骨钩在肱骨颈周围和下面暴露它。用大 Darrach 撑开器和绕肱骨颈的骨钩将肩关节进一步外旋、外展，使肱骨头脱位。如果这种方法不能脱出肩关节，可能是下方关节囊分离不够，需要继续切开关节囊。

1. 肱骨头的切除

如果 CT 证实后方关节盂无破坏的话，可以在患者屈肘90°、上臂外旋20°～25°下截除肱骨头。对特殊的后倾患者，需要外旋30°～35°。根据截骨模板确定内翻和外翻角。将截骨板放在上臂的前方，平行于肱骨干，用电刀标记截除肱骨头的角度。上外侧标记应该在肩上部沟的顶部。大多数病例中，标记的下方部分为向内侧至变扁及畸变的肱骨头下方骨赘。如果术前 CT 证实后方关节盂有骨破坏，用气钻和磨钻截除前半关节盂，在后方肩胛盂植骨，或者在上臂外旋20°～25°截除肱骨头。在用摆锯截除肱骨头前，注意保护肱二头肌腱和冈上肌、冈下肌、小圆肌止点。在肱二头肌腱下放置大的弯的改良 Crego 牵开器，在截骨的时候环形保护这些结构。Darrach 牵开器牵开关节后，用动力锯在预定的角度上截除肱骨头，上臂平行于地板，锯子垂直于地板。肱骨头截除后，把 Darrach 撑开器充当导向器，在骨钩的协助下，在手术台外侧外旋和外伸上臂移除肱骨近端表面的骨松质。

2. 肱骨干的扩髓

用6mm 的扩髓器在肱骨髓上外侧表面钻一个导孔。这样扩髓器可以向下扩髓。插入扩髓器直到其顶端凹槽与截骨面在一个水平面上。最初的扩髓钻插入后，依次插入8mm、10mm、12mm 扩髓钻，直到扩到髓内骨皮质。最后的扩髓钻型号决定了肱骨柄扩髓器和假体柄型号。不要使用电动扩髓，注意防止过度扩髓，否则容易增加压力或导致骨折。根据最终的扩髓钻大小选择合适的肱骨颈试模。把连杆旋入股骨颈试模并将其向下打入髓腔，经扩髓后的髓腔向下插入连杆，防止肱骨颈内偏。截骨前利用版骨颈试模的颈环确定适当的旋转。当肱骨颈试模的外侧翼接触到大结节时，将颈环滑下直至其接触骨松质，旋转肱骨颈试模使颈环紧贴到截骨平面。用锤轻轻敲打肱骨颈试模，把它插入骨松质。用以确定置入股骨柄试模所需的适当凿骨量，并且标记出翼前、后、下部的轨迹。

3. 肱骨假体的植入

根据扩髓器和肱骨颈试模的型号选择适合的股骨柄试模。用打拔器锁定肱骨柄试模，将肱骨柄试模翼小心地对合在肱骨颈试模打出的轨迹上。根据先前凿出的翼轨迹，将肱骨柄试模小心地维持在合适的扭转角度上。在最终确定的试模处，用骨凿或者咬骨钳清除肱骨头截除表面周围的骨赘。在肱骨假体植入前拔除肱骨柄试模，准备肱骨近端、修复肩胛下肌。用小钻在肱骨颈前钻孔，用缝线穿过这个孔；可用2号不可吸收缝线将肩胛下肌固定于骨上。用把持器夹一个与股骨柄试模型号相同的假体（非骨水泥型假体型号应比试模大 1mm），并将假体装入髓腔。根据试模翼凿出的骨槽校正假体翼的位置。如果有必要，可以把切除肱骨头的骨松质植入股骨近端的空隙里，这样可以使假体与肱骨结合更紧密。如果由于既往外科手术、骨折、骨质疏松症、类风湿关节炎，或者骨质溶解而需要使用骨水泥时，不要用骨水泥加压器；应用手指挤压以防止假体近端的旋转。骨水泥黏合限制器和从肱骨头切除的骨皮质栓可以放置于离假体最高的 2cm 处。肱骨头假体植入前，用干纱布将假体柄上的莫尔斯锥孔清理干净。用塑料帽戴在合适的头上，用 21b 锤子打 4～5 次将其安全地植入。在莫尔斯锥的方向下，压配肱骨头。抓持假体头，确保它与股骨柄假体的连接牢靠。轻轻牵拉、内旋、用手指压迫肱骨假体，使其复位进入盂窝。使用特制塑料垫，不要采用 Darrach 拉钩，避免划破肱骨头。关节腔冲洗后，将先前放置的在肩胛下肌的不可吸收缝线环形地缝合在肱骨近端上，穿过骨质，把肌腱缝合在骨质上。用 1～3 根不可吸收线用"8"字缝合法关闭肩袖间隙。如果肌腱被分开或延长，用不可吸收线修复它，确保术后可以被动活动关节。伤口关闭前，确保腋神经没受到损伤，用抗生素溶液冲洗伤口，5% 布比卡因在皮下和肌肉组织中注射浸润减轻术后疼痛。放置 1/8in 的负压引流管防止术后血肿形成。用 0 号可吸收线间断缝合胸大肌 - 三角肌筋膜，2-0 可吸收线缝合皮下组织，可吸收线皮下连续缝合关闭皮肤切口。

（二）术后处理

如果按常规方法制动肩关节，术后 4～5d 即可去除。运用悬吊带，开始肌肉的等长锻炼。术后最初 6 周只允许行主动辅助活动和肌肉等长收缩练习。指导患者每天锻炼 5 次，每次 5min。术后 8d 停止使用悬吊绷带，但应鼓励患者在仰卧时使用枕头支撑患肢。术后的最初 6 周，患者应注意避免主动屈曲和外展肩关节，避免理疗师被动牵拉肢体和疼痛性运动。术后 4～5d，患者可在仰位通过另一只手的帮助，进行肩关节的外旋练习，随后进行双手握棍或棒的练习。术后 7d，增加摆动练习，通过上肢内旋和外旋完成肩关节画圈动作。术后 8～10d，患者可在站立位进行功能锻炼，同样，利用健侧上肢的帮助，开始拉伸练习。术后 14～16d，增加水平位的外旋练习。术后 17～21d，增加内外旋肌和三角肌中、后 1/3 的等长收缩练习。患者通常于术后 2d 出院，术后 2 周左右复查。如果患者康复令人满意，可开始三角肌前部和肩胛下肌的力量锻炼，这些肌肉在术后一直未进行主动活动。随着肌肉力量的增强，增加对抗性练习。继续肩关节辅助性摆动和牵拉锻炼，从而恢复更大的活动度。患者必须清楚地知道，最终疗效完全取决于是否坚持了这一功能锻炼计划，直至术后 18～24 个月，肩关节才可能完成最大限度的功能恢复。

二、全肩关节置换术

全肩关节置换术即同时进行肱骨头和肩胛盂关节面的假体置换，目前已是较为成熟的手术。如果手术操作和康复治疗适当，其手术疗效可与常见的髋关节、膝关节置换术的效果相媲美。全肩关节置换术是一个难度很高的手术。假体植入的稳定性也取决于所保留的肱骨、肩胛盂的长度和假体关节面的方向（倾斜度）。

（一）肩胛盂假体植入

用肱骨头牵开器向后牵开肱骨。如果显露困难，可更广泛松解关节囊。在前方，把关节囊从肩胛下肌底面的内侧部和肩胛颈上切开。然后，把 Bankart 牵开器安全地放在肩胛颈后部。检查肩胛盂有无磨损和骨缺损。如果准备植入肩胛盂假体，去除残留软骨。通常肩胛盂后方破坏，需要把肩胛盂前缘磨深以重建正确的倾斜度。可通过偏心锥或高速磨钻来完成。Collins 等比较了准备肩胛盂的 3 种方法，即用刮匙、手钻或用半径等于肩胛盂半径的球形锥除去软骨，他们发现第 3 种方法在应力情况下对于减少边缘移位和假体形变方面效果最好。多数系统备有关节盂锥磨，但对于较紧的关节使用困难，因此高速磨钻可更好地磨出关节盂面。不管用何种方法，确保锉磨软骨时不超过软骨下骨，因为关节盂假体需要完整的软骨下骨板支撑。

不论肩胛盂假体是靠龙骨突还是栓固定于关节盂穹隆，假体都应放于喙突基底下的中央，以便为安放龙骨突或栓做准备时减少肩胛颈出现穿孔的危险。如果后缘磨损明显，而前缘并没有降低，则假体将过度后倾，可能出现肩胛颈前缘穿孔。对于带龙骨突的假体，使用高速磨钻和刮勺造出骨槽，避免了肩胛颈穿孔。如果肩胛颈穿孔，用骨水泥前，把从切除的肱骨头所取的骨松质填塞于骨缺损部，防止骨水泥渗出，并避免对肩胛下神经造成可能的热损伤。对于带栓的假体，用钻或气压钻在关节盂中央钻一个孔，然后用厂家提供的钻孔引架为假体栓钻取相应数量的孔。为牢固固定和减少松动的危险，肩胛盂假体必须牢固安放于肩胛盂的软骨下骨上，不能有任何摇摆。关节盂假体安放位置差时，不能用骨水泥调整。至今，尚未设计出有效的关节盂骨水泥加压系统，因而，需要手工加压。

不论用带栓或带龙骨突的假体，使用骨水泥前，都应用脉冲冲洗清理关节盂穹隆，去除骨屑和血液。把浸有肾上腺素或凝血酶的纱布填入骨槽或钉孔内进行止血。对骨水泥加压并利于止血的一个有效方法是早期填充骨水泥，当它还处于固化早期时即填入。然后，用血管钳把纱布塞入骨槽或钉孔，对骨水泥实行有效加压。除去纱布时，将带走大部分骨水泥，但也会把骨水泥嵌入骨松质。重复此过程 3 ～ 4 次。最后，只在骨槽或钉孔内放置骨水泥，而软骨下骨上并不放置骨水泥。插入关节盂假体，用拇指持续加压直到骨水泥硬化。多数肩关节假体系统在骨水泥硬化时备有把持关节盂假体的器械。该法加压良好，并能把骨水泥嵌入节盂穹隆的骨松质内，与其他骨水泥技术比较，术后出现透光线的概率减少。植入肱骨假体。在活动范围内活动上臂决定术后康复的活动限制。把上臂放在肩固定器上，肘部放置垫子以避免上臂过度伸展，这样可以保护肩胛下肌的修复。关闭伤口。

（二）肩胛盂植骨

虽然在翻修情况下肩胛盂缺损比初次关节置换术多见，但初次手术时也可出现。缺损一般分为轻度型、中央型（骨吸收或较大的腔隙缺损）、边缘型或节段型。中央骨丢失最多见于类风湿关节炎患者。钻一中央骨孔，判断关节盂颈的深度，深度小于 1cm 者一般不能牢固固定，在不植骨的情况下不能使用关节盂假体。中央型腔隙缺损通常用取自肱骨头的骨质进行局部骨移植。对于通常见于骨关节炎的后侧边缘型缺损，可在不植骨的情况下安放关节盂假体，通过前倾肱骨假体来抵消增大的后倾，使两者之和为 30°～40°。有时也可用磨钻磨低较高边缘来匹配较低边缘，对于较大骨缺损，可用植骨或加大型假体来处理。然而，这两种方法的并发症较高。根据关节盂磨损的程度，有不同的处理方法：1～2mm 的轻度磨损，可把较高边缘磨低以匹配较低边缘；3～5mm 的磨损，可磨低较高边缘，但后倾稍大；大于 5mm 的磨损，可植骨并用螺钉固定或用加大型假体。

三、逆置型肩关节置换术

目前，逆置型肩关节置换术的适应证包括肩袖关节病和假性麻痹、多次肩袖修复失败伴关节功能差和关节前上不稳、半肩置换术失败合并关节前上不稳、骨折后明显的结节骨缺损或畸形愈合。关节盂有足够的骨质可用于盂侧假体的植入、无感染迹象、无严重的神经病变（帕金森病、Charcot 关节、脊髓空洞症）、没有对肩关节功能的过度要求。患者必须自愿进行术后关节功能锻炼。禁忌证包括前三角肌的损伤或无功能、关节盂的骨质丢失过多所致的盂侧假体无法植入。有些学者建议逆置型肩关节置换术只用于 70 岁以上的患者。类风湿关节炎为相对禁忌证，因为它可能导致盂侧假体的松动。在生物力学方面，逆置型假体通过改变三角肌的牵拉运动方向而起作用。标准的关节假体置换中，肩袖的缺损，导致在三角肌的收缩过程中，肱骨头假体出现向上的半脱位。逆置型肩关节置换术通过使上臂旋转中心外移和重新改变三角肌的牵拉方向而纠正了这种不正常的矢量。借助改变假体旋转中心，可以使三角肌在无肩袖的情况下上举手臂。

由于其独特的构型和复杂的植入技术，逆置型肩关节置换术的并发症与全肩关节置换术的不同。肩胛骨凹陷和肩峰的应力性骨折是这种假体的独特并发症。逆置型肩关节置换术的常见并发症是肩胛骨下方与肱骨假体接触部位形成凹陷。这种凹陷程度分 4 级，包括无凹陷到凹陷深致盂侧假体松动。多数患者在移植后 12 个月，凹陷稳定于 2 级。肩峰应力性骨折是由于假体的结构导致肩峰后方的应力增加所致。盂底座周围出现的透射线，可能提示盂球与底座之间出现偏离，而非假体松动。确定透射线的是否进展或其意义尚需要进行长期随访。

目前，有 3 种逆置型肩关节假体。这 3 种盂侧假体相似，其结构包括底座，底座的中央钉或螺丝置于一偏心孔，托盘通过 4 枚穿过底座的螺钉固定于肩胛骨和肩胛盂上。盂球假体通过 1 枚螺钉与底座相连（1 套假体有 1 枚中央钉而非螺钉）。经典的盂侧假体是用无骨水泥制作的，因为其设计是骨内向生长型；然而，如果骨质疏松，也可用骨水泥增加固定。肱骨侧假体包括一个柄和用螺丝相连的近端部分。肱骨柄的近端末插入凹的聚乙烯假体，这种植入的凹面的曲率半径与盂球相似。肱骨侧一般都用骨水泥。肱骨侧与盂侧假体以关节方式连在一起，保持适当的假体方向和软组织张力。

（一）手术技术

患者取沙滩椅位，头部固定可靠，包裹患侧手臂。患者手臂应离手术台上足够远，以便内收和过伸肩时能自由移动。全身及区域阻滞麻醉后，做一长的胸大肌 - 三角肌切口，松解胸大肌 2/3 肌腱。松解三角肌下、肩峰下和喙突下间隙。如果肩胛下肌腱完整，从肱骨小结节上松解，直到肱二头肌长头内面，轻轻外旋、外伸展上肱，使肱骨头无创伤性脱位。围绕肱骨颈彻底松解肌关节囊，切除骨赘。用摆锯切除肱头颈保持后倾 30°；这种切除方法比传统的关节置换水平略高。依次使用开口器准备肱骨髓腔，开始用最小干骺端半球磨头打磨肱骨近端。切除所有残余骨赘，并向后切除底部到凹陷位置的一部分。盂侧假体置入完成以前，保留肱骨侧的扩髓器，再使用下 2 个干骺端磨头。用磨头准备肱骨近端。依次充分切除肱骨近端有助于暴露关节盂。直到盂侧准备完毕再延迟使用最后 2 个磨头，这样做能够在盂侧准备时保留足够的肱骨骨量。用后方关节盂拉钩向后牵拉肱骨近端，360° 松解骨膜下盂盂周关节囊，暴露关节盂。于肩胛盂颈前面和关节盂上方用 Hohmann 拉钩拉开。切除下方关节囊，保护腋神经。充分暴露肩胛盂后，略偏下钻直径为 2mm 的中心孔，然后再换为 6.5mm 的接头。以 6.5mm 的接头保留在关节盂，作为盂侧打磨器的导向装置。依序用带套管的凸面打磨器打磨关节盂，准备置入底座。小心将磷灰石涂层的关节盂基板从固定的角度旋入，用 4 枚 5mm 锁定螺钉固定基板。如果骨量不足以支持锁定螺钉，可采用 3～5mm 的非锁定骨皮质螺钉在骨上获得稳定固定。

根据软组织挛缩的程度、患者关节盂的大小、肩胛盂骨的质量和估计不稳定的程度选择合适的关节盂假体和适当的偏心距。通过莫尔斯锥将盂球固定于基板上，用紧固螺钉拧入盂球中心孔来加强莫尔斯锥与底座的联结。根据期望的软组织紧张度、盂肱关节活动范围和肩关节的稳定性选择合适的肱骨臼试模。放置假体试模后，通过复位的难度、活动幅度及脱位的难度来评估紧张度、活动度和稳定性。根据肱骨开槽器和肱骨臼试模位置复位肩关节，用经骨缝线横穿小结节，用于以后的肩胛下肌腱修复。选择适度大小的肱骨植入物，保持假体周围有 2mm 骨水泥界面，用抗生素骨水泥固定肱骨侧植入物。复位关节，检查稳定性，尤其检查外展、外旋及内旋时的稳定性（最大的不稳位置）；明确完全被动的抬高程度。通过钻孔修复肩胛下肌，用 2 号聚酯缝线常规缝合，关闭切口。

（二）术后处理

佩戴肩关节固定器 6 周，同时进行摆动练习。在第一个 6 周后，应用悬吊带，开始进行一系列向上的被动辅助功能锻炼。再 6 周后开始主动辅助的抬高训练。但是，抗阻力延迟到术后 12 周。6 周时，鼓励患者进行主动前屈活动。术后 1 年，最大限度地进行力量和拉伸训练，促进功能康复。

第二节　膝关节置换术

一、初次全膝关节置换术

（一）术前评估与准备

手术成功与否有赖于 5 方面的因素：①病例选择；②假体设计；③假体材料；④手术技术；⑤术后康复。良好周密的术前评估与准备是取得全膝关节置换术成功的关键之一。通过术前评估充分了解患者的总体情况，选择适于患者特殊需要的假体类型和尺寸，预防围手术期并发症的发生。病情越复杂，术前评估与准备应越严密、越周详。

1. 下肢力线

正常解剖情况下，在站立位，髋、膝、距小腿关节中点成一直线——下肢机械轴线；同时，经膝关节胫骨平台的水平轴与地面平行。股骨解剖轴与下肢机械轴在膝关节中点相交，形成平均为 6° 的外翻角。精密的术前测量为术中准确截骨提供依据，保证下肢力线与下肢机械轴重合。和人工全髋关节置换术不同，人工全膝关节置换术对手术技术的要求很高，前者可容许 5° ～ 10°，甚至 20° 的误差，而后者下肢力线只要有 5° 的误差就明显影响手术效果，缩短假体寿命，10° 的误差就是毁灭性的。

2. 手术顺序选择

骨关节炎患者很少出现下肢其他关节同时受累的情况，但严重的类风湿和强直性脊柱炎患者，手术前必须对双下肢髋、膝、距小腿及双足的功能和结构，其他关节是否有畸形，力线是否正确等做评估。对那些严重下肢力线不正常，而又不能在膝关节置换同时矫正的畸形，应先行手术矫正。

3. 髌股关节

股四头肌的力线与髌腱延长线之间存在一个外翻角（Q 角）。所以，髌骨在生理情况下就存在向外侧移位的倾向，股骨外侧髁也比内侧髁高。膝关节骨关节炎患者中普遍存在髌骨外倾、外移，其他病例也不同程度存在外侧支持带紧张，手术中髌骨都有脱位的可能。为改善髌骨运动轨迹，必须重建正确的髌骨滑车轨迹：①股骨前外侧截骨较多；②股骨远端外旋 3° 截骨；③髌骨假体稍偏内。术前摄髌骨轴线位 X 线片，充分了解髌股关节，做到完善的术前准备才能有的放矢，避免不必要的髌骨外侧松解。

4.软组织平衡

软组织平衡是膝关节置换术成功与否的关键,必须予以充分的重视。毫不夸张地说,全膝关节置换术实质是软组织手术。相比之下,髋关节周围丰富的肌肉能自动调节软组织的平衡,保证关节的稳定性,而膝关节的软组织平衡完全取决于手术本身。无论如何延长术后制动时间和肌力训练都不能纠正软组织的失衡。全膝关节假体除铰链式假体和高限制性假体设计上较少依赖膝关节本身的稳定结构外,其他部分限制性假体与表面置换都要求膝关节本身的稳定结构,尤其是内、外侧副韧带的功能至关重要。内、外翻畸形导致相应的内、外侧副韧带被牵长而松弛,术中要求对侧软组织松解或者合并同侧韧带的紧缩,其软组织松解的程度和范围由内、外翻畸形的程度决定。

(二)手术入路

初次全膝关节置换术最常选用的是前正中切口。

(1)在屈膝状态下切开皮肤,以便皮下组织翻向两侧而增加显露。

(2)如果以前的手术瘢痕位于可利用部位,通常应将其包括进切口内。由于膝前皮肤血供主要来自内侧,所以如果存在多处瘢痕,则应选用可利用的最外侧瘢痕。一般来讲,既往的内、外侧直接切口与横切口是不能使用的。

(3)皮肤切口应足够长,以免牵开过程中皮肤张力过大,导致皮肤坏死。

(4)TKA标准的支持带切口是内侧髌旁支持带入路。

(5)紧贴伸膝装置剥离,使内侧皮瓣有足够厚度。

(6)沿股四头肌肌腱向近端延伸支持带切口,保留股内侧肌腱3～4mm以备术毕缝合。

(7)于髌骨内侧沿髌腱内缘向下延长切口3～4cm,至胫骨的前内侧面。

(8)骨膜下将前内侧关节囊和胫侧副韧带深部从胫骨上剥离到膝后内侧角,以暴露膝关节内侧。

(9)伸膝、将髌骨向外翻转,常规松解髌骨股骨外侧皱襞。对于肥胖患者,如果翻转髌骨有困难,必须做外侧松解,并保证髌骨能够外翻至外侧皮下组织瓣的下方。

(10)屈膝,切除前交叉韧带、内外侧半月板前角,同时去除可引起假体位置异常或软组织平衡欠佳的所有骨赘。半月板后角可在完成股骨和胫骨截骨后进行。如使用PCL替代型假体,可在此时切除后交叉韧带,也可在PCL替代型假体的股骨远端箱槽成形时切除。

(11)无论PCL保留型假体还是替代型假体,半脱位膝关节并外旋胫骨。外旋可松弛伸膝装置,增加显露,降低髌腱撕裂的机会。

(12)部分切除髌下脂肪垫,紧贴胫骨外侧平台放置杠型牵开器外翻伸膝装置,显露外侧胫骨平台。

(13)在做任何增加伸膝装置张力的操作,尤其是屈膝及牵拉髌骨时,均应注意髌腱的胫骨结节附着部。髌腱一旦撕裂,很难修复,是严重的并发症。

（三）手术方法

人工全膝关节置换假体众多，设计理念各不相同，但目前一致认为人工全膝关节置换术后膝关节应外翻 5°～7°，误差不超过 2°；正常胫骨平台有 3°～5° 的内侧角。人类对如此之小的角度变化总是力不从心，经常截骨角度过大或过小。相反，手术者总是对垂直角度非常敏感，很容易截成标准的直角。利用这一特性，现行大部分人工膝关节置换术都要求术后胫骨平台假体与胫骨纵轴垂直，同时将股骨髁假体放置在轻度外旋位，与股骨内、外后髁连线成 3°～5° 角以弥补内倾角。因此，多切除一些股骨内侧髁后方的骨质，既可保证术后屈膝位膝关节内外侧间隙的对称和内外侧韧带稳定，更能改善髌骨滑动轨迹。

总的来说，人工全膝关节置换术时应该注意：①截骨是手段，软组织平衡是目的，尽量少切除骨质；②膝关节屈曲间隙等于伸直间隙，内侧间隙与外侧间隙平衡，术后无过伸；③屈曲位与伸直位膝关节均稳定，胫股、髌股关节运动轨迹良好；④术中使用定位器械，确保假体精确对位，对线与下肢力学轴重合，所有畸形完全矫正；⑤假体应尽量符合患者的实际解剖大小与形态；⑥骨质缺损处尽量用植骨块充填；⑦现阶段尽量采用骨水泥型假体，应用现代骨水泥技术；⑧内、外侧副韧带功能不全者改用半限制性或限制性假体。

1. 膝周软组织松解

人工全膝关节置换术最常见的病因是骨关节炎和类风湿关节炎。骨关节炎病例 85% 以上合并膝内翻畸形，而类风湿关节炎病例则超过 60% 合并膝外翻畸形。因此，拥有详细的术前检查、周密的术前计划，尤其是负重位膝关节 X 线片是获得软组织平衡的前提条件。人工全膝关节置换术究其根本是一种软组织手术，截骨是手段，软组织平衡是目的。膝周软组织松解不仅是手术入路的一部分，更是手术成功的关键所在，绝不可能用截骨纠正软组织调整的错误。无论是间隙技术还是等量截骨技术，没有软组织的松解平衡，再好的截骨都是缘木求鱼。

2. 股骨侧截骨与假体安装

通常情况下，股骨截骨定位绝大部分医生采用髓内定位系统。只有在股骨骨折异常愈合、骨髓炎、Paget's 病等少见的远端股骨弯曲畸形和同侧全髋关节置换术史、仍有内置物存留等股骨髓腔有占位的情况下才采用髓外定位系统。由于使用器械的不同和关节病的不同，在股骨远端截骨时远端截骨模板常常会与股骨外髁或内髁先接触上；如果试图将整个截骨模板完全坐在两个髁上，就可能造成截骨错误。为避免此类情况发生，术中必须注意关节病的类型，合理使用髓内定位确定股骨远端截骨模板的正确位置，多数情况下截骨模板只能与一侧股骨髁接触。

股骨髁截骨是人工全膝关节置换术中最复杂、最容易犯错的步骤之一，因为股骨髁远端截骨角度决定术后膝关节的外翻角度，厚度决定伸直间隙的宽度；股骨髁前后截骨的位置与厚度决定屈曲间隙的宽度；股骨髁外翻截骨的度数决定内、外侧间隙的平衡和髌骨轨迹的优劣。多因素彼此制约，错综复杂，很容易顾此失彼。原则上，股骨髁截骨厚度应与所置换假体对应部位厚度一致，外翻、外旋度数以术前、术中测量为准，要求假体置换后不改变膝关节线位置及周围韧带的张力。

为保证弥补胫骨平台正常的3°～5°内倾角，股骨截骨应外旋3°～5°。另外，适当外旋股骨髁假体，也使得髌骨滑槽向前外侧旋转，膝关节"Q"角减少，减少外翻趋势，有利于屈伸膝关节时髌骨在滑槽内的上下移动。在此之前必须先进行软组织松解，保证软组织平衡。股骨外旋截骨的度数很难精确定位，因为解剖标志不一致，病理情况下可能相互矛盾。可以确定股骨外旋截骨的定位标志。

（1）股骨后髁连线：直观易懂，但骨关节炎时后髁常被侵蚀，且内侧重于外侧，从而限制其参考价值。

（2）股骨髁间窝前后连线的垂线：在股骨髁发育不良和膝外翻患者可靠性欠佳。

（3）胫骨干轴线：下肢力学轴，牵引后是一个可靠的参考，据此截骨有助于屈曲间隙平衡。

（4）股骨内外上髁连线：相对最稳定，能最大限度地恢复股骨生理性的旋转。内上髁的中心位于内侧副韧带浅层的近端起点和深层的近端起点之间的小沟内，股骨外侧远端最突出的一点即为外上髁，两者连线即为内外上髁连线。

通常术中均须同时采用几种不同的方法分别确定股骨外旋角度，相互印证，相互比较，最大限度地避免误差，提高截骨精度。

3.胫骨侧截骨与假体安装

胫骨截骨采用髓内定位系统组件简单，定位过程不受距小腿关节异常情况的干扰，在准确性和重复性方面要优于髓外定位系统，但同时破坏了髓腔结构，增加术中出血、脂肪栓塞的概率。髓外定位系统根据胫骨结节、胫骨嵴和距小腿关节这3个容易扪及的体表解剖定位标志，操作简单易行，并发症少，尽管在准确性、重复性方面不如髓内定位系统，仍为绝大部分手术医生所采用。国人中胫骨呈弧形，骨干向前外侧弓形突起的情况不少，在老年女性中较为常见，影响髓内定位系统的放置。这类情况下用髓外定位系统，以胫骨中下1/3胫骨嵴作为定位点，能保证与下肢承重轴一致，具有不可替代的作用。

胫骨平台截骨要求后倾角一般5°～7°，厚度与胫骨假体厚度相等，一般8～12mm。胫骨上端骨质强度较好，承重能力较强。越远离关节线，骨质强度越小，因此，在实际操作中尽可能保留胫骨近端高强度的骨质，避免截骨过多引起术后假体下沉松动。另外，截骨过少会残留增生硬化骨，骨水泥或非骨水泥假体均不能牢固固定；减少胫骨近端的截骨量和骨赘清除、软组织松解，使替换假体相对过厚，无形中增加关节线与胫骨结节距离，提升关节线，造成低位髌骨，进而增加髌骨假体的磨损。

理想情况下，胫骨平台假体能完全覆盖住胫骨近端截骨面，不存在前后、内外偏移余地。但厂家提供假体尺寸毕竟有限，而人群实际数据变化较大。因此，假体安装前应彻底清除骨赘，避免误导。原则上是宁小勿大，宁外勿内，宁后勿前，但绝不能突出超过胫骨平台骨皮质边缘。

4. 髌骨置换

全膝关节置换术后约50%的并发症与髌骨置换有关，因此，适应证与假体选择是否合适，手术技术是否熟练可靠，对术后效果影响极大。与胫骨、股骨髁截骨不同，髌骨截骨缺乏很精密、可重复性强的定位系统，现在仍主要依靠医生的经验和手感。正确掌握髌骨截骨厚度、截骨面内外翻及前后对线是手术成功的关键。

髌骨假体安放无论是圆弧型还是解剖型髌骨假体，以能充分覆盖髌骨切割面为前提，尽量偏内侧放置。这样假体顶端（相当于正常髌骨中央嵴）位于髌骨内侧，能更好地模拟正常髌股关节咬合面偏内的解剖结构，减少行外侧支持带松解的概率。

（四）活动半月板全膝关节置换术

目前人工全膝关节置换术后10年以上的假体生存率已达到90%以上，被越来越多的骨科医生和患者所接受。但是对于年龄较轻、活动量较大的患者效果并不满意，特别是聚乙烯磨损导致的骨溶解仍然是膝关节置换术晚期失败的主要原因。为了解决假体设计上低接触应力和自由旋转之间的矛盾，20世纪70年代末产生了第一代可活动半月板的Oxford和低接触应力的LCS膝关节假体，这种关节十分接近正常膝关节的解剖特征，避免了相当一部分患者的聚乙烯磨损和假体松动。

固定半月板膝假体设计中最大的难点在于同时兼顾低接触应力与假体界面剪切力的矛盾。平坦的聚乙烯平台对膝关节活动限制程度小，但屈膝活动中对平台是点接触，局部压应力大，加重聚乙烯磨损，影响其寿命。另外，若聚乙烯平台设计为关节面杯状曲度，增加了接触面积，固然可以减少磨损，但同时也限制假体活动，引起假体骨水泥界面剪切应力增加，导致松动增加。降低摩擦力、减少磨损要求增大接触面积，降低假体界面剪切应力、减少松动要求减小接触面积，通常固定半月板假体设计只能在两者间寻找妥协。

活动半月板人工全膝假体针对这一矛盾，尽可能地符合膝关节的生物力学要求，杯状聚乙烯衬垫底面平整光滑，与胫骨假体金属底托可以自由旋转和前后移动，兼顾膝关节的屈曲、旋转灵活性，同时降低衬垫的磨损、假体界面应力，进而延长假体寿命。同时，活动半月板假体设计使行走中的旋转力和剪切力通过活动半月板的相对移位而转移至软组织，这种情况与正常的膝关节很相似。不同厚度的活动半月板聚乙烯衬垫通过改变半月板的厚度调整膝关节韧带的张力，依靠韧带张力来维持正常膝关节的稳定性，从而获得更自然的功能和更长的假体寿命。长期的临床随访结果都表明：尽管活动半月板全膝关节置换手术复杂，但先进的假体设计理念随着人们认识的加深，必将获得越来越广泛的好评。

二、全膝关节翻修术

（一）翻修术前评估

全膝关节置换术术后各种并发症，如感染、疼痛、假体松动、断裂、关节半脱位、脱位、关节不稳、活动受限及严重的假体周围骨折等都可能行翻修手术。但是，并不是每一个病例都适合翻修手术，有的行关节融合术、关节切除成形术，甚至有时截肢术更适合患者。作为失败的人工关节置换术的补救措施，翻修术手术效果明显不如第一次手术，术后并发症多见，因此术前应慎重考虑。同时，许多病例不能一蹴而就，有时需要分阶段多次手术以完成翻修准备，如全膝置换术后深部感染多采用二期手术翻修。

1. 适应证

全膝关节置换术术后各种并发症采用非手术疗法及常规手术不能解决的病例都是翻修手术潜在的患者，但必须具备几个条件：①伸膝装置和膝关节周围软组织完好，或部分受损可以修复；②没有无法修复的大段骨缺损；③无神经、肌源性疾病；④全身情况允许，无严重内科疾病引起的手术禁忌证；⑤依从性好，心理、家庭、经济等无明显不稳定因素的。

2. 禁忌证

凡引起初次全膝关节置换失败因素未能去除的病例，如过度肥胖、抵抗力低下、神经肌源性疾病无明显好转，不能满足以上要求都会影响翻修手术的效果，建议用融合术等手术替代。依从性差、心理素质不稳定、对手术期望值过高都是相对禁忌证。

（二）翻修手术的原则

通常翻修术关节软组织平衡操作困难，范围广、程度重，同时与骨缺损相互影响，处理非常困难，必要时应选择内在稳定性较好的限制型、半限制型假体以弥补软组织的缺陷。对软组织条件较差者，必要时可切除髌骨缝合切口。

二期翻修术多选用后交叉韧带替代型，如后稳定型假体。对于以伸膝障碍为主的病例，可适当多切除一些股骨髁远端的骨组织来解决。而过伸畸形多因假体不稳或骨缺损造成，实质是伸直间隙相对过大，而不是由于后关节囊松弛。因此，无须松解后关节囊，也不必过度切除股骨后髁增大屈曲间隙，更不能一味选用更大的假体，同时减小屈曲与伸直间隙。否则屈曲间隙过紧，同时关节线抬升，形成低位髌骨。翻修术后屈膝功能很差，正确的处理方法应根据屈曲间隙选择假体并放置在前后中立位，伸直间隙缺损多少就用金属垫块或植骨垫高多少。一般的缺损在 10mm 以下用金属垫块，10mm 以上者须用自体或异体骨块。同样地，内外翻畸形也可用同样方法主要对骨和假体处理，重点解决假体的对位和固定等问题。施行诸如韧带松解、紧缩等软组织平衡术来重建关节稳定性的效果往往欠佳。另外，翻修手术难度大，要求手术医生十分熟悉膝关节韧带结构，并时刻关注关节线的改变，兼顾髌股运动轨迹。除非患者年轻、术后活动量大，否则不宜采用铰链型限制型假体。

（三）手术方法

1. 翻修术的显露

TKA 翻修时，应尽可能利用以前的皮肤切口。如果膝前做平行的纵行切口，切口间的皮肤有坏死的危险。如果已有 2 个手术切痕，应尽可能选择外侧切口，因为膝内侧的表浅血供更丰富一些。

大多数翻修术都可采用标准的内侧髌旁切口，但需要将瘢痕化的关节囊削薄，尤其是治疗感染的再植入手术。髌骨周围脂肪垫与相邻支持带的瘢痕化会使髌骨翻转变得困难。通常，为翻转髌骨同时保证在髌腱附着点不形成过大应力，术中须重建内外侧膝隐窝、骨膜下松解胫骨近端软组织、外旋胫骨、外侧支持带松解。髌腱自胫骨结节上撕脱可极大影响膝关节功能，必须避免。在外翻髌骨并屈膝过程中，需要观察髌腱止点。如果止点的内侧纤维开始自胫骨结节上撕脱，则应松解紧张处，并考虑行进一步的股四头肌广泛松解以增加显露。

（1）股四头肌翻转术

该方法包括标准的内侧髌旁支持带切口，向近端延长，再反折，倒"V"字形切开股四头肌肌腱，直至外侧髌旁支持带。膝外上动脉走行于股外侧肌下缘，应加以识别并尽可能保护。不要过度清理髌骨周围脂肪垫瘢痕，以免进一步损害髌骨的血供。在缝合翻转的股四头肌时，将 V 形切口改为 Y 形，使得髌骨及其附着的股四头肌肌腱移向肢体远端。对因长期缺少屈曲活动而导致股四头肌挛缩的患者，该技术有助于恢复屈膝功能。必须用不可吸收线牢固地缝合切口，以便术后早期在经术中确定的安全范围内，进行膝关节的被动活动锻炼，防止缝合处产生过大张力。术中采用依靠重力的屈膝 90° 试验来检查缝合情况。术后必须佩戴锁定在伸直位的铰链支具方可练习行走，需 2 ～ 3 个月。术后 3 周，开始在安全活动范围内进行主动屈曲和被动伸展活动，进行等长股四头肌肌力锻炼。术后 6 周，允许对抗重力主动伸膝，同时进行渐进性的主动和被动屈曲锻炼。

（2）股直肌切断术

由标准内侧切口的最上端直接向外延伸，横过股四头肌肌腱，切断股直肌肌腱及其下面的股直肌肌腱。完整保留股外侧肌附着部及膝外上血管；可在外侧再向远端松解。采用股直肌切断和标准内侧髌旁入路的两组患者，其临床效果没有差异。

2. 假体的取出

显露后，应检查胫骨和股骨假体的假体 - 骨界面。我们倾向于首先去除股骨假体，这样可以在拔除股骨假体时清理更彻底。即使 X 线片上显示假体已经明显松动，在拔出假体前也应仔细地用各种骨刀对界面进行分离。在拔出股骨假体的过程中极易造成股骨髁骨折。如果是骨水泥固定的假体，用骨刀直接分离假体 - 骨水泥界面，而不是骨水泥 - 骨界面。一旦假体拔出，就很容易清除骨面上的骨水泥，减少骨质进一步丢失。如果显露充分，可使用线锯分离某些界面。当所有固定面，包括后解，均已分开，用带滑锤的拔出器去除假体，滑锤的作用力只能纵行传至假体。如从外周击打假体，使之倾斜，可能会导致一侧股骨髁骨折。如果不能轻易拔出假体，则应再次用骨刀分离固定面。以相同方式去除胫骨假体。对全聚乙烯胫骨假体，可用摆锯切断聚乙烯柄，先拔出假体，再在取出柄之前处理骨 - 骨水泥界面。对于有金属托的胫骨假体，骨水泥固定柄周围的界面不易分离。通常，先游离胫骨假体金属托的下表面，然后拔出假体，这不会造成明显的骨丢失。如果是长柄假体，而且使用大量骨水泥固定或者有多孔骨长入表面，可采用前面描述的胫骨结节长条截骨方法，进入假体固定界面。也可用钻石锯片切开胫骨假体托，显露该界面。

如果有磨损、松动或伴有骨溶解，则应去除髌骨假体。如果髌骨假体无明显磨损，可保留该假体，因为去除髌骨假体可严重破坏剩余髌骨骨质，引起骨折或假体松动。用摆动锯可很容易分开全聚乙烯髌骨假体的骨-骨水泥界面。残余的固定栓可用刮匙或磨钻去除。带金属托的髌骨假体较难去除，须用窄骨刀插在假体的 2 个固定栓之间进行分离，也可用钻石锯片将固定栓由金属托上切下。

3. 重建原则

对不同患者，所采用的人工膝关节翻修技术可能会有很大差异，但有一些普遍原则需要遵循：

（1）重建的关节线应尽量靠近其解剖位置。

（2）必须正确处理骨缺损，尽量保留和重建骨质。

（3）必须通过适当的假体限制和仔细的软组织平衡恢复膝关节的稳定性。

（4）必须恢复正常的下肢力线，通常采用股骨和胫骨髓腔作为参照。

（5）必须牢固固定以延长假体使用寿命。

（6）髌股关节对线必须良好。

（7）翻修假体应配有各种金属垫片、假体柄延长构件及不同限制程度的假体。

首先，通过切除可能含有磨损碎屑的增生滑膜和削薄瘢痕化的关节囊重建软组织覆盖。必须重建髌上囊、内外侧隐窝及股骨后隐窝。因为后交叉韧带往往瘢痕化或功能不全，大多数医师倾向于使用 PCL 替代型假体。当胫侧副韧带有明显功能不全或合并有外侧支持结构功能不全时，在翻修术早期就应决定选用限制程度更高的假体。

通常先处理胫骨，要尽量少截骨。小于 5mm 的骨缺损可用骨水泥填充，大的包容性缺损用骨松质植骨，非包容性缺损用楔形和块状垫片或结构性植骨治疗。胫骨假体托试模周缘必须与胫骨皮质相互接触。应选用组配式的加长柄，增加假体在骨质破坏的干骺端上的稳定性，并使移植骨和楔形金属垫块下的斜行固定面免受应力。如果使用加长压配柄，必须注意不要使全部假体成角或倾斜，最好使用直径或长度略小于髓腔，或带有偏距的柄。关节线水平由胫骨截骨深度及胫骨聚乙烯垫的厚度决定，重建后的关节线应大致高出腓骨顶端约一横指，距髌骨下端一横指。极少数情况下，因大量骨丢失而需要使用订制的胫骨假体或胫骨上端异体骨移植。对于骨缺损严重的患者，术前应通过模板测量预先注意到该问题。

然后，遵循屈伸间隙的技术原则处理股骨。初次人工膝关节置换与翻修术的主要区别是，后者通常需要对股骨髁下端或后方，或同时进行垫补加强，以平衡屈伸间隙，而又不明显抬高关节线。如果使用较小的假体，并且股骨上的位置太过靠近，常导致膝关节屈曲和伸直位的松弛。最好使用前后径较大，且带有远端和后方金属加厚垫片的假体，而不要使用较厚的聚乙烯衬垫，以防止抬高关节线。参照原来股骨假体的前后径或对侧膝关节的侧位片，有助于选择大小合适的股骨假体。应根据内外髁上连线确定股骨假体旋转。

股骨骨缺损通常用金属垫片来填补，一些早期设计的假体会产生喇叭形骨缺损，这种缺损用骨松质填充比较好。小缺损和翻修假体前翼下方的较大缺损都可用骨水泥填充。骨缺失严重时，可使用结构性异体骨移植或订制的股骨假体，这需要术前做好充分准备。如果股骨释骨量不足，应使用压配型柄和释限制型假体。

髌股关节的处理有多种选择，包括保留、置换或切除原髌骨假体。只有当假体固定牢固，磨损程度很轻时，才能保留假体。如果髌骨残余的骨质足以为髌骨假体准备出合适的带固定孔的骨床，并足够让骨水泥嵌入时，可置换假体。剩余骨量不足时可切除假体，修整残余的髌骨，使其能在股骨假体的滑车内滑动。如果髌骨骨量丢失严重但又不愿接受髌骨切除，则可尝试髌骨移植和金属骨松质制作的翻修髌骨假体。加强股内侧肌可改善缺少髌骨假体时的伸膝装置的滑动轨迹。

大多数人工膝关节翻修中应用骨水泥固定假体，同时配合使用压配型延长柄或完全依靠骨水泥固定柄。使用压配柄时，只在假体固定面使用骨水泥，避免骨水泥进入股骨干。当骨质薄弱或有小的骨缺损需要用骨水泥填塞时，应该间隔 5 ～ 7min 用骨水泥分别固定胫骨和股骨假体。髌骨可与股骨或胫骨同时固定。当用骨水泥填塞股骨假体前翼下的骨缺损或其他边缘性缺损时，先使骨水泥部分聚合，然后用刀片切除假体边缘多余的骨水泥。可用刮匙去除假体边缘的骨水泥。因为 TKA 翻修术后感染的危险性较高，建议常规使用抗生素骨水泥。

第三节　髋关节置换术

一、假体的选择

正确选择假体类型是手术成功的关键，也是患者术后生活质量的保证，所以手术者应该掌握各种关节假体的优缺点，根据患者的一般情况、年龄、骨骼形态和质量选择假体进行手术。

全髋关节假体分为股骨假体和髋臼假体两部分。股骨假体是用来代替原有的股骨头颈部的部件，按照部位分为头、颈、体和柄4部分。股骨头一般由钴铬钼合金、钛合金、陶瓷等材料制成，头的直径分22mm、26mm、28mm、32mm等几种，目前临床常用22～28mm活动头。

股骨颈为假体头与颈连接的部分，呈圆柱形。有不同的长度可供选择，以更好地控制关节松紧度。假体头颈的比例一般以1∶1.5为宜，颈过粗可导致和髋臼假体的碰撞，妨碍关节活动，颈过细易于折断。有些假体设计有颈领部，可防止假体下沉，底面和股骨距紧密相贴，而有些假体则依靠假体的股骨近端体柄部紧密连接防止假体下沉。

体、柄部是假体插入股骨干骺端及髓腔内的部分。按形状可分为直柄、弯柄、符合股骨解剖曲度的解剖柄等。解剖型股骨假体在干骺端有一后弓，骨干部有一前弓，与股骨的几何形状相应，所以有左右之区分。直柄型假体体部的横截面有椭圆形、楔形、菱形等多种设计，相应的柄部远端有圆形、楔形、菱形，有些假体柄部设计有纵型沟槽，可以防止假体旋转，也可以帮助骨水泥牢固附着。选择骨水泥型假体柄时要注意假体与骨之间应留有空隙，以便于填充骨水泥，一般以4mm为宜，骨水泥过薄容易造成断裂而发生假体松动。有的骨水泥假体柄设计有自锁孔，使骨水泥充填其间，以利于固定。生物型假体的体、柄部设计为股骨假体近端有多孔表面型和紧密压迫型。多孔表面的材料多使用钛铝矾合金和钴铬合金，而紧密压迫型假体材料现在研究多集中于生物活性陶瓷如羟基磷灰石。多孔表面可允许自身骨的长入，紧密压迫型是利用假体与骨之间紧压配合以达到生物学固定的目的，适合于较年轻的患者，不适用于骨质疏松症的患者。

特制型股骨假体主要用于恶性或良性侵袭性骨和软组织肿瘤施行保肢手术时，可置换整个股骨，即同时可置换髋和膝关节。也用于髋关节返修手术进行订制股骨假体，常常需要进行术前CT扫描和计算机扫描设计的CAD/CAM（计算机辅助设计/计算机辅助制造）技术。

髋臼假体可分为骨水泥固定、无骨水泥固定和双极型假体3种。最初用于骨水泥固定的髋臼为厚壁的聚乙烯帽，并在塑料里埋入金属线标志以便在术后 X 线照片上更好地判断假体位置。骨水泥固定髋臼适用于老年人和对活动要求低的患者，也可用于一些肿瘤术后重建及髋臼须广泛植骨时。由于骨水泥型髋臼假体的使用寿命不长，开始在年轻的、活动量大的患者中采用无骨水泥固定髋臼假体。无骨水泥固定髋臼假体整个外表均为多孔表面以利骨长入，用髋臼螺钉固定髋臼假体现在比较常见，虽然有损伤骨盆内血管和脏器的危险，但是它提供了稳定的初始固定模式。有的假体在外表设计有臼刺和棘，在一定程度上提供了旋转稳定性，但仍不如螺钉稳定。其间，聚乙烯内衬用锁定的方式贴近金属外壳中，内衬与金属外壳的偏心设计使关节获得最大的稳定性。

二、手术方法

（一）取髋关节后脱位的后外侧入路全髋关节置换术

后外侧入路是对后侧入路的改良。该入路可通过大粗隆截骨并将髋关节前脱位而向近端延伸。该入路还可向远端延伸，从后外侧显露整个股骨干。故我们在全髋关节初次置换和翻修术中均采用后外侧入路。

1. 手术技术

患者取伸直侧卧位，体位固定牢靠，以大粗隆为中心做一略呈弧形的切口。皮肤切口近端起自髂前上棘水平，沿平行大粗隆后缘的方向切开。切口向远端延长至大粗隆中心，然后沿股骨干切至大粗隆以远 10cm。从上方扩大股骨髓腔时须将切口上端充分延长，而从前下方处理和植入髋臼假体时须向远端做进一步显露。沿皮肤切口的同一平面切开皮下组织，至阔筋膜及覆盖于臀大肌上部表面的薄层筋膜。将皮下组织从筋膜表面向前、后各解剖 1cm 宽，以便缝合时易于确认该层面。在大粗隆中心表面沿皮肤切口切开筋膜。沿臀大肌纤维走行方向将其钝性劈开，电凝肌肉内所有出血点。向远端充分延长筋膜切口以显露股骨后缘的臀大肌腱附着点。

钝性分离筋膜前后缘与附着于该筋膜内面的臀中肌纤维。将湿巾或腹腔纱布垫缝于筋膜的前后缘以隔开皮肤，避免皮下组织干燥并收集术中产生的骨水泥和骨碎屑。于粗隆水平在阔筋膜下置入一 Charnley 型或类似大小的自动牵开器。分离粗隆滑囊并将其向后钝性剥离以显露短外旋肌群及臀中肌的后缘。需要注意的是，臀中肌的后缘几乎与股骨干成一直线，而其前缘则向前呈扇形展开。在进行后侧解剖时，髋关节保持伸直位。屈膝并内旋伸直的髋关节以紧张短外旋肌群。在闭孔内肌和外肌表面可扪及由此通过的坐骨神经。除非髋关节解剖紊乱，否则没有必要显露坐骨神经。

扪及梨状肌和闭孔内肌的腱性附着点，并在肌腱处缝标志线以便缝合切口时辨别层次。然后在其股骨附着处切断短外旋肌群，包括股方肌的上半部分。电凝沿梨状肌腱走行的血管及股方肌内的旋股内侧动脉终末支。向后翻转短外旋肌群，保护坐骨神经。然后，钝性剥离臀小肌和上关节囊之间隙。向上、下分别插入钝性板状拉钩或Hohmann牵开器，充分显露关节囊的上部、后部及下部。沿关节囊的股骨附着部将其彻底切开，切除显露的关节囊，或者牵开关节囊留作以后修补。切除髋臼盂唇。

如果需要，可在髂骨上方的儒骨上打一斯氏针，并在大粗隆上做一标记点。测量这两点间的距离，确定植入试模后的下肢长度。随后的测量均应将肢体放于同一位置进行。目前我们使用一种器械，可测量双腿和股骨偏距的长度。

屈曲、内收并轻轻内旋髋关节使之后脱位。在小粗隆水平股骨颈下插一骨钩，将股骨头轻轻从髋臼内提出。脱位时因韧带常从股骨头上撕裂下来，然而对于年轻患者，在将股骨头脱位之前可能需要将其切断。若髋关节不易脱位，勿用暴力内旋股骨，因为这样可致股骨干螺旋形骨折。将关节囊上、下部分尽可能向前做充分松解，切除髋臼后缘所有可能阻碍股骨头脱位的骨赘。如果在没有过度用力的情况下仍不能将髋关节脱位，则须先在合适的水平用摆锯将股骨颈切断，随后用取头器或将股骨头碎成几块后取出。假关节脱位后用一宽平牵开器将股骨近端移至切口外。切除粗隆间线处残留的软组织并显露小粗隆的上缘。

用电凝在股骨颈预定截骨部位标出截骨线，或用骨刀凿一浅槽。许多全髋系统都有专门的器械完成这一步骤，也可应用假体试模确定截骨水平。采用由术前模板测量确定型号的柄和颈长的试模。安置柄试模时与股骨干平行，并使股骨头试模的中心与患者股骨头中心一致。股骨颈截骨水平应与术前模板测量确定的小粗隆顶点至股骨颈截骨平面的距离相符。采用电动摆锯进行股骨颈截骨。如果截骨水平低于股骨颈外侧与大粗隆的交界部，则须做一纵向外侧截骨。在这2个方向截骨的交界处避免造成大转子切迹，否则粗隆容易发生骨折。分离连于股骨头上的任何软组织，将其从切口内取出。将股骨头置于无菌区以备自体骨移植。

2. 髋臼的显露和处理

将弯钳伸入腰大肌腱内游离前关节囊。用骨钩向前牵开股骨以拉紧关节囊。在弯钳两齿之间仔细切开前关节囊。在髋臼前缘与腰大肌腱之间插入一弯形板钩或Holunann牵开器。若该牵开器在腰大肌表面放置不当可造成股神经及邻近血管损伤。另在髋臼横韧带下放置一牵开器以显露髋臼下方。在大纱垫保护下，用直角拉钩牵开切口后方的软组织，以免压迫或过度牵拉坐骨神经。也可在髋臼后柱打入斯氏钉或Charnley钉隔开软组织。注意入钉的位置勿刺伤坐骨神经或影响髋臼的处理。向前、内侧牵开股骨并轻轻转动，确定将其置于何种位置髋臼显露最佳。如果关节囊完全切开后股骨仍不能向前完全牵开，就须将臀大肌的腱性附着处切断，将股骨上的腱端保留1cm以利术毕将肌肉缝回。完全切除髋关节盂唇及任何残留的关节囊。将软组织牵入髋臼并紧贴髋臼缘将其切除。应时刻保证刀片位于髋臼的范围内，以免损伤髋臼前、后的重要结构。沿髋臼的周边显露其骨性边缘，以利正确安装髋臼假体。用骨刀切除任何突出于真性髋臼骨性边缘以外的骨赘。

然后对骨性髋臼进行处理。对髋臼假体而言，无论是骨水泥还是无骨水泥固定，除去关节软骨和磨削髋臼这步是相似的。切除股骨头韧带并刮除枕区任何残留软组织。这一操作过程中，可能会碰到闭孔动脉分支的活动性出血，需要止血。在髋臼切迹以内触摸髋臼底。偶尔增生性骨赘完全覆盖了髋臼切迹，妨碍判断髋臼内壁的位置，用骨刀和咬骨钳除去骨赘以确定髋臼内壁，否则髋臼假体可能安装到过度偏外的位置。用保留骨屑的髋臼锉或 Mira 型髋臼锉磨削髋臼。从最小号臼锉开始，向内侧磨削但不要穿透内壁。反复检查磨削的深度确保内壁未被破坏，在此前提下多磨深几毫米可增加髋臼假体外侧的覆盖程度。

偶尔髋臼横韧带增生，须将其切除以使髋臼能容许较大的髋臼锉。将该韧带从其骨性止点处向前、后仔细切除。保持刀片勿切入过深，因为闭孔动脉分支从其下面通过，而且该区域的出血很难止住。随后使用的髋臼锉均须与髋臼开口方向保持一致。将股骨向前充分牵开，使锉不受阻挡地从前下方放入髋臼。若未能向前充分牵开股骨，则锉可能被向后挤压而造成髋臼后柱的过度磨削。以 1～2mm 间隔逐步增大髋臼锉的型号。反复冲洗髋臼以判断磨削程度和方向，确保髋臼周围均受到磨削。除去所有髋臼软骨后停止磨削，此时髋臼锉已切至髋臼边缘骨质内，髋臼已成半球形。显露有新鲜出血的软骨下骨床并尽可能保留软骨下骨。刮除臼底残留的任何软组织，并切除悬于髋臼周缘的软组织。寻找髋臼内软骨下囊肿并用小弯刮匙将其清除。用患者股骨头制成的骨松质屑泥填入囊腔并用小冲子压紧。

植入髋臼假体之前确保患者仍处于正确的侧卧位。如果用力向前牵开股骨已使骨盆向前旋转，则易将髋臼假体安装于后倾位，这样容易发生术后脱位。许多全髋系统有髋臼假体试模，可在确定最终植入假体之前放入髋臼，以确定其匹配程度、与周缘骨接触的情况及假体的骨覆盖程度，用试模也可使手术医师在最终植入假体之前对其安装位置有个印象。然后植入非骨水泥或骨水泥髋臼假体。

（二）非骨水泥髋臼假体的植入

假体型号由最后使用髋臼锉的直径来确定。如果髋臼假体与最后使用的髋臼锉大小相同，则假体与髋臼骨直接接触，但不具备内在稳定性，因此须用栓、钉或螺钉加以固定。如果假体比骨性髋臼大 1～2mm，则可达到紧压配合而具有较大的初始稳定性。向髋臼内打入过大的假体可降低髋臼骨与多孔表面间的匹配度并且假体不能完全坐于髋臼内壁，也可能造成髋臼骨折。

跨髋臼螺钉安装位置错误，则有损伤骨盆内外血管、神经的危险。临床上很实用的确定螺钉安装安全区的方法以两条线为基准，一条为髂前上棘与髋臼中心的连线，另一条为通过髋臼中心的、第一条线的垂线，从而将髋臼分为 4 个象限，前上、前下、后上和后下。在前上象限打入的螺钉若进入骨盆则靠近髂外动、静脉，相当危险。穿过前下象限的螺钉可损伤闭孔神经和血管。打入后上和后下象限的螺钉不会进入骨盆，但可能穿过坐骨切迹而危及坐骨神经末臼臀上血管。然而，当钻头和螺钉穿透时可在坐骨切迹附近摸到其螺纹，故可避免损伤上述结构。髋臼的后上象限最为安全，可在该象限内将超过 25mm 的螺钉拧入坚硬的骨质。应尽量避免在前上象限打螺钉。

手术技术：

将手术台置于完全水平位，确保患者维持完全侧卧位。显露髋臼周缘，牵开或切除任何可能在假体植入时带入髋臼的多余软组织。按厂商说明的方法在假体壁上钻出合适的孔洞以固定假体的栓或钉。将髋臼假体装配于全髋系统内的定位器上，明确定位器调整髋臼假体方向的方法，通常须将定位器上的定位杆调整至与地面平行或垂直来确定髋臼假体合适的外展角（或外倾角）。用定向器的延长柄，参照患者躯干轴线确定髋臼假体的前倾角（或前屈角）。臼杯的最佳外倾角为45°。如果采用偏心聚乙烯内衬，则可以略大的倾角植入金属臼，以使多孔表面与其外面的骨质更好地接触，同时借助于聚乙烯的偏心距可使安装好的髋臼假体的最终外展角在可接受的范围内。最佳前倾角为10°～20°。

如果股骨假体为解剖型设计，假体颈附带有前倾角，则可将髋臼假体的前倾角置于10°～15°，此时髋臼假体过度前倾可导致前脱位。压紧髋臼假体之前再次仔细检查其位置，因为取出或改变错位假体可能异常困难。假体边缘应与患者髋臼缘的角度极为一致，否则应仔细检查患者体位和植入器械的方向。将假体打入髋臼时应保持定位器的方向。当假体坐实至软骨下骨时，敲击的声音会发生改变。复查假体的位置，如果满意则可卸下定位器。通过假体上的孔隙探查软骨下骨，确保假体与骨质密切接触。如果两者之间仍有缝隙，则须进一步打紧假体。

如果用螺钉辅助固定，最好放在髋臼后上象限。用软钻及万向改锥从金属臼的钉孔中拧入螺钉。用导向器使钻孔位于金属臼钉孔的中心。如果钻孔偏心或过锐地成角，则拧入螺钉时其螺纹可咬合金属臼中钉孔的边缘，并且继续拧入螺钉时可将金属臼顶离骨床，这样就需要复位并重新打入髋臼假体。在髋臼后方2个象限，螺钉常可固定双侧骨皮质。此外，如果螺钉偏心拧入，则钉头将突出于钉孔并将阻碍内衬的植入。用一带角度的测深器确定螺丝钉长度，可首选6.5mm自攻螺钉。自攻螺钉入丝后，要用持钉器把持螺钉方向，万向改锥不能保持螺钉的拧入方向。确保螺丝钉帽完全坐于钉孔内并没于金属臼内表面下，以免阻碍聚乙烯内衬的完全嵌入。如果螺钉从髋臼后下象限打入，则应触摸髋臼后壁并将一手指置于坐骨切迹以保护坐骨神经。如果钻头出口离坐骨神经很近，可选用比测量长度稍短的螺钉或另选一钉孔。

如果必须从前区打入螺钉以固定髋臼，那么钻孔及拧入螺钉时须极为小心。用最短的钻头，钻孔时轻轻施压以免穿透对侧骨皮质时突然陷落。反复停钻并轻推钻头，确保其仍在骨质内。避免将测深器插入过深，该象限常用的螺钉长度为20mm或更短，除非螺钉可打入耻骨上支。

螺钉拧入后，测试髋臼假体的稳定性。假体和骨质之间应无活动。如果螺丝钉咬合不满意且固定不可靠，则应取出假体改用骨水泥固定。

用弧形骨刀切除突于髋臼假体边缘外的任何骨赘，尤其是前下缘。若该区域残留骨赘，在髋关节屈曲和内旋时可与股骨发生碰撞，使活动度减少并易致脱位。将金属臼内的所有碎屑冲洗干净。用技术手册中提供的固定方法安装聚乙烯内衬。确保聚乙烯内衬与金属外壳之间未嵌入软组织，否则可妨碍内衬完全坐于金属壳内及两者锁定装置的衔接。如果整套假体中有不同类型的聚乙烯内衬可供选择，则器械中常备有一套内衬试模。这样，可在安装试模并复位后确定金属臼内衬的偏心度和偏心旋转位置。偏距中心常置于上方或后上方。争取用最小的偏距获得满意的稳定性。

（三）骨水泥固定髋臼假体的植入

大多数假体表面带有数个预制的 PMMA 突起以保证假体周围形成一层 3mm 厚的骨水泥套。虽然有些设计使聚乙烯臼带有偏心距或边缘隆起，但其假体不是组配式，必须作为一个整体植入。因此，必须在用骨水泥固定假体之前选定偏心的旋转位置。目前，仍在使用无占位突起的全聚乙烯髋臼假体，因此在植入时应倍加小心，以保证在其周围维持均匀的骨水泥套。全聚乙烯臼常仅有几种尺寸，故随髋臼大小的不同，其周围骨水泥套的厚度也不同。但骨水泥套的厚度应维持在 3mm 左右。假体的大小既可用聚乙烯臼外径表示，又可用聚乙烯臼外径加上 PMMA 占位突起垫的距离表示，通常这可使假体外径增加 6mm。磨削后髋臼的大小应与包括占位突起垫在内的假体外径一致，否则假体不能完全坐入髋臼。

1. 手术技术

将手术台完全置于水平位。显露髋臼周围的骨性边缘。将股骨向前充分牵开，使假体能毫无阻挡地植入髋臼。再次检查假体定位器，确认其将假体调整至正确位置的机制。当然也应确保定位器能容易地从假体上卸下，不至于将假体从正在聚合的骨水泥中拔出。用试模判断假体植入理想位置后的匹配度及骨性覆盖程度。注意观察试模边缘与骨性臼缘的关系，以便最终用骨水泥固定假体时能达到同样效果。将要植入的假体安在定位器上，以便调和好骨水泥后能立即安装假体。勿使假体表面沾染血液或碎屑，否则会影响骨水泥 - 假体界面。

在髂骨和坐骨软骨下骨板上钻多个 6mm 孔以利骨水泥嵌入。也可在髂骨和坐骨处钻几个 12mm 孔，在两者之间另钻 6mm 孔。勿在髋臼内壁上钻孔以免骨水泥进入盆腔。用植骨或小钢丝网堵塞内壁上的任何穿孔。刮除钻孔内松动的骨质，脉冲冲洗除去髋臼表面的碎屑和骨髓。彻底擦干髋臼，用多枚蘸有外用凝血酶或 1 ： 500 000 肾上腺素的吸收性明胶海绵小拭子止血。

髋臼较小者仅调 1 袋骨水泥，而髋臼较大者或使用骨水泥枪注入骨水泥时须用 2 袋骨水泥。用真空搅拌或离心的方法减少骨水泥中的气泡。在成团早期，将骨水泥注入髋臼。如果骨水泥经过冷处理或在非常低黏度状态下注入髋臼，骨水泥将溢出髋臼且难以加压。在注入骨水泥前立即擦干髋臼并用一小吸引管吸净固定孔。首先，将骨水泥注入每个固定孔。用带小密封垫的骨水泥注射管嘴对每个孔进行加压。将枪内的骨水泥注入髋臼的其余部分。然后，对髋臼内骨水泥的主要部分进行加压。撤除加压装置后，仔细擦干在骨水泥表面积聚的所有血液或其他液体。

有些类型的骨水泥，如 Palcos，不经过低黏度状态，不易用骨水泥枪注入。这种骨水泥最好以"面团"形式手工填入。在处理骨水泥前更换外层手套。当团状骨水泥不再黏附干燥的手套并且表面轻微起皱时将其填入髋臼。用手指将小团骨水泥填入预备的每个固定孔内，将剩余骨水泥在髋臼表面抹匀，然后加压。用干纱布除去骨水泥表面的所有血液。

然后，用合适的定位器植入髋臼假体。将臼杯的顶点置于骨水泥团的中央以使骨水泥分布均匀。注意假体边缘与髋臼骨性边缘的关系应与髋臼试模所确定的位置一致。如果没有占位垫则应避免过度挤压，否则臼杯会过度内陷，顶在髋臼壁而使骨水泥套出现连续性中断。骨水泥开始聚合时应保持定位器静止不动。当骨水泥达到合适硬度时可小心卸下定位器。撤除定位器时须用器械稳固假体边缘。更换球形挤压器；顶住臼窝并保持压力直至骨水泥完全硬化。修整假体边缘溢出的骨水泥，并清除所有的骨水泥碎屑。

骨水泥完全硬化后，用挤压器在新植入假体周围多处推压以检查其稳定性。如果发现有任何活动或有血液或小气泡从界面溢出，则提示假体松动，必须取出并重新置换。清除突出于边缘外的任何残留骨赘或骨水泥，否则可致撞击和术后脱位。

2. 股骨的显露和处理

在髋臼深部放置一大纱垫以保护髋臼假体并挡住处理股骨和植入假体时产生的碎屑。极度内旋股骨，使股骨与地面垂直以显露股骨近端，使膝关节下垂并向近端推压股骨。为使股骨近端从伤口内伸出，可在其下方放置一宽平的牵开器并将股骨近端向上撬起。牵开臀中、小肌后缘，显露梨状窝，并在处理和植入股骨假体时避免伤及前者。彻底清除股骨颈后外侧的残留软组织。切除股骨颈外侧和大粗隆内侧的残留骨质，以便进入股骨髓腔的中心。若该区域骨质切除不够，则可能导致植入的股骨柄过小且植入后成内翻位，并可能致股骨外侧皮质穿透及股骨干或大粗隆骨折。如果股骨近端骨皮质薄或因原有内固定物或病变出现应力集中区，可在小粗隆水平以上绕股骨环扎钢丝以避免意外骨折。

（四）非骨水泥股骨假体的植入

具有良好骨质的年轻患者是股骨假体非骨水泥固定的最佳选择。重柄型股骨假体要求使用直的、全长开槽的髓腔钻，而解剖型假体则常须用软钻处理股骨髓腔以适应柄的轻微曲度。一些锥形设计的股骨柄仅须对髓腔进行推削。可手动扩髓，也可使用低速动力钻；采用手动扩髓不易发生意外穿透股骨皮质的情况。仅应采用制造商提供的器械处理股骨，以使髓腔与将要植入的股骨柄的形状精确匹配。依据术前的模板测量选定柄的大小，准备植入。

手术技术：

显露股骨近端。在对应于梨状窝的位置插入最小号的髓腔钻。插入点位于股骨颈截骨面的略后外方。插入点定位错误则不能进入髓腔中心。髓腔钻尖端插入后，将手柄向大粗隆方向外偏，并向股骨内侧的方向钻入。若该操作无法完成，则须追加切除大粗隆内侧部分骨质，否则股骨假体植入后会发生内翻。总之，必须在大粗隆内侧面开一凹槽才能按正确的轴线进行扩髓。将髓腔钻插至预定点。多数髓腔钻有刻度，可以大粗隆顶点或股骨颈截骨平面为标志确定其钻入深度。逐渐增大髓腔钻的直径，至感觉磨削到坚硬的骨皮质为止，判断髓腔钻在腔内的轴向稳定性，钻头顶端不应在任何平面发生倾斜。如果采用广泛多孔涂层直柄型假体，应磨削股骨干部髓腔，使假体柄有 10～40mm 的长度能在骨干内紧密压配，但髓腔的磨削直径应比柄的圆柱形远端小 0.5mm，这可使柄的远端在髓腔内得到紧密压配。

然后处理股骨近端。用精确的髓腔锉清除股骨颈内侧残留的骨松质。从比预选假体柄至少小二号的锉开始。切勿使用比最后一次扩髓用的直钻或软钻大的髓腔锉。在插入过程中，将锉的手柄推向外侧，以确保去除外侧足够的骨质，避免假体柄内翻位。旋转髓腔锉以控制前倾。采用后侧入路时，锉的内侧须转向地面。

调整髓腔锉，使其与患者股骨颈的轴线精确匹配。勿将锉过度前倾，这将导致能插入的假体柄偏小并且旋转不稳定。将锉小心打入髓腔的过程中须准确控制其前倾；至少应将其锯齿缘打入与股骨颈截骨面平齐的深度。保持完全相同的方向和旋转度，逐渐增大髓腔锉。平稳地锤击髓腔锉，随着每一次锤击髓腔锉轻微前进。若前进受阻，切勿使用暴力，应再次检查锉的型号、远端扩髓程度及锉的方向和旋转度。锉齿可能卡在股骨颈后侧坚硬的骨皮质上，此时可用咬骨钳或高速磨钻仔细清理阻挡区域。

最后使用的髓腔锉应在髓腔内达到轴向稳定且平稳锤击时不再前进。锉的锯齿缘应处于股骨颈预先的截骨平面，或者，当采用带颈领的假体柄时恰好低于预先的截骨平面，以利于对剩余股骨颈进行精细处理。判断锉在髓腔内的匹配情况，髓腔锉应与大部分髓内皮质密切接触，特别是后侧和内侧。采用直柄假体时，髓腔前缘可能残留薄层骨松质；相反，解剖柄常填充该区域。如果锉看上去能够完全填充髓腔，几乎无骨松质残留，用手试着将锉向后旋转，估计锉的旋转稳定性。如果有扭矩扳手，可用其施加 180 inch-pounds 的后倾扭矩。仔细检查锉在股骨髓腔内有无松动。如旋转活动明显，则应选用大一号的假体柄，同时用大一号的髓腔钻做远端扩髓及髓腔锉锉宽髓腔，直至髓腔锉可完全填充股骨近端，并达到充分的轴向和旋转稳定。

当达到充分稳定后，最后修平股骨颈截骨面。多数全髋系统有精确的平台链，可装配在髓腔锉的耳轴上。如果选用带颈领的柄，必须精确处理股骨颈，而采用无领柄时该步骤可选。股骨颈的最终截骨面应与术前模板确定的小粗隆上方截骨平面一致。

选择术前模板测量所确定的股骨头颈试模。多数全髋系统中的头颈试模均可安装在与髓腔锉柄相连的耳轴上，否则，须要使用适配不同颈长的柄试模。根据大粗隆顶点高度评判股骨头中心位置，并与 X 线模板测定的平面做比较。

如果颈长满意，冲净髋臼内所有的碎屑。髋关节略屈曲，牵引下肢，轻轻将股骨头提过髋臼上缘和已植入聚乙烯内衬的隆起部。如果复位困难，检查有无残留紧张的关节囊，特别是前关节囊，若有则应将其切断。如果仍不能复位，则须改用颈长较短的试模，并将内衬隆起转至另一位置或将其全部去掉。另外，可用一带塑料垫并与股骨头相匹配的挤压器将头推入髋臼。注意髋关节复位时勿过度用力或过度扭转股骨，否则可发生股骨骨折。据此前钉在髋臼附近的斯氏针来判断肢体长度，并做相应调整。

各方向活动假关节，注意在极度位置时股骨与骨盆间或假体之间有无发生碰撞的区域。如果髋臼、大粗隆或股骨颈前方的骨赘或骨水泥未清除，则髋关节屈曲、内收和内旋时可发生碰撞。同样，若外旋时发生碰撞则须切除大粗隆后方、髋臼缘或坐骨的骨质。如果假体颈与聚乙烯内衬的突出部碰撞，则稍转动其位置或完全将其取出。关节在以下情况时应是稳定的，即完全伸直并外旋40°，屈曲90°并至少内旋45°，屈曲40°时内收并轴向加压（所谓的"睡觉体位"）。如果髋关节很容易脱位并且股骨头牵离髋臼超过数毫米（所谓的 Shuck 实验），则应改用加长颈。若使用加长颈后下肢过长，如有可能则改用偏距较大的假体柄。改用这种假体可减少骨性碰撞并增强软组织张力，使下肢不致过长；宁可选择下肢轻度延长也不能冒髋关节不稳定的危险。如果髋关节不能完全伸直，应改用短颈假体，若术前存在严重的屈曲挛缩，则松解任何紧张的残留前关节囊组织。如果髋关节的稳定性可以接受，注意聚乙烯内衬试模上突出的部位，屈曲、内旋髋关节使之再脱位，并将股骨头轻轻从髋臼内提出。卸下试模和髓腔锉，或使用组配式聚乙烯内衬，此时可安装最终选定的假体。

再次显露股骨近端，清除股骨髓腔内的任何碎屑，勿损坏已处理好的骨床。植入大小合适的股骨假体。手将假体柄插入完全坐实前几厘米范围内，确保假体维持在髓腔锉所确定的前倾角度。然后，用全髋系统中提供的打入器或带塑料垫的挤压器将柄轻轻击入髓腔，用均匀的力量将假体击打到位。假体接近完全到位时，每击打一次前进的幅度会变小。勿用暴力打击假体，否则可致股骨骨折。当每次锤击假体不再前进时，植入完成。假体柄接近最终到位时击打的声音常发生改变。

偶尔假体会无法坐至股骨颈截骨平面。如果使用带颈领的假体，其颈领未能与骨质完全接触，宁可让其稍偏高也勿冒股骨骨折的风险；采用无颈领假体时，偶尔也可发生假体过度深入髓腔，超过髓腔锉所达到的平面几毫米。出现这些情况时颈长会改变，应再次试行复位以确定最终颈长和关节稳定性。

用旋转和牵引力检查植入假体柄的稳定性。如果柄确实不稳定，则须决定其能否进一步打入或更换大号的柄。若柄的稳定性仍然成问题，应改用骨水泥固定。仔细检查股骨颈和大粗隆部位，排除柄植入过程中可能发生的骨折。如果在柄打入过程中发生骨折，应立即停止操作。向远端完全显露骨折，取出假体柄，否则可能低估骨折的程度。若仅为小粗隆以上的不全骨折，可在小粗隆上方绕股骨做一环扎钢丝固定。再次植入假体柄，并确保环扎钢丝在假体植入到位时绷紧，重新判断植入柄的稳定性。如果骨折已延伸至小粗隆以下，则须更换更大范围远端固定的长柄假体。大粗隆发生骨折并不稳时可按粗隆截骨的方法固定。

清除假体颈 Morse 锥部的碎屑并仔细擦干。将大小和颈长合适的假体头安装于柄的耳轴上，并用带塑料垫的挤压器轻锤几下将其锤紧。只能用专门设计与柄配套的股骨头。确保股骨头与髋臼假体的型号一致。清除髋臼内的碎屑并再次复位髋关节。确保无软组织嵌入关节内。全方位活动关节，证实人工关节的稳定性。

第五章　脊柱内固定技术

第一节　枕颈内固定技术

一、临床解剖

（一）枕颈部后侧入路

后侧入路到达枕颈部是这一区域融合中最常用的显露方法，通过这种显露，有或无内固定均可达到枕颈部融合。后侧入路首先是通过做一从枕骨至颈椎中段水平的纵行切口，然后通过解剖颈背筋膜及椎间韧带，自骨膜下将附着在枢椎的头长肌、头半棘肌等剥离，显露椎板和棘突；枕骨部皮肤沿中线切开，并在骨膜外或骨膜下切割枕肌，直达枕骨大孔后缘。根据须要，有时沿切口方向将枕肌连同骨膜一并切开，用骨膜剥离器向两侧推开，直至枕骨大孔后缘时，先用手指触及大孔边界，再仔细剥离。施行显露时，务必保持动作轻柔和准确，切勿用力过猛。并注意C1后侧部分比C2靠前，因此必须在正中线附近操作；同时应将 C1 后弓显露至中线两侧 1 ～ 1.5cm，以避免对椎动脉的损伤；另外，切勿用力按压或摇动寰椎后弓，以避免损伤脊髓。后路显露的并发症主要包括：可能造成的椎动脉损伤；同时若操作时偏离正中线太远，也可引起支配后侧头皮的神经损伤和静脉丛破裂；另外，在减压过程中，须注意避免直接接触脊髓，否则会导致呼吸衰竭，甚至死亡。

（二）枕骨

枕骨位于颅的后部，呈勺状，是颅后窝基底部的重要组成部分。枕骨的前下部是枕骨大孔，此孔后上方的贝上项线壳形骨板即为枕鳞，其内面凹，外面凸。枕鳞外表面的中部有一骨性突起即枕外隆凸，枕外隆凸向外侧延伸的骨崤为上项线，向下延伸的骨崤为枕外崤，枕鳞的内面毗邻硬脑膜静脉窦和脑组织。枕骨的结构特点为枕骨螺钉内固定提供了解剖学基础，同时也增加了手术的危险性。

对于枕部螺钉固定的位置，现有内固定主要集中于枕骨大孔后上方枕鳞及其邻近区域，要求枕骨骨质厚度大于8mm，最少也要有6mm。但枕鳞周围骨质厚度个体差异较大，最薄时不足2mm，因此，临床上枕颈融合内固定后枕骨螺钉脱出现象比较常见。另外，枕鳞周围枕骨内板区域有汇窦和横窦分布，一旦损伤容易造成出血，甚至可致硬膜外血肿形成。

窦汇位于枕内隆凸处，向前外侧延伸为左右横窦，走行于横窦沟内，右侧常大于左侧，窦汇的体表投影与后正中线基本一致，横窦的体表投影与上项线的关系左右有差异，左侧主要位于上项线下方，右侧主要位于上项线水平。术中在上项线水平处钻孔，要特别小心，钻头的深度不超过10mm和选择12mm长度的螺钉，是可以避免损伤静脉窦的。

目前主要采用独立枕骨板，正中矢状位枕骨最厚，螺钉多固定此位置，且多采用单皮质螺钉固定，因此，损伤窦汇和左右横窦的机会也大大降低。

二、枕颈内固定术的类型

枕颈融合术具体的手术方法有很多，理想的枕颈固定融合术既要求固定可靠，又要求颈部固定的节段尽可能短，同时又要有充分的植骨区。

（一）钢丝（缆）固定

钢丝（缆）固定在20世纪60年代后期出现，早期枕颈融合术主要足用钢丝或钢缆固定植骨块，术后须要辅助确实外固定。

钢丝固定技术手术方法描述如下：常规后路手术显露，在枕骨粗隆上2cm处中线两侧，各钻一直径约7mm的骨孔，深度仅穿透外层骨板；之后采用成角乳突刮匙将其贯通成一隧道，可避免在颅内硬膜外穿越钢丝，造成神经组织损伤；同时在枕骨隧道内贯穿20号钢丝，用钢丝捆扎寰椎后弓，在枢椎棘突上打孔，贯穿钢丝；并于髂后上棘处取约8cm×5cm骨块植骨（应有足够的长度和厚度来确保植骨融合的范围和植骨块的强度，通常取全厚髂骨块），分别在髂骨上钻孔，结扎钢丝固定；如患者为不可复性寰椎前脱位伴脊髓压迫者，或须行寰椎后弓切除者，则可于枕骨粗隆及寰枢椎处利用高速磨钻或骨凿，将骨皮质打成粗糙面，准备植骨床。如果进行枕骨开孔部减压，则在枕骨打孔周围骨质钻孔，进行钢丝固定。

钢丝固定方法虽然简单，但钢丝、钢缆要进入枕骨以及椎板下，有伤及脊髓、脑干的可能。且各种钢丝、钢缆固定技术系一维固定，在中和旋转和水平作用力上效果不佳，不够牢固，植骨块易移位、骨折等。因此，术后须长期头颈胸石膏外固定或Halo架外固定，时间为3～6个月，增加了患者的痛苦，延长了术后康复时间，易出现假关节形成，不融合率达3%～25%。

（二）金属棒－钢丝固定

将5.0mm金属棒（一般为Luque棒）弯曲成倒"U"形或"O"或其他形状，手术时在枕骨的外板钻孔，将形棒的底或"O"形棒的一端以钢丝固定于枕骨，而另一端通过椎板下钢丝固定于颈椎的棘突或椎板上。同时通过棘突间或椎板下钢丝捆绑至金属棒上，并融合后路上颈椎节段，推荐应 2～3 个节段被融合在一起以获得稳定的构建。

虽然此类固定的强度较通过钢丝直接固定植骨块要强，但钢丝与金属棒之间不可能做到紧密咬合，其间难以避免还有一定的活动，所以植骨不愈合在所难免。另外，也存在钢丝固定须行椎板下穿钢丝，进入颅内等风险。

应指出的是，在儿童枕颈固定时，由于骨质发育未成熟，采用螺钉固定等无法获得良好固定效果时，钢丝固定不失为一种选择方法。

（三）钉－板系统

枕部的固定是非常必要的，固定必须坚固且能够抵抗剪切、旋转力和轴向的载荷，这样可以防止头颅塌陷。在上颈椎后部结构已切除或不够充分的情况下，枕部钢板固定可能会提供较好的保障。钢板应精确塑形，使钢板最大限度地与枕骨接触，但是必须避免将钢板折成锐角，以免钢板的强度减弱，随后发生破坏和断裂。通过临床试验，某些作者推荐使用枕部单皮质螺钉，另外一些则偏向于使用双皮质螺钉。具体该使用哪种，应该将静脉窦或硬膜穿破的危险与坚固螺钉固定的优点综合考虑。须要指出的是，颅骨的内板较薄，相对较弱，双皮质螺钉并不会增加多少稳定性。颅骨越近中线越厚，因此，很多钢板都向中线弯曲以利用这部分增厚的颅骨，达到更牢固固定的作用。

枕颈固定钢板全长 9.5cm，为了增加抗弯强度，中间 5.2cm 长一段钢板增厚为 7mm，并有 105° 弯曲，以适应正常的枕颈弧度，两端长度分别为 2.6cm，厚度各为 3.5mm。枕颈端分别有 3 个螺孔，通过螺钉将钢板固定于枕骨及 C2、C3 关节突上。但由于钢板的尺寸及螺钉孔的位置固定，手术时有一定的难度。

AO 侧块钢板设计的主要目的是用于颈椎的后路融合，但临床上也被用于枕颈融合术。其上段用螺钉固定于枕骨，下段以 G/Q 经关节螺钉及（或）侧块螺钉固定，或椎弓根螺钉及侧块螺钉固定。

（四）钩－棒系统

枕颈 CD 是一倒"U"形的结构，其环状部为 2mm 厚的马蹄形，其上有 5 个用于螺钉固定的圆孔，直部是粗糙面 CD 棒，借助普通胸椎椎板 CD 钩将棒部固定于颈椎的椎板上（一般固定于 C2 椎板的上缘及 C3 或 C4 椎板的下缘），环用 3～5 枚直径 3mm，长12、14 或 16mm 的皮质骨螺钉固定于枕骨上。棒与环之间有 110° 的成角，手术中可根据具体情况以折弯器调整此角度。左右两棒间以横杆相连。枕颈 CD 与枕颈的固定是通过皮质骨螺钉及椎板钩完成的，其固定强度明显高于其他内固定。椎板的固定通过 CD 钩完成，钩与棒之间可以通过滑动来完成。另外，由于横向连接杆的应用，其固定的抗扭转力也大大提高。

枕颈 CD 由钛合金制成，由左右各一的两根棒状结构组成，棒的枕部与颈部之间可调节角度，枕部通过螺钉固定于枕骨，颈部通过椎板钩固定于 C2 ～ C4 椎板，通过横向连接器将左右两者连接在一起。

（五）钉－棒系统

钉-板系统和钩-棒系统的适应性较差，钉-棒结构与枕颈 CD 的不同在于：其为左右独立的两件，上段为板状，下段为圆棒，可通过螺钉固定在侧块上，其固定强度有较大的提高，且操作上也更为方便。有多家公司均设计了钉-棒系统，更加便于临床选择。

（六）独立枕骨板设计

枕颈内固定技术最大的一个进展就是独立枕骨板的设计。由于枕骨部在枕外隆凸周围的骨板较厚，采用板设计，以螺钉固定，具有更好的适应性，且低切迹，因此临床上较受欢迎。而独立枕骨板设计就是充分发扬枕骨板固定的这个优点，将钢板设计固定为一个独立的部件，以螺钉固定于枕骨，并以锁定装置将圆棒锁定，与颈椎固定装置实现纵向连接。因此，该内固定系统适应性更强，操作更为简便。目前较新型的枕颈内固定系统基本上采用这种设计。

目前临床上各公司提供的枕颈内固定系统，一般都扩展到下颈椎以及上胸椎应用，枕背部多采用枕骨板及螺钉固定，颈椎固定多选择为寰椎经椎弓根（侧块）、枢椎经椎弓根（峡部）及下颈椎侧块螺钉固定，再通过圆棒塑形后连接固定。

三、手术操作

（一）Cervifix 内固定术

1. 器械介绍

Synthes 公司产品属于钉-棒结构，早期产品在颈椎固定时，螺钉与棒之间须要通过连接块固定，因此操作上较为烦琐。如扩展至颈胸交界区则须要额外连接块连接不同直径的棒。改进型为 Axon，采用后开口的万向（多轴）螺钉进行颈椎的固定，操作简便，且生物力学固定效果更佳。

2. 操作步骤

如图 5-1 所示。

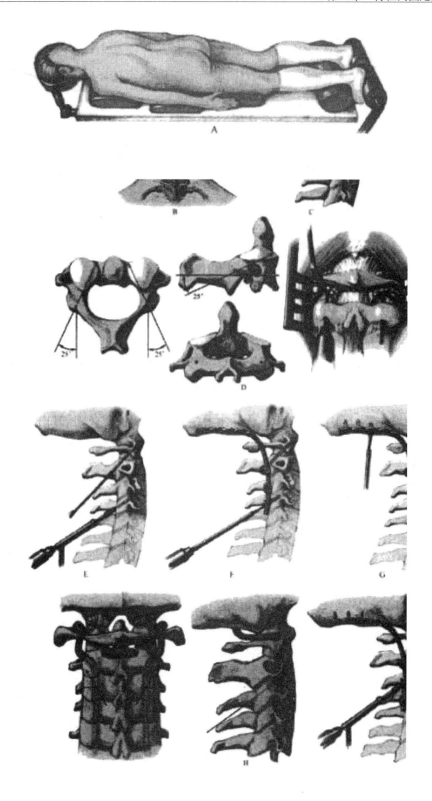

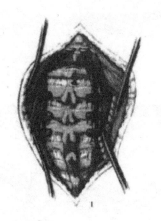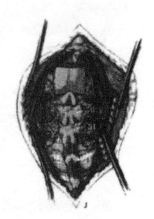

A. 体位。B. 切口。C. 模棒测量枕颈角度。D. C1～C2 经关节螺钉固定。E. C4 侧块螺钉固定。F. 置入连接棒后颈椎部固定。G. 枕骨螺钉固定。H. C3 侧块螺钉固定。I. 完成所有枕颈螺钉连接固定。J. 局部植骨融合，完成手术

图 5-1　Cervifix 内固定手术操作步骤

（二）Sμmmit SI 内固定术

1. 器械介绍

Depuy Spine 产品，系早期 Sμmmit 枕颈固定的改进型，主要特征是采用独立枕骨板。枕骨板分为 T 形和倒 Y 形，T 形或倒 Y 形纵向部分有螺孔，可固定于枕外隆凸下后正中嵴，而板背面设计成 5°向前角度，可与局部骨性解剖相匹配。双侧连接棒之间距离在小号枕骨板为 31mm，中号为 37mm，大号为 45mm，可根据患者实际选用。

2. 操作步骤

如图 5-2 所示。

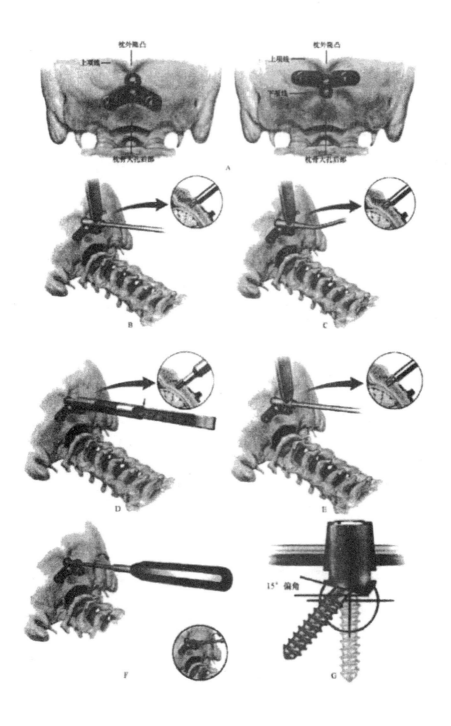

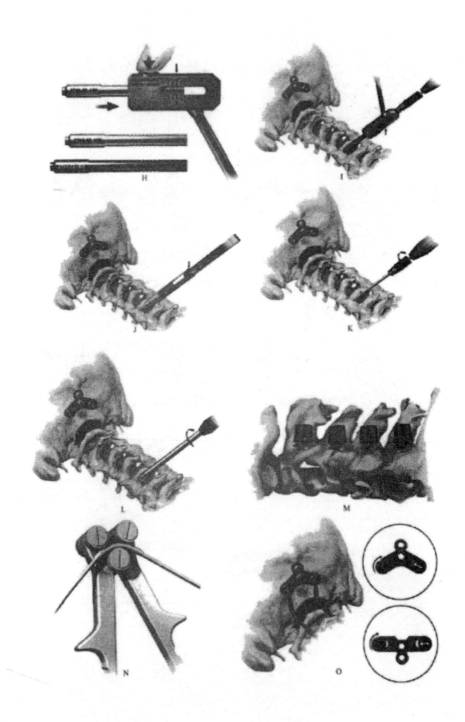

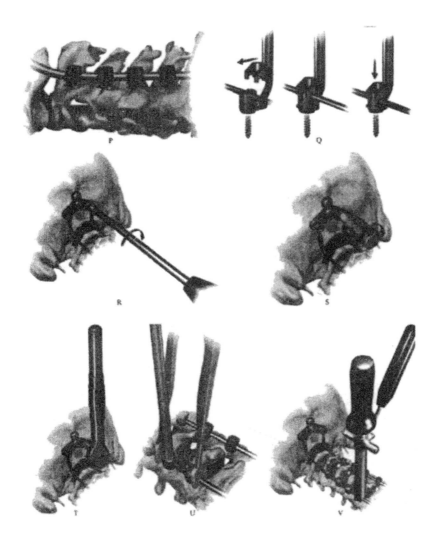

A. 枕骨板置于合适位置。B. 8mm 固定长度的直钻钻孔。C. 8mm 固定长度的角度钻钻孔。D. 测深并探查骨道。E. 丝攻。F. 置钉固定。G. 颈椎固定螺钉, H. 调节钻头长度。I. 钻孔。J. 测深及探查。K. 丝攻。L. 置钉。M. 完成颈椎置钉。N. 弯棒。O. 置入连接棒于枕骨板上。P. 置入连接棒于颈椎螺钉螺头内。Q. 借助工具复位。R. 螺母固定。S. 紧固螺母方法一。T. 紧固螺母方法二。U. 必要时颈椎压缩或撑开。V. 抗扭力下紧固颈椎螺母

图 5-2 Sμmmit SI 枕颈内固定手术操作步骤

（三）并发症

枕颈内固定术轻微潜在并发症包括伤口感染、血肿形成、硬膜撕裂及脑脊液漏等。由于枕颈固定后头颈部僵硬，可以限制患者俯视地面以及导致行走困难，同时也会导致患者后仰躯干去看周围世界以及观察与其对话交流的人，这是多数枕颈内固定术后患者经常抱怨的最大不适。较重的潜在并发症包括脊髓损伤、神经根损伤、枕骨螺钉穿破后小脑损

伤、后颅窝血肿、脑膜炎、螺钉位置不正导致椎动脉损伤以及须要再次手术的假关节形成。现代枕颈内固定系统的应用，并发症发生率（轻微和较重并发症）在 12% ～ 30%。

手术并发症预防的最主要方法关键在于术前详细评估，尤其是了解预定螺钉固定部位的骨质情况，确定较为适合患者个体情况的手术预案，既有主方案，又有几项备选方法，根据术中变化，适时调整，以获得更好的结果。

第二节　寰枢椎前路内固定术

齿突骨折是常见的颈椎骨折类型，占颈椎骨折的 10% ～ 20%，是一种累及寰枢区稳定性的严重损伤。损伤原因多为头顶部或者前额受到打击。由于 C1 ～ C2 关节的力学特性，齿突骨折通常导致寰枢椎不稳，使患者处于急性或者延迟脊髓损伤的高风险境地。

一、骨折类型

目前临床广泛采用 Anderson-D'Alonzo 分型，其根据骨折线的解剖部位，将齿突骨折分为 4 型：Ⅰ型：齿突尖部撕裂性骨折，为附着在齿突尖部的翼状韧带牵拉所致骨折，临床较少见，伤后一般无严重症状，由于齿突横韧带完整，通常对寰枢关节稳定无明显影响。Ⅱ型：齿突基底部骨折，齿突与枢椎椎体连接部骨折。Ⅲ型：骨折骨折面积小，有较高的不稳定性，齿突髓内及上、下行滋养血管损伤，骨折不愈合率达 35% ～ 85%。Ⅳ型：通过枢椎椎体的齿突骨折，骨折线波及枢椎椎体的松质骨。对深Ⅲ型齿突骨折，由于骨折部位为面积很大的松质骨，骨折较易愈合。浅Ⅲ型骨折治疗同Ⅱ型骨折。

二、齿突的解剖

枢椎结构较寰椎复杂，是枕寰枢区的运动枢纽，齿突是其主要特征，齿突颈部实为横韧带压迹。齿状突的顶端称为齿状突尖，有齿状突尖韧带附着。齿状突后外侧方有两粗糙骨结节，翼状韧带附着。其基底部较细，骨皮质较薄，松质骨较疏，是齿突的薄弱和易骨折部位。

齿突血液供应和韧带的作用是影响齿突骨折愈合的主要因素。齿突血供较为复杂，较固定的动脉血供由 2 个来源的 3 组动脉组成：前升动脉、后升动脉、裂穿动脉（水平动脉）。前两者来源于椎动脉，后者来源于颈内动脉。前升动脉成对，在 C2 和 C3 连接水平起源于自椎动脉的前内面，在 C2 和 C3 椎间孔处上行于颈长肌深面，在枢椎椎体前面中点处双侧吻合。后升动脉成对，较前升动脉粗，从椎动脉后内侧面发出，向上行于枢椎关节突与椎体间沟内。裂穿动脉由来源于颈内动脉上段的许多小血管组成。它们行于双侧咽后裂，在枢椎齿突基部的相对水平与前升动脉吻合。上部吻合稀疏，基底部吻合致密。

三、生物力学

（一）寰枢关节运动与齿突

C1～C2关节是脊柱最复杂的关节之一。其允许产生大范围的运动，却可以保护脊髓。大约50%的颈椎旋转运动发生在这个关节。旋转运动围绕齿突进行，局部独特的解剖有助于进行这种运动。C1和C2侧块的关节面在矢状面上有凸起，从外向内往上倾斜。关节囊韧带较为薄弱。

强大的后方韧带缺如，强大的黄韧带被很薄的寰枢及寰枕覆膜取代，椎间盘以及限制作用的纤维环也完全缺如。当C1在C2上旋转时倾斜关节面允许C2往上抬起。这个允许在连接齿突和枕骨的翼状韧带紧张前有更大弛张，如果关节面是水平方向，则就会限制这个运动。另外重要的适应性发育是脊髓的空间较为宽敞，瞬时旋转轴IAR接近脊髓，以及椎动脉在侧方形成弯襻。这些解剖特性就允许旋转而不会出现神经和血管的损害。前后方向的位移理当限制以保护脊髓。这个作用由齿突来实现，齿突被C1前弓和横韧带限制在C1环的前部。

齿突切除后生物力学改变显著，屈曲活动度增加70.8%，后伸增加104%，侧屈增加95%。中性区几乎单独贡献了活动范围增加量。有趣的是，轴向旋转并无显著增加，尽管通常紧临齿突中心的瞬时旋转中心变得弥漫，这反映齿突切除后关节运动变成了无章的以及高活动性的运动。同时也观察到位移显著增加，平均前后移位、侧方移位以及头尾向移位分别为12.7mm、6.7mm和2.0mm。

横韧带断裂或者齿突骨折都可以导致不稳，患者具有在生理载荷下保护脊髓免于损伤的能力。即使在X线检查屈伸位上未见不稳，则可能其他支持结构保护作用以及应力相对较小，但是这种支持结构并不具备抵抗较大外力的能力，如跌跤或者低速撞击车祸等轻微创伤所经受的外力。如果不稳纯粹因为骨性结构破坏而引起，可以采用外固定达到骨折愈合；如果横韧带断裂，则必须通过内固定及植骨达到骨融合。

齿突骨折的生物力学研究已经证明，解剖复位极其重要，可以在骨折部产生加压作用。测试表明，3.5mm单枚皮质骨螺钉固定能达到骨折前齿突强度的50%。因此，大过骨折的稳定性是解剖复位以及骨折端加压后骨折床之间密合增强而达到的。

齿突肩部的骨皮质较厚，而齿突中部及基底部有较多的骨小梁。枢椎的前下缘在前纵韧带连接部也有较厚的骨质及皮质骨。这些解剖特点要求准确置入齿突螺钉，才能获得最大的生物力学固定效果，最大限度减少螺钉切出的风险。在骨质不良的老年患者更是如此。必须选择齿突前路螺钉的入钉点位于C2前下方皮质骨边缘和终板交界部，合适螺钉角度，螺钉尖穿出点在齿突尖的密质骨区。入钉点太高（到C2前皮质）导致风险提高，由于杠杆作用，螺钉易从 C2 椎体切出。

（二）齿突螺钉固定的生物力学

基本上齿突螺钉有两种类型：部分螺钉和全螺纹。每一类型又包括实心及空心。这两种螺钉的主要差异是获得骨块段骨块加压的方式上。骨折端加压时骨折块之间更佳适配，有助于抵抗变形外力，促进骨愈合，强化内固定的稳定性，降低内固定疲劳或切出的风险。中空螺钉理论上可以降低丝攻及螺钉置入时偏离原先导针道的风险，但在钻孔及丝攻时，要特别注意保证导针不会随之进入，如果未及时发现，有可能进入脑干引起损伤死亡。

部分齿突螺钉有一光滑螺杆，螺钉只有前部有螺纹。在这种情况下，须要在 C2 椎体近端以及远侧齿突骨折块内钻一孔道，在这个步骤时，须要实时影像学监控观察正确角度以及维持解剖复位。理想状态下钻头要穿透齿突尖的骨皮质，这对于获得更佳的齿突骨折块固定是非常重要的。

要选择合适的螺钉长度。在骨折间隙较大时要将间隙考虑在内。螺钉固定会使间隙变小。这个通过导针进行丝攻，然后再置入部分螺纹的螺钉。当螺纹咬合远侧骨皮质时，就会产生加压作用，要预防螺头进入邻近皮质。所有螺纹均须要通过骨折线进入 C2 近端。否则，无法在骨折端产生加压作用，骨折间隙仍会存在，会导致纤维连接或骨不连。

全螺纹齿突螺钉使用方法类似。这时，2.5mm 导针穿入后留在齿突尖部，邻近 C2 椎体采用 3.5mm 钻扩孔，不通过骨折线。这个滑动孔要稍大于螺钉直径。再用 3.5mm 丝攻近侧通道及远侧导针孔道。置入全螺纹齿突螺钉，在远侧齿突骨块固定后才可以固定，在最后螺钉拧进时才可以使骨折部骨块加压。

常用于固定齿突骨折的螺钉有两种：3.5mm 或 4.0mm 的 AO 中空松质骨螺钉及 4.5mm 的中空 Herbert 螺钉。AO 中空松质骨螺钉为中央空心的 AO 松质骨螺钉，便于通过导针拧入，加压固定骨折端。中空 Herbert 螺钉沿用了固定舟状骨 Herbert 螺钉的头尾双螺纹的特点，在螺钉的头侧和尾侧均有螺纹存在，但头侧螺纹的螺距长而尾侧螺纹的螺距短，故随着螺钉的拧入，骨折片之间可产生加压作用。

不管采用何种前路齿突螺钉，关键是在螺钉钻孔、丝攻以及最后螺钉置入时要通过 C 臂定时反复了解导针和螺钉进入长度及方向。螺头要沉入 C2 终板内。如果螺钉太长，突出 C2～C3 椎间盘外，杠杆力的作用会使螺钉逐渐松动。最后拧进时要避免用力太大，防止骨质撕裂而固定无效。

齿突骨折既可使用 1 枚也可使用 2 枚螺钉固定。齿突的外径为 9mm，可以容纳 2 枚 3.5mm 的皮质骨螺钉，2 枚螺钉的优势在于可以更好地抵抗寰椎横韧带引起的旋转剪切力。用 1 枚 4.5mm 的 Herbert 螺钉与用 2 枚 3.5mm 的 AO 螺钉相比提供了更大的扭转刚度，而在剪切刚度上无显著性差异。直接螺钉固定（1 枚或 2 枚）并没有恢复完整标本最初的稳定性，仅能提供完整齿突稳定性的 50%，故术后有效适时地制动，才能维持骨折愈合过程中所必须的稳定性。1 枚或 2 枚螺钉对齿突 Ⅱ 型骨折来说，稳定程度是一样的，两者没有显著性差异，临床对比也没有显著性差异，更多的医生倾向于使用 1 枚空心螺钉。齿突不连的螺钉固定目前仍很有争议，在大宗病例中，只有少数病例治疗成功。

四、手术治疗

（一）适应证

①Ⅱ型齿状突骨折。
②非手术治疗失败的浅Ⅲ型齿状突骨折。
③用 Halo 架固定和其他外固定失败的老年患者。
④不愿意使用 Halo 架和其他外固定的患者。

（二）禁忌证

①严重的 C1 和 C2 骨折。
②Ⅱ型齿状突骨折相关的枕颈不稳。
③陈旧性骨折超过 18 个月。
④颈椎过度后凸畸形的患者。
⑤胸腔巨大的患者（桶状胸）。
⑥前方斜形骨折。

（三）技术要求

经验丰富的麻醉医生给患者经纤维气管镜插管是很关键的。可以做神经监测，包括体感诱发电位（SEP）和运动诱发电位（MEPs）。

清醒经鼻腔或纤维气道镜插管应用于不稳的患者。对于后伸时骨折复位的患者来说，传统的喉镜插管很安全。强烈推荐使用两个 X 线机用于上颈椎前后位和侧位的影像。Aesculap 前齿状突螺钉固定系统允许术中复位齿状突，不要求术前骨折完全复位。

（四）手术计划、术前准备和体位

对胸骨上部和颈部进行常规消毒。患者仰卧位，头部使用 Halter 吊带 10 磅（1 磅 =0.4536kg）的重量牵引固定。或者，使用颅骨牵引弓（Gardner-Wells 钳）或者头环（如果患者已上 Halo 装置）牵引。常常在肩胛间放一个卷垫，使颈部尽量后伸，为了获得好的齿状突前后位片，常常使用透光开口器（红酒瓶软木塞放于齿间）。

（五）手术技术

1. 入路

侧位片保证正确的钉道，顺着颈部放置 K 导丝，确保胸骨不干扰螺钉的放置。完成之后，用肾上腺素浸润皮肤，运用标准的 Cloward 入路进入脊柱前方。在 C5 水平，沿皮肤横纹做一个单侧颈中部小切口。水平分离颈阔肌，在内侧的咽与食管和外侧的颈动脉鞘之间形成工作平面。用手指钝性分离显露颈椎。切开颈长肌双侧，挑起并置入带利齿的颈椎牵开器，挡片紧贴肌肉下方连接到牵开叶片上。牵开器牢固地固定很重要，因为在钻孔和固定螺钉时会在拉钩上施加一定的张力。在牵开器放好后，使用 Kittner 剥离器清理颈椎前方到 C1 水平。分离完成后，放置上位带角度的牵开器，这个牵开叶片应该达到邻近 C1 水平。可以选择 6 种不同的牵开叶片。这个牵开器叶片通过特殊的装置连接到侧方的牵开器叶片上。一旦放好牵开器，钻孔和置入齿状突螺钉的工作通道即可形成。

2. 器械使用

使用锋利的克氏针，通过前后位和侧位透视，选取 C2 前下缘为进针点。进针点的定位取决于放置一个还是两个螺钉：如果放置一枚螺钉，进针点应该是在 C2 前下缘中点；如果是两枚螺钉，应稍微偏中线外侧 2～3mm。在双平面透视下，克氏针穿入椎体约 5mm。一旦克氏针固定后，使用空心钻套入克氏针，在 C3 的前方表面和 C2～C3 的纤维环切割出一个浅槽。连接内外钻导向器并套入克氏针。外部钻有锐刺，在透视下手动小心地跨过 C3 椎体。这时须要剪短穿出内部钻套的克氏针。内部钻套外保留导丝至少 1cm，以便克氏针拔出。塑料冲击套筒放在克氏针上方，锤子将外钻筒打入 C3 椎体。内部导向钻继续向前直到接触到 C2 下缘。这时医生可以操作手柄调整颈椎到适当的钉道角度。拔出克氏针时不要影响力线和位置稳定性。通过提起和下压打入 C3 的导向套管，调节 C1 和 C2 力线。如果齿状突向后移位，下压导向套管可以获得好的角度。

下一步，通过导向套管插入钻头，在前后位和侧位透视下穿过 C2 齿状突穿过骨折位置前，下压或提拉 C2～C3 复合体前调整导向钻。一旦达到须要的力线，钻可以深入穿过齿状突尖。特别是骨质疏松患者，要穿过顶部皮质双皮质钻入来避免螺钉脱出。适合的螺钉长度取决于骨钻近端量尺上刻度。先选择特殊螺纹的螺钉，然后退出骨钻，插入量尺。一般情况下，将量尺穿齿突尖测量双皮质钉道的长度。螺钉的长度由量尺长度确定，撤出量尺，在双透视下放置钛合金螺钉完全穿透齿状突远端皮质，有时可以回撤一点使骨块贴合拉力螺钉协助闭合骨折空隙和加快融合进程，如果放入第二枚螺钉，重复同样的过程。撤除拉钩，用 3.0 可吸收线轻柔地缝合肌肉，关闭皮肤，通常不使用引流。透视下屈伸位可以确认稳定性。

五、并发症

虽然前路螺钉内固定治疗齿突骨折的疗效已在临床上得到了肯定，但由于其对设备与经验要求较高，如果操作不熟练，将可能产生严重的并发症。除常规的颈椎前路手术并发症外，还可产生螺钉断裂、滑脱、骨折移位、螺钉攻出齿突而伤及脊髓等。

前路螺钉内固定的手术并发症除常规的颈椎前路手术并发症，如定位错误、喉上神经损伤外，还可产生螺钉断裂、骨折移位、骨折不愈合或螺钉攻出齿突而伤及脊髓等；其中以骨折移位和不愈合发生率最高，其原因是固定不确实，包括适应证选择不当、螺钉位于齿突外、螺钉过短，以及术后未佩戴颈围或过早、过度行颈部功能锻炼等。螺钉从 C2 椎体前方切出，也是足常见并发症，螺钉切出通常发生在合并椎体背折的病例。一些 CT 扫描常低估 C2 椎体骨折的范围，因此建议将合并 C2 椎体背折列为相对禁忌证。

脊髓损伤是最严重的并发症，尽管发生率不高，但其主要原因是术中导针误入脊髓，由于邻近延髓部位，如发生损伤，则会导致死亡等严重后果，这个惨重教训在国内曾发生过。在术中整复时颈部不过伸，导针或螺钉不够长或角度不大以及术中密切行正侧位 X 线透视监测。也有报告患者术后 3 周螺钉退出，齿突骨块移位，导致四肢瘫痪及呼吸衰竭，甚至死亡。

前路螺钉内固定治疗齿突骨折的疗效已在临床上得到了肯定，但要注意选择合适病例，严格掌握适应证，须熟悉上颈椎的解剖和入路，为保证螺钉拧入位置的准确，必须全程在 C 形臂 X 线机监视下操作，可以有效避免手术并发症。脊髓神经诱发电位监测能大大提高手术安全性，减少脊髓损伤。微创技术方法的应用将进一步提高前路齿突螺钉内固定的成功率，简化术式，减少对生理功能的破坏，使稳定性、功能性和操作的简便性得到统一。

第三节 寰枢椎后路经关节螺钉固定术

寰枢椎后路经关节螺钉固定术由于在生物力学上有更好的稳定性，可以获得更高的植骨融合率，所以此方法被视为寰枢椎融合术术式选择的金标准。

一、临床解剖

（一）椎动脉弯曲和变异

一般解剖学教科书将椎动脉行程分为 4 段：第 1 段，椎动脉发出至椎动脉进入横突孔；第 2 段，椎动脉走行于上 6 个颈椎横突孔中；第 3 段，椎动脉出寰椎横突孔后走行于寰椎椎动脉沟内；第 4 段，椎动脉通过枕骨大孔，进入硬脊膜后为颅内段。这 4 段亦可称为椎动脉颈部、椎骨部、枕部和颅内部。

临床影像学上则将椎动脉分为：V1（横突孔段），指椎动脉穿经枢椎横突孔后以前的一段椎动脉，该段呈垂直走行；V2（横段），指椎动脉穿出枢椎横突孔后横行向外侧的一段椎动脉；V3（寰椎段），指从椎动脉 V2 段外侧弯曲向上，再垂直上行至寰椎横突孔的一段椎动脉；V4（枕骨大孔段），指自椎动脉 V3 段上端开始，水平向内行一小段后，再弯向上垂直上行入枕骨大孔的一段椎动脉；V5（颅内段），指椎动脉入枕骨大孔后，斜向中线上行与对侧同名动脉汇合成基底动脉的一段椎动脉。

从形态学、生物力学以及临床实用角度出发，椎动脉可分为 4 段：① V1，为椎动脉起始段，也称为椎前段，为椎动脉发出至进入 C2 横突孔，该段容易出现因粥样硬化斑等致狭窄或者闭塞；② V2，为椎动脉进入横突孔后上行至进入 C2 横突孔下口前，为椎动脉下颈椎横突孔段，由于该段为笔直上行且受到横突孔以及一些纤维带的束缚，易受到下颈椎退变等出现骨赘、不稳等影响，颈椎骨折脱位亦容易导致该段椎动脉损伤；③ V3，为椎动脉寰枢段，由椎动脉进入 C2 横突孔下口开始，到椎动脉进入枕骨大孔；该段特点是集中出现数个椎动脉弯曲，以适应上颈椎旋转活动度明显的须要；④ V4，为椎动脉颅内段。

椎动脉寰枢段存在典型的椎动脉弯曲，这些弯曲是连续的。第 1 个弯曲在枢椎横突孔内；第 2 个弯曲位于椎动脉出枢椎横突孔上口后上行；第 3 个弯曲在椎动脉出寰椎横突孔后在寰椎横突孔的上方；第 4 个弯曲位于寰椎椎动脉沟内；第 5 个弯曲在椎动脉颅外段变为颅内段交界部。尽管均系明显弯曲，但是其意义却不尽相同，有些弯曲仅在椎动脉供血不足中起到某种牵系作用，如椎动脉沟部或者一部分人出现椎动脉沟环等，而有些弯曲则是椎动脉闭塞或者痉挛的好发部位，如第 2 个弯曲，寰枢侧块关节不稳或者增生退变通常会影响此段椎动脉。

（二）枢椎横突孔

枢椎横突孔内容纳椎动脉第 1 个弯曲，而寰枢椎经关节螺钉固定或者枢椎峡部螺钉、椎弓根螺钉固定涉及的主要结构就是枢椎横突孔以及枢椎椎弓根。枢椎横突孔占据枢椎侧块的大部空间，可分为上口、下口。上口多为椭圆形或者圆形，开口方向常见为后外（右84%，左 51%），余为外侧方（右 13%，左 49%），尚有部分（3%）开口为后方。横突孔下口与上口之间常形成在冠状而上明的弯曲角度，位于横突孔内的骨道有些在水平面上形成 C 状或者 L 形的弯曲。横突孔上口的内侧缘为枢椎侧块冠状面的外侧缘。100 例枢椎横突孔测量最大径为（6.1±0.7）mm，最小径为（5.4±0.6）mm。枢椎横突孔的上口与下口间有约 127°的成角，此骨性结构决定椎动脉在其中形成明显的成角弯曲，这个弯曲可以是锐角、直角或者钝角。弯曲主要出现在冠状面，有一部分标本甚至在横切面形成一个弯曲，有些标本横突孔内的这些弯曲几乎占据了枢椎侧块的全部，使枢椎侧块呈镂空状。在这些情况下，属于椎弓根部分的骨性结构则存在发育上狭窄，文献中将此现象称为横突孔位置异常，一般认为这种情况占 20% 左右，多为单侧出现，少有双侧。为避免椎动脉损伤，术前须要进行薄层 CT 扫描，并进行矢状位和冠状位重建，这能让我们辨别椎动脉异常部位，避免在该侧置钉。

（三）入钉点和上倾角

经关节螺钉固定的入钉点类似峡部螺钉固定。关于该技术的进钉点及进钉方向有许多不同的提法，虽方法众多，但各种方法确定的进钉点位置比较接近。翟东滨等将国人的进钉点确定在枢椎下关节突与椎板的交界部。如选择下关节突下缘与枢椎椎板下缘的延行部，则进钉方向内斜角为 10°，上倾角为 50°。其实上倾角是一个变化值，由于螺钉的前进方向解剖标志为寰椎前结节，即使同一入钉点，也具有一定上倾角的安全区间，如入钉点选择偏上，则上倾角可以偏小。由于枢椎椎弓根或者峡部的椎动脉占位，尽量保证螺钉在 C2 上关节面后 1/3 处穿关节，故选择入钉点和上倾角则须要尽量使螺钉在峡部（或椎弓根）上部走行，避免误入横突孔。而手术中要显露枢椎峡部及椎弓根内侧，以此为解剖学标志，选择合适的内倾角度。可以认为，该术式无论入钉点选择，还是内倾角和上倾角，术中均具有明确的解剖学标志协助定位，更符合个体性原则，可以较为精确地完成此操作。

二、手术技术

（一）适应证

C1 ～ C2 不稳的原因：①类风湿性关节炎；②齿状突骨折；③游离齿状突；④ C1 ～ C2 关节病。

（二）禁忌证

①C1 ～ C2 间椎动脉异常走行；②C2 峡部高度过小；③C1 ～ C2 关节畸形不可复位；④颈胸椎交界处显著后凸；⑤ C1 侧块破坏。

（三）技术条件

术前三维CT规划虚拟钉道、导航系统（选配）、C形臂X线机、Mayfield架、空心螺钉（选配）和钛缆。

（四）手术计划、术前准备和体位

为避免术中的意外情况，必须进行基于 CT 扫描的详细术前计划。手术前必须明确以下几个问题：①预计的螺钉钉道与椎动脉之间的距离是多少？②椎动脉走行是否有异常？③ C2 关节间部分的直径是否能够容纳 3.5mm 的螺钉？④是否存在关节骨软骨病变导致钻头偏离的风险？⑤最好的解决方法就是术前行三维CT扫描来模拟评估螺钉方向。

此外，屈/伸位的X线检查能确定C1～C2的活动度和减少寰枢关节脱位的概率。正确的钻孔方向可能被颈胸交界处的过度后凸限制。术前，应该再次检查预计的钉道。MRI是对病变、脊髓和椎动脉走行的一种更好的补充影像学检查。而对于手术准备，这些信息仍不足够。当患者处于仰卧位时，Mayfield架完成固定。注意患者须没有颅骨手术病史（必须术前行颅骨X线检查）。然后患者翻身俯卧于手术台上。

在正、侧位透视之后，Mayfield架最终固定在手术床上。上颈椎应该处于绝对的去旋转和轻微的后伸位。潜在的寰枢椎位置偏移须要纠正。检查预计的钻孔钉道。颈胸交界处的明显后突会限制钻孔口。将颈椎轻度向后牵拉以调整钉道。肩膀固定于体侧并轻度向尾侧牵引，如此会减少术中出血，因为肌肉里面的静脉受到压迫，但要确保静脉导管的通畅。在手术过程中由于俯卧位和精确的头部固定，会使麻醉意外的处理复杂化。

（五）手术技术

1. 入路

从枕外隆凸到C1做颈后正中切口。切开皮下组织，直到显露出项韧带。确保正中线切口，减少静脉出血。确认C2～C4的棘突。用电刀切除附着在棘突上的头夹肌和头半棘肌。钝性分离C3～C4两边的肌肉。不要破坏C2～C3和C3～C4关节囊，确定C2～C3关节面。分离双侧头下斜肌下部，确认C2的椎弓根。切除头外侧直肌在C1后弓的附丽，钝性分离的椎板，直到接近椎动脉沟内侧。骨膜下锐性剥离切除寰枢膜。确认C1的椎板能够穿入钢丝。鉴别C1关节。在这个过程中，很可能损伤周围静脉丛，止血物压迫比双极电凝更利于止血。通过神经探钩来识别C2峡部内侧骨皮质边界，为钻孔的方向提供引导。

2. 器械植入方法

螺钉置入的起始点通常在C2关节面下缘上2～3mm处，并距离C2峡部中间内侧骨皮质缘外侧2～3mm。钻头的进入点用骨锥打开。行侧位透视，导针朝向C1前弓上份钻入。有时须要C7下方的经皮切口以确保在C1钻孔的正确角度。钻孔的方向轻微朝向中间，平行于C2峡部内侧壁。在钻孔期间，钻孔的方向是受紧贴着C2峡部的神经探钩来控制的。在经过C1关节骨软骨间隙时，导针可能偏离预定的方向。减少钻入的压力和连续X线监测可保持正确的钉道，在定位完成后，3.5mm的中空导钻沿导针钻入。在透视的引导下，确保在钻孔时导丝不会发生前移，攻丝后插入长度38～50mm的螺钉。行正、侧位透视来评估螺钉的方向。对于C1～C2关节顽固性脱位的患者，C1可以用固定在C1椎板上的巾钳复位；或者可以推C2的棘突而复位。在侧位透视下可以看到复位首先使用导丝，中空器械和螺钉有明显的优点，即钻孔通道可以在临时固定C1～C2关节时获得恢复。在植入所有螺钉后，C2的棘突用巾钳夹住并向后拉来检查C1~C2的稳定性。

3.骨移植

为了融合和长期的稳定，植骨是必要的。从髂嵴取三面皮质骨移植将会达到最好的稳定。为了准备植入床，须要在 C1 和 C2 的椎板表面去皮质，因为残留的薄层椎板脆性增加易骨折，须小心操作。钢丝从下往上穿过寰椎后弓中点的下方。钢丝环持住 C2 棘突与椎板交界处的切迹，移植骨镶嵌在 C1 ～ C2 椎板间。钢丝的两个端头轻微拉紧并在移植骨上拧紧。余下的松质骨片可以用来覆盖剩下的剥离区域。

三、并发症

临床应用 Magerl 技术的并发症主要是由螺钉位置不良导致的神经、椎动脉损伤。其假关节发生率仅为 0.6%，但螺钉的并发症发生率为 5.9%。

Magerl 技术的椎动脉损伤率在 3.7% ～ 8.2%。并发症中，最多的为由椎动脉损伤引起的神经功能障碍，发生率为 0.2%。这种可能性在寰枢椎没有良好复位情况下尤为显著。

由于螺钉过长向前穿至枕骨髁导致单侧舌下神经瘫痪为并发症的第 2 位，不多见，调整螺钉至合适的长度后，局部的神经麻痹就可以恢复。术中在 C 形臂 X 线机侧位透视下，螺钉前部应在寰椎前结节之后方，确认螺钉不会穿出寰椎前侧皮质。

第四节　胸腰椎前路内固定术

一、胸腰椎前路内固定术的优势

（一）符合力学要求

直立时，脊椎的前、中柱负载80% ～ 90%的轴向压力，后柱仅为10% ～ 20%。因此，对于前中柱的损伤、破坏，其结构重建，恢复承载能力及稳定性至关重要。目前的临床研究表明，不管使用何种经椎弓根后路内固定胸腰椎骨折，术后远期矫正度丢失为一较难预防的并发症。前路手术可以进行椎管减压、去除病灶、复位、植骨重建前中柱结构及内固定一次完成。

无论是后路器械还是前路器械，无论是钉-棒系统还是钉-板系统，在受力时它的最坚强之处在棒或钢板的立向轴线上，而随着走向螺钉尖端对椎体的固定作用减弱。爆裂骨折，前、中柱最薄弱，最须要加强，如果使用后路内固定器械，恰恰是用器械的最薄弱之处来固定受损脊柱最须要加强的部位，且后路内固定在受损部位植骨困难，前、中柱损伤结构得不到重建，易引起远期效果的丢失。相比之下，前路内固定器械离前中柱负荷应力轴线近，又可通过植骨分担器械受力，比后路内固定器械符合生物力学要求。

（二）前路植骨利于融合

脊椎压应力区主要位于前、中柱，张应力区位于后柱。前路植骨于前、中柱，位于压力侧，而后路植骨位于张力侧。新生骨的内部结构将按照所受应力而重塑，所以处在压应力下的植骨变得更加坚定，易于融合。椎间植骨能提供最好的应力条件，血运较后方丰富，须要植骨量小。因此，脊柱所受应力分布特点就决定了植骨应安放在前中柱位置最合乎生物力学要求。

（三）器械与植骨的关系

前路器械大都安装在脊柱侧方，钢板、棒位于脊柱轴向力线外，处于偏心位置，脊柱上下传来的力量并不沿钢板或钢棍轴线传递，而是直接作用在螺钉或螺栓上，对钢板或棒产生弯曲力，其结果螺钉和钢板、棒连接处应力最集中，易发生疲劳断裂。所以，器械使用的同时植骨是必要的，植骨块直接承受上下椎体传来的压力，分担螺钉、螺栓的大部分承载力量。器械与植骨的关系是相辅相成、互为依赖、缺一不可的，植骨块的融合须要器械提供稳定环境，器械固定依赖于植骨分担负载而避免断裂和失效。

二、胸腰椎前路减压单节段固定融合术

（一）目的及意义

手术目的是直接或间接减除脊髓/神经压迫，矫正畸形，恢复脊柱正常生理序列，稳定脊柱。意义和优点是直视下手术，减压充分彻底，前中柱重建符合脊柱的生物力学，不损伤后部张力带结构，减少脊柱固定融合节段，尽最大努力保留脊柱的生理功能和活动范围。

（二）适应证与禁忌证

1. 适应证

（1）胸腰椎骨折中的 Denis B 型仅累及上终板，椎体下份完整的类型，或仅累及下终板，椎体上份完整的类型。

（2）胸腰椎结核只累及椎间隙，上方椎体的上份完整，下方椎体的下份完整。

2. 禁忌证

（1）胸腰椎 Denis B 型骨折中，同时累及上下终板；累及上终板、椎体下份不完整；累及下终板，椎体上份不完整。

（2）DenisA、C、D 型。

（三）手术方法

1. 术前准备

（1）详细的病史询问和体格检查，明确诊断；明确有无合并其他部位的损伤。

（2）反复检查评估脊髓神经功能，明确神经根损伤节段和定位体征；明确脊髓神经损伤情况（Frankel 分级）。

（3）指导患者练习深呼吸、咳嗽咳痰，以及适应床上便盆。

（4）术前备齐既往所有的影像学资料（包括 X 线、三维 CT 重建、MRI），如果患者近期出现症状加重，或影像资料是 3 个月以前拍摄的，须要重新复查相关影像学检查。

（5）常规术前血液学检查（包括血常规、出凝血时间、术前输血全套、电解质）、心电图、胸片和腹部 B 超，必要时做肺功能、心脏彩超、Hoher 动态心电图检查、骨密度测定。

（6）明确是否存在并存疾患，如果存在应评估其对手术的影响，并且给予相应的处理，以降低手术风险。

（7）对于常见的高血压、糖尿病，要及时治疗干预（包括药物、饮食、运动）和监测，将相关指标控制在手术允许的范围内。

（8）医患沟通，签订手术同意书以及相关医疗文书。

（9）准备好术中须要的手术工具、内植物器材，以及导航、显微镜或腔道辅助器械等辅助设备；如须要异体骨或人工骨，也必须术前准备好。

2. 麻醉

全麻。

3. 体位

侧卧位。

4. 手术操作程序

（1）依据体表定位标志和 C 形臂 X 线机透视定位切口，应用记号笔画切口线。消毒铺单后，逐层切开皮肤、皮下组织和肌肉。

（2）切口深部组织的分离和显露。应用"花生米"样小纱布球推开胸膜组织，或腹膜后脂肪组织及肾脏。分离显露时，脂肪组织是最好的标志物，这一点十分关键。

（3）结扎节段血管。在胸垫椎体侧方纵行切开壁胸膜，将椎旁疏松组织稍向前后分离；显露足够长组织界限的度的节段血管，在节段血管上下方分离后，应用直角血管钳钳夹，双重结扎；或采用双极电凝处理后切断；结扎节段血管尽量要在椎体中部，而不应靠近椎体后缘，或节段动脉由主要动脉起源处。

（4）显露椎体。采用骨膜下分离，向前后分离，前方可达到椎体前缘，后方到椎体后缘，并且显露椎弓根。

（5）切除椎间盘。应用尖刀切开椎间盘上下缘，注意尖刀的方向和深度，并且注意动作轻柔，避免损伤周围重要的组织和器官；然后用咬骨钳切除纤维环组织，最后用骨刀或刮勺切除椎间隙上下方椎体的软骨板，显露软骨下骨。

（6）置入椎体螺钉。依据椎体后缘、椎间盘水平，判断入针点；然后采取向前成角15°，或依据入针点的位置调整向前成角角度后，置入椎体螺钉。

（7）硬脊膜前方的减压。注意保留后纵韧带，尽量避免损伤椎前静脉窦；要解除椎前所有的压迫，尤其是后上角处的压迫。

（8）椎间融合器置入或自体髂骨结构性植骨，内植物的连接固定，术毕清点手术器械，逐层关闭手术切口。

（四）手术要点

1. 体位摆放的注意事项

（1）侧卧位，保持躯干垂直地面，而非前俯或后仰，这有利于减压和判断椎体螺钉进入的方向是否正确。如果手术中忽视了这一点，将会导致出现严重并发症。例如，患者躯干后仰15°以上时，术中如果仍按照标准的方式置入椎体螺钉，则螺钉容易进入椎管，损伤脊髓。

（2）通常选用右侧卧位；或选择症状重/椎管压迫重的一侧在上方。

（3）应用"挡板"或沙袋固定来保持体位的稳定。"挡板"的放置要遵循下面的原则：避免影响术者和助手的站位；避免影响术中C形臂透视定位。

（4）腋下垫软枕，避免压到臂丛神经及腋动脉、静脉，可以通过触摸桡动脉搏动判断是否有腋动脉压迫。双腿之间垫软枕，避免腓肠神经受压损伤；同时注意避免眼睛受压损伤。

2. 切口选择

（1）切口经过的肋骨宜选择在伤椎/病椎以上两节。

（2）切口起于竖脊肌外侧缘，顺沿相应节段肋骨，止于腋前线水平。

（3）画体表切口线，C形臂X线机透视再次确认手术节段位于切口的中部。脊柱微创技术中，手术切口的位置是影响手术成功与否的关键因素，不可大意。

3. 显露

（1）经胸入路（第9肋骨或其上方切口）

①剥离肋骨附着的肌肉时，采用骨膜下剥离，并且遵照上顺下逆的原则；即剥离肋骨

头侧的肌肉时，采用顺时针的方向，由肋骨的背侧缘向腹侧缘剥离；而剥离肋骨尾侧的肌肉时，采用逆时针的方向，由肋骨的腹侧缘向背侧缘剥离。②切除肋骨后，通过切开骨膜与壁层胸膜，进入胸膜后间隙，但要避免损伤脏层胸膜。技巧：切开壁层胸膜前，术者和助手用蚊式钳夹起壁层胸膜，术者用双指推开下方的脏层胸膜后，用尖刀切开一小口，用蚊式钳分离逐渐扩大切口。③进入胸腔后，要判断椎体前缘和后缘位置，通过胸主动脉的搏动进一步明确椎体前缘位置，通过肋骨头明确椎体后缘位置，然后选择椎体中后 1/3 处纵行切开壁层胸膜，将椎旁疏松组织稍向前后分离，显露下方的节段血管；但前方切忌超过中线，避免在节段血管由主动脉、静脉分出处损伤。这一步骤很关键。

（2）经胸 - 腹后入路（第 10 肋骨切口）

顺第 10 肋做切口，切口前方顺延至肋缘。切除第 10 肋开胸，但保留前方的肋软骨：用锐刀顺中轴线将第 10 肋软骨切开作用，分离其深面的腹横肌达腹膜外。用"花生米"样小纱布球向后上方钝性分离，将腹膜后脂肪组织和肾脏等与膈肌和腰大肌分开。沿膈肌附着点 1cm 处切断膈肌；切开膈肌的内侧弓状韧带，到达腰椎体侧方。

（3）胸膜外、腹膜后入路（第 11 肋骨切口）

顺第 11 肋做切口，切口前方顺延至肋缘。按照上顺下逆的原则，骨膜下分离显露、并切除第 11 肋骨；在第 11 肋软骨前方用中号止血钳分开腹壁的三层肌肉和腹横肌膜，推开其深面的腹膜，术者以左手食指深入达肋软骨深面，然后顺中轴线将第 11 肋软骨切开。用"花生米"样小纱布球向后上方钝性分离，将腹膜后脂肪组织和肾脏等与膈肌和腰大肌分开。将紧靠第 12 肋的膈肌起点分次逐步切断，直到切开内侧弓状韧带到达椎旁。

（4）肾切口（第 12 肋骨或其下方切口）

经第 12 肋骨床或经 12 肋下方进入腹膜后，将腹膜后脂肪组织和肾脏等与膈肌和腰大肌钝性分开。

4. 先固定后减压

（1）椎体螺钉入针点的选择

在胸腰段，选择距椎体后缘 8mm 画一纵行线，距椎体上缘或下缘 8mm 的点画平行椎体上 / 下缘的直线，两线交点即为椎体后方螺钉的入针点。在胸段，方法相同，但距离均调整为 4～5mm。

（2）椎间融合器放置如果后方结构完整、无损伤，椎间植骨应位于椎体前 1/3；如果后方结构破坏，则椎间植骨应位于中 1/3。

（3）减压的技巧

①硬脊膜前方的减压：在减压之前，将须要固定的椎体完全清晰地显露好，同时将椎体螺钉置入，并且 C 形臂透视位置满意后，切除椎间盘，探查并切断椎间盘纤维环；采用倒"八"字切除椎体后缘，并且取出椎管内骨块。②尽量保留后纵韧带。

5. 矫正畸形的技巧

撑开方法和技巧是：首先要熟悉椎体"瞬时旋转轴"的位置；在屈伸时，其位置位于椎间盘的中心，作用于其前方的撑开力，可以起到矫正椎体后凸畸形的作用，而作用于其后方的撑开力，主要起到轴向牵开作用，对于矫正畸形作用很小。因此对于后凸畸形，主要采用前方螺钉处撑开，置入椎间融合器后，在应用后方螺钉处加压。

（五）并发症

1. 术中并发症的防范

（1）输尿管或肾脏损伤

①钝性分离推开腰大肌和腰方肌前方的腹膜后组织；②在应用组织撑开器时，注意撑开器放置的位置，以及撑开的力度和时间，避免由于撑开器放置位置不当、长时间压迫损伤输尿管。

（2）腹／胸主动脉或上／下腔静脉损伤

①在节段血管的浅面剥离不要超过中线，否则可能会撕裂节段动脉由主动脉或腔静脉发出处；②节段血管的结扎不牢致松动滑脱后，要采用压住出血处，待术野清晰后仔细寻找出血点，而不要盲目钳夹；③注意椎体螺钉入针点和方向，并且选用适当长度的螺钉，避免穿透椎体前壁或接触腹主动脉或静脉。

（3）椎体螺钉位置不当

①确认体位摆放正确，位置稳定。②依据椎体后缘判断入针点的位置；要熟悉椎管前缘的穹隆形解剖特点，螺钉置入时要有一定的偏斜角度；并且在置入螺钉前再次明确患者的体位状态。

（4）脊髓／神经根损伤

①硬脊膜前方减压时，出血多，视野不清楚，由于慌乱导致损伤脊髓或圆锥。②术中操作过猛，动作过大，导致脊髓因震荡或压迫加重而损伤；③在显露椎间孔时，没有骨膜下或紧贴椎弓根剥离，损伤神经根。④在 L3 以下椎体显露时，应选取腰大肌后中后 1/3 交界处分离显露节段血管，待节段血管结扎后，应采用骨膜下分离；不要紧贴椎体后缘，容易损伤腰丛或骶丛。

（5）椎体切除以及硬脊膜前方减压时大量出血

①应排除腹部受压、呼吸不畅或机械性正压辅助呼吸等致使静脉回流不畅。②在减压前，首先要清晰地分离解剖出须要固定融合节段范围内的所有椎体；要采用先置入椎体螺钉，后减压的操作流程。③在减压取出椎管前方致压骨块时，要先处理好椎间盘组织，最好切开后方的纤维环结构；但要尽量保留后纵韧带，尽量避免损伤椎前静脉窦。④一旦出现椎前静脉窦破裂出血，切忌不断吸引静脉窦破口，而应做适当压迫止血，待视野清晰后迅速减除压迫。

（6）胸导管与乳糜管损伤

在分离显露椎体时，要在腰大肌中后 1/3 处劈开；并且在结扎节段血管后，采用骨膜下分离。

（7）胸腔积液

不要将引流管放置过低，因肋膈角闭锁后会影响胸腔内液体的排出。

2. 术后并发症的防范

（1）切口或植骨区感染

①预防：术前 30min 至 2h 内应用预防性抗生素，手术超过 3h 或术中出血较多，要追加抗生素；术前半小时内备皮；术前沐浴或切口区域清洗；术中无菌、微创操作，减少不必要的软组织损伤和剥离；减少手术时间；术中大量生理盐水（＞2000mL）冲洗；切口缝合要符合基本操作规范。②诊断：依据临床表现及辅助检查明确诊断；因此术后要观察体温变化、腰痛 VAS 评分变化；对于术后前 3 天体温＞38.3℃，或术后 3 天后体温＞37.4℃的情况，要连续监测 CRP、ESR、体温变化情况，并且要明确是否存在深压痛。必要时做 MRI、彩超或切口深部穿刺液培养、血培养、尿培养、痰培养，要排除泌尿系和呼吸道感染。③治疗：对于明确存在切口深部感染的病例，及时给予敏感抗生素治疗，治疗 48 小时内无效，要及时调整抗生素治疗；如果应用了敏感抗生素（药敏结果）治疗后，仍旧无效的患者，可选择清创＋持续灌洗＋保留内植物；部分感染进行性加重，可考虑行椎间融合器取出＋放置自体髂骨支撑植骨＋保留椎体侧方的钢板螺钉＋持续灌洗治疗。

（2）节段血管结扎脱落，持续出血

①诊断：术后血性液引流量大，每小时超过 200mL，持续 3 小时；血红蛋白量、红细胞计数和血细胞比容进行性降低；持续脉搏加快，血压降低，或虽经补充血容量血压仍不稳定。②处理：如果判断存在节段血管结扎脱落，持续出血，应准备好同种异体血后，紧急手术探查止血；也可以采用介入诊断和栓塞治疗。

（3）尿路感染

除外前列腺肥大、尿失禁、排尿无力的患者外，24 小时内拔出导尿管；建议大量饮水或给予足量补液。

（4）肠道麻痹

在条件允许的情况下，在支具保护下早期下床活动。

（5）肺不张、肺炎

指导患者咳嗽、深吸气；尽可能早期坐起，在支具保护下早期下床活动。

（6）植骨不愈合、内固定松动断裂、矫形度数丢失

预防措施：①尽量保留软骨下骨，植骨界面尽可能大，植骨量要足够；②内固定确实可靠；③对于植骨不愈合，内固定松动断裂的病例，建议再次手术治疗。

预防内固定松动断裂的措施：①熟悉内固定的性能和相关生物力学基本原理；②要保证植骨骨性愈合；③根据术后脊柱稳定程度，制订相应的康复计划。

三、椎体间立柱植骨内固定术

（一）适应证与禁忌证

1. 适应证

适应于仅有棘间韧带撕裂，而不伴有小关节突跳跃或关节突骨折的病例，当撑开装置和压缩装置起作用后，由于脊柱被伸直，后柱的小关节突，自然产生后伸复位现象，已分离的棘突间距离将自然缩短。

2. 禁忌证

合并有双侧关节突跳跃或关节突骨折，椎体间前后移位较大的病例，不应该用这种手术方法来解决。采用后入路复位固定的方法，要比前路更优越。

（二）手术方法

1. 麻醉

一般采用气管插管麻醉。当骨折位于腰椎时，考虑无损伤胸膜的可能性时，也可采用硬膜外麻醉。

2. 器械准备

（1）一般器械准备

小直角钳 2 把；肋骨剪 1 把；Cobb's 剥离器 2 把；大力剪 1 把（剪钢棒用）。

（2）特殊器械准备

田氏脊柱骨刀一套；椎体间撑压器械一套（撑压棍、钉座、35 ～ 40mm 长的普通螺钉、螺钉推进器、立柱打入器、特制的前纵韧带撬板）；T 形锥、分规、尺子等。

3. 卧位

采取侧卧位，根据损伤椎体的情况来确定左侧卧位或右侧卧位，一般左侧为腹主动脉，右侧为下腔静脉，故左侧入路不易损伤血管，应多选择左侧入路。手术床应调成反 V 形，腰桥应抬高，对准骨折节段的略下方，使患者在侧卧位时，塌陷的腰部展平。将患者放在真正的侧位，胸前后及骨盆前后部，均应用夹持器固定，贴着床的下肢，屈膝屈髋，位于上面的下肢伸直。这种体位不会造成腋神经受压，故不须要在腋下另外再垫枕头或海绵垫。

4. 胸腰椎前路手术的新入路

沿第 12 肋骨做 15cm 长的切口，切开皮肤及皮下组织，切开背阔肌、后下锯肌，暴露第 12 肋骨，切除第 12 肋骨，沿肋骨床向 L1、L2 横突的方向，用手指进行剥离，在腰方肌与骶棘肌之间进入，直达 L1、L2 横突的尖端。再自横突尖端用窦贝剥离器向前剥离，暴露 T12、L1、L2 的椎弓根，沿伤椎椎体腰部严格地从骨膜下向前剥离，直达前纵韧带下方。这种入路不须要结扎节段动、静脉，也不须要过长的切口，即可完成较理想的暴露。如为胸 10～12 骨折，则须要切除 1～3 条下部肋骨，可作为植骨材料，不须要再在髂骨上取骨。采用胸膜外入路即可完成此手术。L2、L3 骨折则不须要切断肋骨即可完成手术。

5. 手术操作

利用特制的撬板，撬开前纵韧带，暴露 1～3 节椎体的前外侧缘，然后，应用田氏骨刀，切除被压缩的椎体和其上下的椎间盘，做好镶入骨柱的骨槽，切除上一个和下一个椎体的软骨板，如有椎体后缘骨块向后突出侵入椎管或压迫椎管时，则应同时将其切除干净，减压受压迫的硬脊膜，使其变圆后为止。然后在上一个椎体和下一个椎体的前缘，各钉入螺钉一枚，仅留其钉帽部分，再将撑开棍和钉座挂在钉帽上进行撑开。根据撑开的适当宽度，在髂骨上取骨，做立柱植骨，镶入预制的骨槽内。取骨时一定要掌握所取立柱的长短合适为宜，避免过长了造成过牵现象，过短了造成撑开不足。将立柱打入椎体间隙的中央部，然后在上下椎体的后缘，各钉入螺钉一枚，仅留其钉帽部分，再将加压棍和钉座挂在钉帽上进行压缩，使椎体的前缘撑开和后缘压缩相对应，达到稳定和伸直脊柱的目的。

（三）注意事项

1. 术中出血和止血的问题

用这种切口不须要结扎节段血管，仅用电烙或结扎出血点即可。在截骨过程中的出血，可用骨蜡涂抹或明胶海绵压迫止血。硬膜前静脉层的出血，可将明胶海绵贴敷于裸露的硬膜管上，再用绷带轻轻压迫，出血即可停止。术中输血量为 400～1200mL。

2. 术后引流问题

术中应将 T 形管放在硬膜前和植骨的间隙内，通过打孔自切口的远端引出皮肤，并用丝线缝合固定引流管，回病房接负压引流瓶，术后血液引流量为 100～300mL。术中若遇到胸膜破裂时，可修补胸膜或用明胶海绵压迫的方法均可，一般不须要放置胸腔闭式引流，如术后有气胸存在时，用抽气的方法解决。

3.术后外固定问题

待患者拆线后，可给予石膏背心或支具外固定，戴着外固定允许患者下床活动，出院后练习功能活动。戴石膏背心或支具，须 2～4 个月。

四、双棒（Kaneda 装置）内固定术

（一）目的及意义

获得胸椎和腰椎前柱的稳定性，维持脊柱重建位置、促进植骨融合。

（二）适应证

T10～L3 的胸椎或腰椎骨折和肿瘤，单独椎体侧方固定即可满足脊柱稳定性，最多可跨越 4 个节段。

（三）禁忌证

由水平移位的脊柱骨折；过重或肥胖患者为相对禁忌证。老年、精神障碍、酗酒、吸毒等限制患者遵守术后康复中的注意事项，是手术的绝对禁忌证。

（四）手术步骤

1.麻醉

气管插管全麻。

2.体位

侧卧位。根据切除椎体节段选择左侧或右侧卧位。

3.手术操作程序

（1）第一步

根据损伤节段选择手术入路。胸腰椎以上节段选用右侧切除肋骨的经胸腔前路入路，切除的肋骨位于伤椎上 2 个水平；腰椎采用左侧腹胁切口腹膜外入路；胸腰段采用左侧切除 R10 或 R11 经胸腔胸膜外或胸膜，腹膜外入路。

（2）第二步

减压或病灶切除后，在切除椎体的上下节安装椎体垫片。根据垫片上的标志确定安装垫片的方向：A 代表前，P 代表后，C/R 代表头侧 / 尾侧。垫片的前孔均远离切除椎，后孔均靠近切除椎。这样整个装置安装完成后前方连接棒比后方连接棒长。垫片应尽量覆盖

椎体侧面，四个刺齿插入椎体的边缘但不能穿入椎间盘内。

（3）第三步

以椎体垫片为模板安装椎体钉。4枚前后钉均应平行于同一条终板。后钉应朝前倾斜，跟椎体后缘成约10°角，避免螺钉误入椎管；前钉则平行椎体后缘即可。根据术前和术中测量，选取长度适当的螺钉，开路、攻丝后旋入螺钉，钉头必须沉入垫片内。前后钉均应过对侧皮质约2mm。同一个椎体不能同时使用2个开口钉。

（4）第四步

安装椎体撑开器在螺钉上并均匀撑开。前后纵韧带恢复紧张时提示椎体高度和前后凸已经矫正。如果前纵韧带妨碍后凸畸形矫正，可切断前纵韧带。选取足够长度的撑开植骨块或钛网笼植入椎间，其前方植入自体骨碎。植骨宜靠前，以防止后移入椎管。

（5）第五步

安装连接棒。先行后棒加压；完全固定一侧螺帽后，大力钳夹住固定棒，加压器均匀加压另一侧螺钉。确认重力承载完全落在植骨块上后，旋紧螺帽。同法完成前棒加压。棒间安放2枚横向连接器。

（6）第六步

反复冲洗伤口。检查所有螺丝均完全旋紧。逐层关闭切口。

4. 术后处理

术后戴脊柱胸腰支具4～6个月。

（五）并发症

1. 内植物失败

术中对内植物的切割、搔刮及弯曲都会影响其强度。假关节形成可直接造成断钉。螺帽松动，骨块太小不能分担载荷都是内植物失败的原因。如果没有引起血管或内脏并发症，不一定立即取出。如果内植物折断发生在植骨融合前，可考虑后路手术加强。

2. 神经损伤

有报道L2、L3椎体手术时伤及入路侧的生殖股神经。大多数是牵拉髂腰肌引起的。通常引起股上内侧感觉麻木。如果不是永久性损伤，可持续数月。前方椎体钉必须平行椎体后皮质。术中螺钉的方向用X线检查。如果植骨或内固定不恰当，螺钉进入椎管或骨块滑入椎管都会出现神经症状恶化。

3. 矫正度丢失

如果所用的骨块大小不当，强度不够，特别是用肋骨支撑时都可发生骨块塌陷，矫正丢失。所以强调使用三皮质自体髂骨。钛网笼的植入虽然增加了支撑力，但清理终板时注意保护好软骨下皮质骨，防止钛网尖锐的端刺陷入松质骨内。

五、前外侧 Zplate 钉板内固定术

（一）目的及意义

重建胸椎、胸腰段和腰椎前柱稳定性，促进植骨融合。

（二）适应证

L4 水平以上胸椎、腰椎和胸腰椎的病损须要从腹侧手术解除并同时固定的，包括骨折、肿瘤、感染和畸形。

（三）手术步骤

1. 麻醉

气管插管全麻。

2. 体位

对上胸椎（T1 或 T2）通常经由胸骨中间入路，采用平卧位。对胸椎（T3 ～ T11）一般应由经胸后外侧入路；T3 ～ T5 从右侧进入，采用左侧卧位；T6 ～ T1 从左侧进入，采用右侧卧位。胸腰段（T11 ～ L1）和 L4 以上腰椎，如非病损须要，一般采用左侧腹膜后和（或）经胸腔胸膜外入路，即右侧卧位。

3. 手术操作程序

（1）第一步

首先行病损椎体切除术。

（2）第二步

安装螺栓在椎体的后部。在腰椎，进针点为神经孔前 8mm 和上位邻近椎间盘下或下位邻近椎间盘上 8mm 的交点。在胸椎，上述距离减少为 4 ～ 5mm。应该导向器向前约 10°平行于终板在椎体内开路穿透对侧皮质。旋入自攻螺栓。

（3）第三步

撑开器连接好螺栓后，行椎体间撑开。测量终板间距。截取支撑骨块或钛网，其内充填自体骨碎并夯实。敲入骨块或钛网后，松出撑开器。

（4）第四步

根据模板选取固定板。磨平终板外侧和椎体外侧的所有骨性突起，保证固定板和骨面紧密接触。上位螺栓位于滑动孔内。尽量选取最短的固定板，避免对邻近椎间盘的撞击。

行椎间加压后，旋紧固定螺帽。

（5）第五步

向后倾斜 10°或应用导向器开前方的螺钉孔道过对侧皮质。选取合适的螺钉植入。行前后外透视，良好的螺栓和螺钉植入位置应该平行于终板，正好穿透对侧皮质。

（6）第六步

反复冲洗伤口，留置引流管，逐层关闭切口。

4. 术后处理

订制硬质支具。术后 2 周复查 X 线片，内植物无移位，可戴支具起床活动。术后 12 周复查 X 线平片和动力位片，仍无移动无须再戴支具。术后半年和 1 年复查 X 片。

（四）并发症

1. 螺钉位置不正，没有穿透对侧皮质。

2. 支撑骨块或钛网的位置应摆正，不能歪斜，其上下端要嵌入椎体内。

3. 内固定时可发生大血管损伤，多与助手过度牵拉血管和植入螺栓螺钉穿过皮质过多有关。操作仔细是避免上述并发症的关键。螺栓植入如果位置和角度不正确，可能误入椎管造成神经损伤。术中诱发电位监控有助于发现，一旦出现波形异常应立即停止继续进入并去除。但重要的还是辨明解剖标志，选择正确的植入点和植入方向。

4. 螺钉松动，固定板移位，植骨不连或假关节形成通常与延迟融合相关。定期 X 平片和动力位片可早期发现。

第六章　骨外固定与骨折内固定

第一节　骨外固定

骨外固定在骨科领域的应用最为广泛，已有 200 多年的历史。在医学科学飞速发展的今天，手术切开复位内固定治疗骨折的理论和技术发展迅速，它在西方现代医学中明显占有主导地位。但骨外固定仍具有十分重要的作用，它是切开复位内固定所不能替代的，在未来的医学发展进程中也极具前途和潜力。

但须要注意的是，正如内固定方法不是治疗骨和软组织创伤及疾病的"万能"的固定方法一样，外固定也不是唯一有效的固定方法，在使用时应当注意合理选择、正确应用。

一、骨外固定的分类及特点

（一）骨外固定的分类

骨外固定主要有小夹板、石膏、牵引、支具、布类套具、外展架、抓髌器、外固定器、骨延长器和临时急救固定材料等几类。可根据外固定材料、固定范围的大小、侵入组织与否、与骨骼接触的方式及固定强度等进行分类。

1. 按外固定材料分类

（1）布革类

主要有黏胶布固定、连衣袜套、Putti 枕、弹力骨盆兜、弹力护踝套具、弹力裤、沙袋、腰围、脊柱兜带、网状牵引指套、颌枕牵引带和骨盆牵引带等。

（2）竹木类

主要有小夹板、腰围和木制支具，另外还有一些现场急救时采用的临时固定器件，如扁担、竹竿、木棍、木板及手杖等。

（3）石膏类

主要有头颈胸石膏、石膏背心、石膏短裤、石膏床、石膏托、石膏夹托及管型石膏等。

（4）橡胶、塑料类

有气囊颈围、弹力裤、塑料蛙式短裤、弹力牵引带等。

（5）金属类

主要有铁丝扶模、外展架、金属支具、金属牵引架、抓髌器、外固定器和骨延长器等，另外还有一些现场急救采用的铁棍和雨伞等临时固定器件。

2. 按外固定范围分类

（1）不跨关节固定

固定范围不超出骨折邻近关节，如小夹板、抓髌器、外固定器和骨延长器等。

（2）跨关节固定

跨关节固定又分为跨一关节、跨二关节及跨多关节固定。①跨一关节固定：固定范围仅跨越一个关节并使该关节的活动范围有所减小，如超肩小夹板、超肘小夹板、超踝小夹板、铁丝扶模、小腿石膏、前臂石膏、支具、布类套具和跨关节外固定器等；②跨二关节固定：固定范围跨越两个关节并使这两个关节的活动范围有所减小，如长腿石膏、铁丝扶模、外展架、支具和跨关节外固定器等；③跨多关节固定：固定范围跨越 3 个或 3 个以上的关节并使这些关节的活动范围有所减小，如髋人字石膏、石膏背心、小儿蛙式石膏、头颈胸石膏和多节段组合式外固定器等。

3. 按外固定侵入组织与否分类

（1）无创伤性固定

在实施外固定时不侵入组织，仅仅在身体外面进行的固定，如小夹板、铁丝扶模、石膏、支具、布类套具、外展架、皮肤牵引和兜带牵引等。

（2）微创性固定

在实施外固定时仅借助固定针侵入组织，而大部分固定器件是在身体外面进行固定，如骨牵引、抓髌器、骨延长器和外固定器等。

（3）混合式固定

有些不稳定性骨折如粉碎性骨折，在行外固定器固定后骨折端仍不稳定，须短时期内在肢体外侧加用铁丝扶模或石膏托辅助固定，一般 4 周后可拆除这些辅助外固定。

4. 按外固定与骨骼接触的方式分类

（1）间接固定

外固定材料通过皮肤、肌肉等软组织传导作用力，对骨骼起间接固定作用，如小夹板、铁丝扶模、石膏、支具、布类套具、外展架和兜带牵引等属于间接固定。

（2）直接固定

外固定不是借助皮肤、肌肉等软组织传导作用力，而是直接作用于骨骼起直接固定作用，抓髌器、外固定器和骨延长器属于此类。

（3）混合固定

部分直接固定与间接固定结合应用，疗效很好，如跟骨骨折斯氏针插入撬拨复位后，用管型石膏外固定维持复位后的体位，3周后拔出斯氏针。

5. 按外固定的固定强度分类

（1）相对固定

此类固定仅起部分限制和缩小关节活动范围的作用，多为黏胶布、支具和布类套具等用于关节软组织扭挫伤的固定治疗，以及铁丝扶模固定防止病理性骨折等。

（2）绝对固定

对复位后的骨折等的固定应选择可靠、稳定的固定，防止骨折再移位。但绝对固定对于有些不稳定性骨折来说也不是稳定、可靠的，如粉碎性骨折有时在用外固定器固定后，还须加用石膏托外固定。

6. 按外固定的固定时间分类

（1）临时固定

在外伤病人的急救和现场处理时，先用简单而有效的方法（如扁担、木棍、木板、竹竿、铁棍、气囊、沙袋、雨伞及手杖等）进行固定，并安全而迅速地送到附近医院，以便获得妥善治疗。有些骨折须手术切开复位内固定，在手术前采取的短期的外固定也属于临时外固定。

（2）持续固定

一直固定到骨折基本愈合或软组织扭伤痊愈的外固定方法，固定时间一般在1个月左右。一般用于骨折复位后、关节脱位复位后、软组织损伤吻合术后等。

7. 按外固定动态分类：

（1）静止型固定

此种外固定只起固定作用，无牵伸、压缩或矫形作用。

（2）动力型固定

动力型固定又分为动力牵伸型、动力压缩型和矫形型固定。①动力牵伸型固定：在固定的同时，尚起着持续牵伸的作用，或进行牵伸性固定，多用于颈椎骨折的牵伸固定和长管骨粉碎性骨折的牵伸性固定；②动力压缩型固定：在固定的同时对骨折端进行靠拢加压，可预防和治疗骨折延迟愈合及骨折不愈合；③矫形型固定：在固定的同时，持续施加矫形力量，对畸形进行逐渐缓慢的矫形作用，预防和矫治骨折移位。

（二）固定针的构造和性能特点

现代可供使用的固定针类型较多，以适应不同的场合，下面介绍一下固定针的构造以及根据构造所进行的分类，并简要分析各种固定针的性能。

1. 固定针的构造

分为针尖、针尾、针体 3 部分。

（1）针尖

针尖是保证固定针顺利穿入骨中的重要部分，常用的针尖形式有以下几种。①扁形针尖：针尖锋利，较容易进针，但刚度差，抗弯力小；②棱锥形针尖：针尖呈三棱锥形或四棱锥形，进针阻力较大，但刚性较好；③圆锥形针尖：针尖呈圆锥形，进针阻力较大，刚性较好；④球头针尖：针尖呈半球形，要借助钻孔才能进针，刚性很大，其优点是当贯穿肢体时不会刺伤软组织；⑤螺纹复合针尖：由不同形式针尖与螺纹结合构成，采用旋转进针，阻力较小，不易造成骨裂，有足够的刚度和抗拉能力。

（2）针尾

针尾处于与针尖相对应的针的另一端。常见的针尾形式有圆头或平头针尾（便于锤击）、方形针尾（便于钻具卡头夹持，以钻入或拔出固定针）、带环槽方形针尾（便于钻具卡头夹持，以钻入或拔出固定针）及套筒式针尾（便于固定针钻入或拔出时的夹持）等。

（3）针体

针体是指固定针上除去针头与针尾的部分，起传力和支承作用。常用的针体形式有：①光圆针体，为光滑的圆针体；②螺纹针体，螺纹是为了加强固定针与骨皮质的咬合效果，防止针体沿针轴方向滑动；③方形针体，有三棱形、四棱形或多沟槽形针体，只能锤击进针，支撑、抗弯力强，且能防止针体旋转，临床上很少应用。

2. 固定针的分类

根据固定针的构造可将其分为斯氏针、克氏针和螺纹针 3 类。

（1）斯氏针

采用光圆针体，直径＞ 3 mm，整枚钢针上无螺纹和其他附加结构。这类针与骨体结合较好，且由于构造和使用简单，价格便宜，不易折断，应用十分普遍。

（2）克氏针

直径＜ 3 mm，其余均与斯氏针相似。

（3）螺纹针

此类针上有螺纹，故而与骨区结合牢固，针轴向抗拉力大，进针阻力小，但制造较难，价格较高。它又可细分为：①单段螺纹针，在整根钢针上只有一段螺纹。若螺纹在针体中间称 Bonnel 针，多用于全针固定；若螺纹靠近针头一段称为 Schanz 针，多用于骨松质的半针固定。②双段螺纹针，此种针多用于四肢管状骨骨干部分的半针固定。两段螺纹恰好处于两侧皮质内，螺纹间的光杆则在骨髓腔内。

一般说来，针径应小于骨直径的 1/3，否则有造成针道周围应力骨折的危险。传统的固定针主要用来传导应力，而在现代其作用则有所扩展，例如利用其导电性作为生物微电的传导体，还用作振动源的传导体等等，凡此种种，都可起到促进骨折愈合的作用。

二、外固定器生物力学研究的概念和方法

（一）外固定器的基本研究方法及其相关概念

1. 测试材料

一般使用合成材料制成的骨模型（合成骨），也可使用质地较硬的木材，如柚木等。其实，最早使用的测试材料是尸体骨，但学者们很快便发现它有以下不足：①标本不易获得且保存手续较复杂；②尸体骨有较大的解剖变异性，为克服它必须使用大量标本；③当针径较大且在一个标本上钻孔较多时会破坏骨的性质，从而影响测试结果；④在不同的尸体骨上要获得相同的针孔位置是不可能的，这就会导致系统误差。

2. 骨折外固定模型的制备

先将骨圆针或螺纹针穿进测试材料，尔后将材料中部横形或斜形截断（分别模拟横形或斜形骨折），最后用各种外固定器将针端固定。这样就制成了骨折外固定模型。操作过程中注意须将各针穿在同一平面或不同平面中（对于环形固定器则是几个平面）。

3. 测试仪器及加载负荷

测试仪器为万能材料试验机，比较常用的是 MTS（Materials Testing system machine）试验机。试验机上有特制的夹具，可牢固把持合成骨的两端，试验机借此可对上述的骨-外固定器系统施加多种负荷。最常使用的负荷模式有 5 种，它们分别是轴向压缩、轴向拉伸、前后弯曲、侧向弯曲及扭转（弯曲负荷的方向若垂直于外固定器所在平面则称前后弯曲，平行则称侧向弯曲）。与此同时，用千分尺分别记录各种负荷下骨折断端间的相对位移。

4. 测试结果及其处理

完成上述试验步骤后可以获得各种负荷模式的具体负荷值及在该负荷下两骨折断端之间的相对位移（形变），据此可描绘出 5 种负荷模式下的负荷-形变曲线。须要指出的是，由于线性位移是反映骨折固定性能指标中较好的指标之一，因此我们用垂度来表示弯曲负荷下的形变。而负荷-形变曲线线性部分（弹性范围内）的斜率则被定义为外固定器在该负荷模式下的刚度。

综上所述，外固定器生物力学研究的基本方法是通过力学测试，从而获得外固定器的固定刚度。该方法与临床结合较为紧密，不仅能系统了解某一外固定器的力学性能，也为各种外固定器之间的比较提供了客观的标准。当然该方法并不能包括临床应用中遇到的所有情况，如针-骨交界处的应力分析等重要因素。

最初用这种方法进行测试的外固定器是以 Hoffmann-Vidal 外固定器为代表的单边、双

边或三边式外固定器。用以影响固定刚度的测试变量包括：①固定针数；②针直径；③连接杆间距；④针距；⑤针组间距；⑥固定器的空间构型；⑦制成针和连接杆的材料；⑧骨折断端间的状态（是否接触，有无压力）；⑨骨折类型。

到了 20 世纪 80 年代中期，由于以 Ilizarov 固定器为代表的环形外固定器在欧美等地逐渐流行，学者们对它也进行了较多的生物力学研究。由于环形外固定器在构型上有其独特之处，其测试变量也有所变化，主要有：①环的直径；②固定针的直径、张力、方向、数目；③骨在环中的位置。

经过学者们的努力，外固定器生物力学研究在方法学上取得了重大的进展，并趋于完善，这种方法获得了许多对临床有指导意义的成果。

（二）固定针－骨界面应力分析

外固定器与骨相接触的唯一部分是固定针，固定针 - 骨界面处是外固定器与骨折骨之间应力传递的枢纽，故对其进行生物力学分析是很有必要的。前面提到，外固定器生物力学研究的基本方法中并不能涉及这方面的问题，因此学者们用其他方法对其进行了研究，总体来说有实验方法和理论方法，分述如下。

1. 实验分析方法

固定针 - 骨界面有两种形式的应力：一种是当在已接触的骨断端或在完整胫骨上施加压力时产生的静态应力；另一种是骨断端未接触存在间隙或在不稳定性骨折时随肢体的运动或负重而产生的周期性动态应力。

将钢针松动定义为能用手将针从骨中不费力地拔出或从 X 线片上看到针周骨皮质上有 1mm 以上的透明区。结果表明，动态应力组的钢针松动率远较静态应力组为高（$P < 0.02$），而组织学研究则显示在针 - 骨交界处支持外固定钢针的最好材料是穿针时就存在的成熟骨皮质。固定针承受动态应力后，针周的骨反应是骨吸收增加，虽然在某些情况下有一定的不成熟骨痂形成，以替代被吸收骨（尤其在髓腔中有较多骨痂），然而更常见的是炎性肉芽组织浸润，这些都使得针在骨中的把持力降低，从而导致固定针松动。因此，临床上应尽量避免使固定针 - 骨界面承受持续动态应力，如消除骨折断端间存在的裂隙，对不稳定性骨折，则应提高外固定器的刚度，这样，便可降低固定针并发症的发生率。

2. 理论分析方法

有限元分析是工程力学领域中用于结构应力分析的一项计算机技术，它最早出现于 1957 年，并于 1972 年被引入骨科学领域。20 世纪 70 年代末，Chao 等又将其应用于外固定器的生物力学研究，但由于当时只能对骨 - 外固定器系统进行二维模拟，因此理论数据与实验测试数据间有较大出入。20 世纪 80 年代以后，由于三维模拟软件的开发成功，为有限元分析在外固定器的生物力学研究中开辟了广阔的前景，用其分析骨 - 外固定器系统承受负荷后固定针上的应力情况更是得心应手。

在相同的负荷下，单边外固定器的固定针-骨界面应力显著高于双边外固定器，这是因为双边外固定器的针数较多，在相同负荷下，每根固定针分担的应力就较小。同时，固定针上的应力与所加负荷的大小成正比，也与负荷模式有关，在承受轴向负荷时，所有固定针上的应力几乎相等，而骨折断端接触后，固定针上的应力可下降97%。那些能提高外固定器刚度的因素（如增大针径、增加针数等）也能使固定针上的应力降低。固定针是骨-外固定器系统中最薄弱的环节，它承受负荷后的形变是外固定器刚度的决定因素。固定针上的应力较小时它表现为弹性形变，而当应力逐渐增大甚至超过固定针的屈服强度后，固定针就会出现永久变形甚至断裂。这在使用单边单平面外固定器时尤应引起足够的警惕。为改善这种状况，使用钛金属制成的固定针。连接杆和固定针的材料对固定针上的应力无明显影响（在外侧弯曲时钛制针上的应力较低），然而由于钛金属的屈服强度较高，因此，可以预见钛制针发生永久形变的概率将降低。

三、外固定器对骨折愈合的影响

（一）骨折愈合方式

骨折发生以后，都有其自身修复能力。这是一个复杂的过程，受多种因素影响。在这个过程中，人为地采用各种方法、器械使骨折端复位、固定后，就决定了骨折端所处的力学环境，而这个力学环境直接影响骨折的愈合方式。与以往骨折端固定后在愈合过程中有大量骨痂形成不同，采用坚固的加压钢板固定后的骨折端缺乏骨痂形成，而直接以骨单位相连。骨折愈合方式分为一期愈合和二期愈合。

1. 一期愈合

一期愈合是一种特殊的愈合方式，指骨折端通过直接成骨和骨单位重建从而达到骨性连接。这种骨折愈合只有在切开复位使骨折端达到解剖复位，并采用坚固的加压固定使骨折端紧密对合后才会发生。一期愈合又存在接触愈合和间隙愈合两种方式。

（1）接触愈合

骨折经复位、固定后，在骨折端的部分区域是紧密接触的，无空隙存在。此时，骨折端被固定装置完全制动，且其承受的应力也大大减少。在这种环境下，无内、外骨痂形成，而是出现骨折两断端的中央管内毛细血管和骨原细胞增生，骨原细胞分化为破骨细胞和成骨细胞。破骨细胞在原有中央管内吸收骨，使其扩大，毛细血管在扩大的中央管内生长，最终到达并穿过骨折线。破骨细胞后面的成骨细胞则在扩大的中央管内陆续产生同心圆状排列的骨板，逐渐形成新生的骨单位（一条中央管和若干同心圆状的骨单位骨板），并最终穿过骨折部，以新的骨单位使骨折端连接。

（2）间隙愈合

实验证实，坚固加压后骨折端仍有许多区域内存在空隙，另外，临床上很难获得与实验截骨区相同的良好对合，临床骨折后骨折面不平整，即使做加压固定，大部分区域仍难以紧密接触而将出现一定宽度的间隙。这些部位将通过间隙愈合的方式连接。

组织学研究显示，在上述骨折断端的间隙内首先出现一些不定型物质，继而可见到纤维骨构成的支架，以后在支架的腔隙中有板层骨充填，这种板层骨可来自骨内膜和骨外膜，且其方向与骨的纵轴垂直。它们的强度很低，须经皮质骨的重建，才能使结构恢复正常的形态。皮质骨重建有两种方式：一种是新的骨单位自骨折的一端，穿过间隙充填骨，进入骨折的另一端；另一种是新的骨单位直接发生于间隙充填骨内，然后进入骨折端。研究还表明，间隙充填骨的矿化在骨折后的 1 周即开始了，而骨重建则常在 3 周后才开始进行。

无论是接触愈合还是间隙愈合，它们都遵循一期愈合的共同特点，即临床 X 线上看不到外骨痂，组织学上无软骨成骨的过程。

2. 二期愈合

二期愈合是一种传统意义上的骨折愈合方式。当骨折端接触得不够紧密且又存在一定程度的活动时，骨折愈合将经过软骨成骨的过程，骨折端在应力刺激下，通过炎症反应、骨痂形成和改建而获得连接，这种方式即二期愈合。二期愈合的骨折端在 X 线片上可以见到较明显的外骨痂形成，并有骨吸收的过程。骨折二期愈合可分为 3 个阶段，即血肿机化期、原始骨痂期和骨痂改造期。每个阶段都有其特定的组织学特征。

（1）血肿机化期

骨折后可因髓腔内血管、骨膜下血管以及周围软组织中的血管断裂出血，而在骨折处形成血肿。由于血供障碍，各骨折端的皮质骨可产生几毫米的坏死，骨细胞变性。淤血块及坏死组织引起局部无菌性炎症反应，单核细胞和巨噬细胞等侵入后，吞噬坏死组织和细胞残渣，为骨折修复铺平道路，毛细血管增生，淋巴细胞及成纤维细胞等侵入将在骨折端形成肉芽组织，随后又转化为纤维结缔组织，并使骨折端连接。在骨折早期（＜ 2 周），骨折端附近的内外骨膜生发层的成骨细胞即增生活跃，产生骨样组织。

（2）原始骨痂期

骨内外膜生发层内的成骨细胞增生而产生的新生骨组织，分别位于骨折断端骨皮质的内外面，称为内骨痂和外骨痂（膜内化骨）；骨折端的纤维结缔组织也逐渐转变为软骨组织，软骨细胞增生、变性、钙化而骨化，位于内外骨痂之间，称为环形骨痂（软骨内化骨）。这些骨痂从各个方向上将两骨折端连接。骨痂经过不断加强，从而使骨折达到临床愈合。

（3）骨痂改造期

由膜内化骨和软骨内化骨形成的骨痂相当脆弱，须经过改造才能最终适应生理功能的须要。这一改造过程由成骨细胞和破骨细胞共同参与，随着肢体活动的增多、负重的增加，为适应应力的作用，破骨细胞不断吸收死骨和不须要的骨组织（如髓腔内及骨皮质外的骨痂），同时，成骨细胞根据应力须要补充产生新骨，最后骨髓腔再通，骨恢复正常的形态结构，骨折的痕迹在组织学或 X 线片上完全或近乎完全消失。

骨痂改造与骨松质和骨皮质的步骤有所不同。改造成骨松质时，破骨细胞很容易到达骨小梁表面开始骨吸收，以后在骨小梁表面发生骨沉积。这就是所谓的爬行替代。而改造成骨皮质时，则首先由破骨细胞在骨痂内纵行钻出"隧道"，以后毛细血管进入，同时带入成骨细胞，后者在"隧道"内沉积新骨，这些新骨呈同心圆排列，构成新的骨单位。

3. 一期愈合与二期愈合的比较

骨折的一期愈合和二期愈合是骨折端在不同的力学环境下所经历的两种不同的愈合过程，其愈合质量的生物力学标准是骨折部位的力学强度，一期愈合时取决于新的骨单位的数量，而二期愈合时则取决于骨痂的数量、质量和改造的速度。究竟两者谁更优越，目前意见尚不统一。一种意见认为一期愈合中细胞的成骨活动不如二期愈合活跃，早期骨折部位的力学强度较二期愈合低，而其速度也并未加快，有时甚至更慢，而且，形成一期愈合的坚固固定，由于较强的应力遮挡效应，可导致后期骨皮质的骨缺失和非组织化。另一种意见认为，一期愈合是直接成骨，无须血肿机化、软骨成骨的过程，因而更符合生理愈合过程的须要，故其是最经济的愈合方式，同时，坚固固定足以保证病人早期进行活动，部分甚至完全负重，有利于防止骨折病的发生。此外，二期愈合中若骨折局部活动过大，外骨痂骨化受到阻碍，则有导致骨折延迟愈合甚至不愈合的可能。

综上所述，一期愈合和二期愈合是各有其优缺点的。因此，有学者提出所谓"第3种愈合方式"的概念，即在骨折早期采用坚固固定，以后则逐渐降低固定装置的刚度，通过这种治疗，骨折将以直接修复并有少量外骨痂的方式愈合。这一概念将有助于避免骨不连和再骨折等并发症的发生。

（二）外固定器的影响

当两个或两个以上具有不同弹性模量的成分组成一机械系统时，就会发生载荷及应力/应变重新分配的现象，具有较高弹性模量的成分承担较多载荷，而较低者则少承担或不承担载荷，应变也相应减少，此即所谓应力遮挡效应。外固定器正是通过使骨断端不受力或少受力，以保持骨断端间的稳定性，为此，人们采取了多种方法提高外固定器刚度，以获取坚固的固定。然而，实验研究表明，较强的应力遮挡效应，将使骨骼长期处于低应力水平，最终导致骨皮质的骨缺失和非组织化，从而使临床上出现拆除外固定器后再骨折的现象。这些现象促使人们对骨折愈合的力学环境进行了更深入的研究，并逐渐摈弃了以往"绝对固定"的治疗观点。有学者提出了弹性固定的概念，弹性固定强调骨折断端间保持一定的应力水平，将有助于骨折愈合，很显然，这个应力值构成了一个区间，且在该区间内应存在最优值。

外固定器由于其特殊的构造，因此较容易改变其固定刚度，从而使骨折断端间处于不同的应力水平，为了寻找外固定器的最佳固定刚度，学者们进行了大量研究。其方法大致为：将实验动物的两条胫骨行手术截骨后，分别用不同刚度的外固定器固定。此后定期拍摄X线片；进行各种组织化学分析（如四环素摄取实验）；若干天后处死动物，取出胫骨进行力学测试（如测试扭转刚度、断裂时的扭力、能量吸收和变形等），最后测量骨内外膜、皮质骨内的新骨生成及骨痂形成量。用这种方法进行研究的主要变量及研究结果将分述如下：

1. 固定针数目

在比较了 4 根和 6 根固定针的单边外固定器对骨折愈合的影响后，结果表明，4 根固定针组以二期愈合为主，而 6 根固定针组则以一期愈合为主。尽管两组骨标本的生物力学测试结果差异无统计学意义，但前者截骨区骨组织的孔隙率及固定针松动率均高于后者（P ＜ 0.05），这对骨的力学性能恢复是不利的。

2. 固定针直径

用固定针直径分别为 1.0mm、1.5mm、2.0mm 的外固定器固定兔胫骨截骨后骨折，术后 6 周拍摄 X 线片及直接测量发现，1.0mm 针径组外骨痂形成丰富，但有 1/3 发生骨折移位，1.5mm 和 2.0mm 针径组骨折愈合良好。但 3 组愈合后标本的生物力学测试结果无显著差异。

3. 连接杆间距

对羊行胫骨截骨后，分别用两种连接杆间距不同的外固定器固定，术后 3 周 X 线片显示，35mm 间距组外骨痂形成明显多于 25mm 间距组，4 ～ 10 周骨折裂隙中矿物质定量研究则表明，35mm 间距组矿化作用明显较快，且截骨部位的刚度也是 35mm 间距组为高。这些说明外固定器刚度过高不一定对骨折部位的力学性能恢复有利。

4. 单平面与双平面外固定器

对截骨后的犬胫骨分别用单平面和双平面外固定器固定。术后 9 周组织学分析表明，双平面组以一期愈合为主，骨痂少，单平面组则以二期愈合为主。术后 13 周，双平面组截骨部位骨组织的孔隙率明显低于单平面组（P ＜ 0.05），但两组标本的力学强度并无显著性差异。

5. 加压与不加压外固定器

采用单边外固定器固定犬双边胫骨截骨后骨折，其中一侧施以轴向压缩载荷，另一侧做对照，90 天后两侧胫骨均愈合，且力学测试及组织学分析两侧均无显著差异。进一步研究表明，持续加压虽然能提高固定刚度，但这种提高较之完整胫骨仍相对较低，对骨折愈合无生物学和生物力学上的益处，因此，当外固定器能提供足够固定刚度时，静态压缩对骨折愈合无影响。

6. 骨折类型

在犬的胫骨行横形和斜形截骨后用外固定器固定，体外测试表明后者的轴向刚度仅为前者的 45%，但两者的扭转和弯曲刚度相当。进一步研究显示，横形截骨组骨折愈合早期的负重量明显高于斜形截骨组，90 天后两组均愈合，但离体胫骨测试则显示横形截骨组的力学强度与皮质骨内的新骨形成量明显较高。临床上不稳定斜形或螺旋形骨折固定早期应避免负重，晚期也应对增加负重量持谨慎态度。

综上所述，关于外固定器对骨折愈合的影响，目前研究很多，但尚未形成统一意见。因此，在实际应用中，应结合临床，对多种因素进行综合考虑，以获得最符合某一具体病人骨折治疗须要的力学条件。

四、骨外固定操作技术

（一）规范操作原则

与骨科内固定和其他外固定方法相比，外固定器的操作比较简单、方便、快速，但它并非"一看即会"，有一些基本操作原则我们必须严格遵守。

1. 术前正确牵引

主要用于有缩短或塌陷移位的下肢骨折，术前应先行骨牵引，而且应当有足够的牵引重量，在 2 ～ 3 天内即应矫正缩短移位，甚至可使骨折端有少许分离移位，以便于术中调整复位，也有利于肢体消除肿胀。

2. 正确选择适应证

这是任何手术或治疗方法实施前的第一步，也是很重要的一步，选择正确事半功倍，反之则事倍功半，甚至导致严重的失败。①胫骨大段骨折，不管是闭合性、开放性还是粉碎性，均应首选外固定器；②四肢开放性骨折也是外固定器的首选适应证；③已发生或可能发生骨筋膜室综合征的尺桡骨骨折或胫腓骨骨折，均应首选外固定器；④股骨远端，胫骨近、远端波及关节面的塌陷、粉碎性骨折应首选外固定器；⑤多做几手准备，必要时辅以钢板、钢丝或螺丝钉内固定，内外固定结合，达到固定牢稳、可靠的目的。

3. 尽早进行外固定器手术

一旦确定好治疗方案，即应尽快安排手术，尽早进行外固定器治疗。因为手术时间过迟，少许骨痂形成，则骨折移位难以矫正，如斜形骨折的缩短和侧方移位，尤其是股骨内外髁、胫骨平台和胫骨远端的塌陷劈裂骨折等。

4. 选择适当的麻醉

外固定器穿针手术一定要在适当的麻醉下进行，如下肢骨折选用硬膜外阻滞或蛛网膜下腔阻滞；上肢骨折选用臂神经丛阻滞或静脉麻醉。而不能采用简单的局部浸润麻醉，以免影响骨折复位，影响可能须反复进行的调整固定。

5. 器械严格消毒

外固定器及其安装器械均应预先消毒，固定针、连接杆、固定螺栓、螺母、扳手等应高压蒸气消毒，慢速电钻或气钻等应用甲醛熏蒸消毒。

6. 严格无菌操作

手术消毒范围应按常规手术消毒范围进行，应注意手术肢体下方的铺巾，为了矫正旋转移位的方便，肢体近侧和远侧的消毒范围应更大一些。有些复位困难的骨折，可将健肢连同患肢一并消毒，便于术中复位时对照参考。

7. 操作顺序

基本顺序是"复位—穿针—固定—调整"。首先复位至关重要，尤其是缩短和旋转移位，一定要在穿针前矫正。否则在穿针后矫正会出现针间皮肤、肌肉牵拉紧张、剧痛，甚至出现坏死。另外还增加了外固定器固定的难度。

8. 选用慢速电钻或气钻

固定针进针时切忌用锤子锤击，也禁用快速电钻钻入。前者容易使骨皮质劈裂，固定针松动；后者容易使固定针周围的软组织和骨骼灼烙伤，产生坏死，出现固定针松动、滑脱及皮肤针眼感染。进针时可用盐水纱布包绕在进针处，以降低钻头温度，减轻灼烙伤。

9. 固定针必须穿透双侧骨皮质

除穿入股骨颈内的固定针外，所有固定长管骨的固定针均必须穿透管状骨两侧的骨皮质，以免固定针松动或滑脱。慢速进针时可借助两个落空感来感觉针是否穿透两侧骨皮质，出现第 1 个落空感时表明针尖已进入髓腔，一旦出现第 2 个落空感就应马上松开电钻或气钻的开关，使其停止转动，此时针尖刚好穿透对侧骨皮质 1～3mm，而不会过长。如果针尖穿出对侧骨皮质＞5mm，应将其退回少许。

10. 骨折段固定针数

除跨关节固定外，节段内固定的外固定器在两个主骨折段上，每个主骨折段有 2 根或2 根以上的固定针固定。

11. 塑料帽遮盖针残端

外固定器安装、固定满意后，紧贴连接杆外缘剪去过长的固定针尾，在针残端套上塑料帽，以防止划伤病人自己或他人的皮肤，防止挂破衣被。

（二）掌握操作技巧

有些操作技巧必须掌握，以防止一些不应当出现的外固定器并发症发生。

1. 先矫正缩短和旋转移位

进针前应先矫正肢体的缩短和旋转移位，下肢骨折尤其是股骨骨折，最好用机械牵引矫正缩短移位，助手把握肢体以矫正旋转移位，在此状态下进针固定。如果先进针，后矫正缩短移位，会造成针组间皮肤紧张，甚至坏死，复位也十分困难。如果先进针，后矫正旋转移位，容易造成肢体扭转。

2. 从肌肉少的方向进针

这样可以避免固定针影响肌肉舒缩，妨碍肢体关节活动。①胫腓骨骨折可从小腿前内侧或前侧进针，因此处胫骨紧贴皮肤，固定针对任何肌肉活动均无影响；②尺骨骨折应沿尺骨嵴进针，前臂唯此处肌肉最少；③桡骨骨折可从前臂桡背侧进针，此处肌肉较少，对前臂旋前影响较小；④大腿四周肌肉均丰厚，无论从何处进针均会影响肌肉活动，当股骨骨折必须用外固定器固定时，可从大腿外侧进针；⑤膝关节及距小腿关节塌陷骨折应从肢体外侧横行进针；⑥肱骨骨折宜从上臂前外侧进针；⑦掌指骨及足部骨折宜从手背或足背侧进针。

3. 固定针尽量远离关节

关节周围的皮肤和肌肉的活动范围较大，固定针应尽量远离关节，以免影响关节活动。尤其是单边外固定器，连接杆两端的固定针尾可向连接杆中央倾斜 $20° \sim 30°$，固定针形成扇形排列，既保证了骨内的针距宽度，又可使固定针穿经肌肉和皮肤时偏离关节，还可预防固定针松动和脱出。

4. 固定针尽量远离会阴部

这样可以避免外固定器影响下肢内收，也可以方便病人大小便。这个问题主要出现在股骨粉碎性骨折和股骨缺损性骨折，须用双边外固定器固定时。这时可将靠肢体近侧的固定针由外上向内下斜形穿针，使肢体内侧连接杆尽量偏离会阴部。

5. 针组内针距尽量长

为了满足外固定器的生物力学性能，保证骨折固定的稳定与可靠，外固定器针组内的针距应在连接杆长度允许和少影响关节活动的情况下，尽量宽大。单边外固定器可通过固定针扇形排列来满足这一要求。

6. 针组间距尽量短

即邻近骨折线的两固定针应尽可能靠近骨折线，这样固定会增加固定针的固定强度和连接杆的稳定度。但固定针距离骨折线太近，会导致骨折端崩裂。因此，固定针至少应在距骨折线 20mm 以外处进针。

7. 一针贯穿两骨折端

这是用于固定长斜形或长螺旋形骨折的极好办法。在两组固定针之外，再增加 1 根固定针，用于贯穿斜形或螺旋形骨折的两骨折端，它既增加了外固定器抗缩短移位的强度，又可以防止骨折端错动，避免发生侧方移位。即使贯穿两骨折端的固定针不在连接杆的同一平面，也可将其折弯至连接杆固定，或借助夹角双平面外固定器固定。

8. 连接杆尽量靠近肢体

这样可使骨骼至连接杆的固定针体缩短，增强了固定针固定的刚度。但连接杆贴近皮肤容易影响针眼引流，导致针眼感染，压迫皮肤还会致使受压皮肤坏死。因此，胫骨前内侧、尺骨嵴侧的连接杆以距离体表 15mm 为佳；前臂桡背侧的连接杆距体表的距离可稍放宽至 20mm；大腿内外侧的连接杆距离体表的距离可放宽至 30mm。

9. 裂开骨折的处理

裂开骨折多有缩短移位，在矫正缩短移位的情况下，用双手挤压复位。若双手挤压复位失败，可用跟骨夹进行挤压复位，或借助骨折复位床进行侧方挤压复位。

10. 塌陷骨折的处理

先借助骨折牵引床进行过度牵引，造成骨折少许分离移位，大部分新鲜骨折可自行复位。尚未复位的骨折，可用直径 3.5mm 的斯氏针插入撬拨塌陷的骨折片，使其复位。若撬拨复位失败，可在塌陷骨折处做一切口，直视下进行撬拨复位。塌陷骨折多伴有骨折裂开移位，这时可再用跟骨夹钳夹复位，或借助骨折复位床进行侧方挤压复位。

11. 成角移位的延迟调整

安装好连接杆后电视 X 线机透视或拍片，如果发现骨折端对位良好，而仍有成角移位，这时有以下两种处理方法：①如果侧方或前后成角移位＞30°，应立即重新进行复位。松开连接杆重新进行调整，直至成角移位完全矫正，或成角移位＜30°即可。②仅有 30°以下的侧方成角或前后成角，可不立即进行复位调整，而让病人术后 4 周再来调整。术后 3 周骨折端已有些许骨痂，那时松开连接杆骨折端不会发生移位，只须将肢体少许扳正即可矫正成角移位。

（三）术中意外处理

骨折部位不同、各种骨折的类型复杂、操作技术的熟练程度不同等均是术中出现意外情况的可能原因。

1. 骨骼劈裂

错误地击入固定针时造成骨骼劈裂，或固定针离骨折线太近造成骨折端崩裂，或受伤当时骨折附近就已造成隐匿的劈裂骨折。

处理方法：可改变穿针方向和固定平面，也可采用夹角双平面或双边外固定方式固定骨折。

2. 针间皮肤紧张

如果在对骨折进行少许调整固定后，固定针一侧的皮肤被绷紧，术后病人会出现剧痛，甚至出现皮肤坏死。

处理方法：可用尖刀片插入针眼，沿紧张皮肤的相反方向做一皮肤切口，皮肤向紧张侧滑移，直至紧张的皮肤完全松弛，在原皮肤紧张侧将切口缝合。

3. 肢体扭转

如果骨折旋转移位未能完全矫正就钻入了固定针，安装连接杆后才发现远端肢体扭转。

处理方法：取下连接杆，摆正肢体，矫正旋转移位，选择适当的进针点重新进针固定。原来的固定针可予以取出，或留置用作夹角双平面外固定器固定。

（四）提高外固定器系统稳定性的方法

为叙述上的方便，以下将以 Hoffmann-Vidal 固定器为代表的单、双边及三边式外固定器统称为平面外固定器，而将属于以 Ilizarov 固定器为代表的外固定器称为（全）环形外固定器，提高这两种外固定器刚度的方法是不同的，以下分别予以介绍。

1. 平面外固定器

（1）使用螺纹针

使用螺纹针可增加针在骨皮质中的把持强度，故能全面提高外固定的刚度，其中扭转刚度的提高最为显著，而前后弯曲刚度的提高幅度最小。

（2）增加固定针数目

我们通过体外新鲜胫骨骨折 - 外固定器模型，进行了体外生物力学测试，力学测试结果发现，增加固定针的数目能明显提高外固定器在各种负荷模式下的刚度。当针数超过 8 根后，外固定器刚度即不再显著增加。

（3）增大固定针直径

增大针径比增加针数提高外固定器刚度的效果更加明显，当固定针直径从 4mm 增至 6.5mm 时，外固定器总体刚度增加 4 倍。我们利用体外新鲜胫骨骨折 - 外固定器模型，进行了体外生物力学测试，力学测试的结果也证实了这一点。

（4）增大针组内针距

增大同一骨折段中固定针之间的距离，能提高外固定器的弯曲刚度，但对轴向压缩刚度几乎无影响。

（5）缩小针组间针距

缩小不同骨折段固定针之间的距离，能提高外固定器的弯曲刚度，但对轴向压缩刚度几乎无影响。而当固定针远离骨折断端时，外固定器的弯曲刚度将下降。

（6）增加连接杆数目

增加连接杆数目将对提高骨-外固定器系统的稳定性起积极作用，特别能增加前后弯曲刚度及扭转刚度。

（7）连接杆靠近肢体

连接杆与骨之间的距离决定了固定针的有效长度，由于在相同的负荷下，针的有效长度越短其形变越小，因此缩短连接杆与骨的间距能提高外固定器的刚度，当连接杆的间距由 8cm 减少到 2.5cm 时，能增加弯曲刚度 157% ～ 196%。

（8）骨折断端间轴向加压

使骨折断端接触并施加一定的轴向压力，能在骨断端间产生静态摩擦，这样可提高外固定器的弯曲及扭转刚度。

（9）稳定的空间构型

平行双平面单边外固定器的固定强度明显高于单平面单边外固定器的固定强度，双边外固定器在各种负荷下的刚度都较单边外固定器为高，但两者的共同弱点是前后弯曲刚度较低，若在与其垂直的平面内再添一套固定针与连接杆以构成双平面外固定器（三角式）就能提高稳定性，特别是增加前后弯曲刚度。

（10）固定针扇形布局

当外固定器的固定针呈锥形排列布局时，可以提高其固定强度，我们所做的体外新鲜胫骨骨折-外固定器模型的生物力学测试结果也证明了这一点。但采用这种固定针布局势必增加连接杆长度，因而临床应用不多，一般多用于长管骨中段骨折的外固定。我们采用固定针扇形布局，既可以缩短连接杆长度，又可使进针点避开关节，有利于关节早期活动，进行功能锻炼。当然其固定刚度有所下降，测试表明，当内外针夹角为 45° 时，固定刚度有明显下降（$P < 0.05$），只要内外针夹角在一定范围内（< 35°）则不会出现显著下降，因此值得推广。

2. 环式外固定器

一般有半环槽式和全环式外固定器。

（1）减小弓环直径

减小弓环直径能提高外固定器刚度，特别是轴向刚度。当弓环直径由 16cm 减小到 6.25cm 时，轴向刚度能提高 250%，其他刚度的提高幅度较小，平均为 20%。

（2）增加针数并使用橄榄形针

增加针数可提高外固定器的轴向刚度和弯曲刚度，两者之间成正比关系。由于橄榄形针能有效抵制骨沿针平移，因此使用橄榄形针能显著提高外固定器的弯曲刚度。

（3）增大针径并增加针的张力

试验显示增大针径能全面提高外固定器的刚度，如针径由 1.5mm 增至 1.8mm 时，各种刚度增加 10% ～ 20%；而对针施以等值的张力后效果更加明显，增幅可达 50%；单纯增加针的张力（从 60kg 增至 120kg）也能使刚度提高 10%。当然，张力应小于不锈钢针的屈服强度。对于 1.5mm 的钢针，最大为 90kg；1.8mm 的钢针，最大为 130kg。

（4）同弓环两针交角＞ 60°

当同一弓环两针交角由 90° 降至 45° 后，外固定器弯曲刚度下降。因此，建议两针交角至少应为 60°；若由于临床条件限制不能达到 60°，则应在距原针 4cm 以上的地方加一补偿针，并用弓环固定在连接杆上。

（5）使骨居弓环偏心位

通过测试发现，与骨居弓环中央相比，骨居弓环偏心位置的外固定器的轴向压缩刚度有所提高，但对于扭转刚度有轻度下降。

（6）其他

标准的 Ilizarov 外固定器使用了 4 个钢环，不仅笨重，而且由于钢环不透 X 线，其金属阴影妨碍了在 X 线透视机下的精确复位及日后必要的调整。因此推荐碳纤维环，它不仅能透 X 线，而且质量仅是钢环的 45%，试验结果显示，碳纤维环对外固定器刚度无不利影响，且钢环在负荷较大时出现弹性形变，而碳纤维环则在整个负荷范围内皆无弹性形变，故碳纤维环可重复使用。

3. 平面外固定器与环式外固定器的比较

Ilizarov 外固定器的弯曲刚度和扭转刚度与传统的单边外固定器相仿而其轴向刚度则较低，在外加负荷较小时，轴向刚度仅有单边外固定器的 1/4。因此，环式外固定器能允许骨折部位有更大的轴向运动，而且它有一显著特点，即其轴向刚度随负荷值的增大而增大。因此 Ilizarov 外固定器特别适用于肢体缩短畸形及骨不连等症的治疗。

（五）外固定须要解决的问题

骨科外固定除了骨牵引、外固定器和骨延长器具有有限的复位作用外，其余均无复位功能，因此它们只能用于复位后的固定。复位前只能作为临时固定，决不能用小夹板、石膏等来进行复位。另外外固定器在对骨折进行固定后，外固定器连接杆在拍片或透视时有遮挡视线的弊端。因此寻找一种可透过 X 射线的材料，用以制造外固定器连接杆也是势在必行的一项重大课题。在软组织丰厚的部位，如大腿、髋部等，使用外固定器会影响肌肉收缩活动，导致针眼流血、流水，甚至感染流脓，严重影响外固定器的应用。如果固定针能够用一种气流或磁场来替代，而达到固定骨骼的目的，那将会是骨科界的又一场革命性发展。

1. 绝对禁用外固定器

有下列情况者绝对不允许使用外固定器：①生命垂危的骨折病人；②拒绝外固定治疗的精神病人或精神错乱的病人；③骨折处创面较大又不能承受外固定器手术的病人。

2. 相对禁忌

有下列情况者可考虑改用其他固定方法：①股骨中段或中近段稳定骨折以选用髓内针固定为好，不能承受手术者可在手法复位后用石膏或铁丝扶模或牵引固定。因小夹板固定力度和稳定性均不够，不便于早期进行关节活动锻炼；石膏跨关节固定比较稳定，但影响了关节早期的功能锻炼活动；外固定器固定时，因大腿肌肉十分发达，固定针穿经肌肉组织过多，除影响邻近关节的功能活动外，还容易引起针眼疼痛、流水、流血，甚至针眼感染。②股骨颈经颈型和基底型骨折以可折式螺纹针或加压螺纹针固定为首选，它们的手术切口小，固定牢固，骨折愈合快。外固定器虽不做皮肤切口，但因髋部软组织丰厚，容易发生针眼疼痛、流水、流血，甚至针眼感染，影响髋关节活动锻炼。③尺桡骨双骨折手法复位失败，宜选择切开复位、斯氏针内固定治疗。也可用骨外固定器固定尺骨骨折，斯氏针内固定桡骨骨折。这主要是因为前臂的旋转功能十分重要，因此对前臂双骨折的复位标准要求也高一些。④尺骨鹰嘴骨折和髌骨横形骨折以选用张力带钢丝内固定为好，病人可在术后第2天即开始进行肘和膝关节的屈伸活动。也可用抓髌器等外固定，但在关节屈伸活动过程中出现针眼疼痛、流血、流水，甚至针眼感染。⑤胫骨粉碎性骨折在行交叉张力带钢丝内固定后，可辅以石膏托或铁丝扶模外固定。⑥50岁左右的股骨头下骨折病人，以选用人工股骨头置换为好。不能承受手术者，可用持续皮肤牵引进行治疗。人工股骨头置换可让病人早期活动患肢膝、髋关节，早期行走锻炼，避免长期卧床引起的各种并发症，还可避免股骨头缺血性坏死导致的第2次手术。但人工股骨头置换术技术掌握尚不熟练的基层医院，须谨慎行事，因人工股骨头置换术操作不好、适应证选择不正确，也有许多并发症出现，如十分棘手的感染、人工关节松动、再骨折等。

（六）骨科固定疗效判定标准

不同种族、不同地区、不同年龄、不同性别、不同职业、不同身体状况、不同嗜好、不同营养程度、不同疾病、不同的病情程度、不同部位、不同类型、不同状况下的骨与软组织创伤，以及骨与关节疾病，治疗方法不尽相同，最佳固定方法的选择显得尤为重要。除了生命指征不稳定的情况下不能进行骨科固定外，一般来说不管任何骨骼、软组织及关节创伤与病变，均应选择损伤小、稳定、可靠且对关节功能恢复影响小的固定方法。这里也不排除手术切开复位内固定方法的选择，它与外固定既是优势互补，又是有机的结合和统一。临床上常常是内外固定并用，以达到最稳定的固定和最佳的治疗效果。要正确掌握骨科固定的合理选择方法，首先必须掌握骨科创伤与疾病治疗疗效的判定标准。

关于骨折及骨与关节疾病治疗疗效良好的判定标准，我们认为有以下几个方面：

1. 骨折或骨病灶坚固愈合

①骨折或患病的长管骨，其长轴对位、对线达到解剖复位，或至少达到功能复位标准，无明显畸形；②骨折或骨骼病灶局部无反常活动，无压痛及纵向叩击痛；③ X 线片示骨折线或骨骼病灶区模糊或消失，骨病灶无复发迹象；④ X 线片虽然示骨折线或骨骼病灶区可见，但有较多坚固的骨痂通过，可以承受身体负重；⑤下肢骨骼无缩短、重叠或旋转移位，上肢无旋转、成角移位；⑥ 3 ～ 5 年骨骼病灶无复发迹象，病灶区愈合良好。

2. 骨折或骨病灶邻近关节活动正常

①骨折或患病骨骼邻近关节活动范围正常，关节面光滑，关节活动无疼痛，或近期关节活动时有疼痛，但预计日后关节活动可恢复正常；②骨折或患病骨骼邻近关节活动范围虽有所减小，但不影响关节的正常活动。

3. 肢体综合功能正常

骨折或骨病灶愈合后，肢体可进行正常的生活、工作和文娱体育活动。
（1）上肢综合功能
①可端碗、拿勺添饭、拿筷子夹菜和吃饭；②可穿衣、扣衣服扣子、解脱衣服扣子、扣皮带；③可洗脸、梳头、扎辫子、戴帽子；④可灵活弹琴、操作计算机键盘；⑤可端、提、抓、握、抱、扛重物。
（2）下肢综合功能
①行走无跛行，步履稳定；②可正常下蹲；③可正常穿裤子和鞋袜；④可正常上下楼梯，走上坡路或下坡路无不适感；⑤可正常跑跳。
（3）脊柱和躯干
①可完全直立，脊柱屈曲或侧弯畸形明显减轻，至少无明显加重；②弯腰活动正常，脊柱可屈曲便于下蹲，方便穿裤子和鞋袜；③跑跳时胸腰部无疼痛；④躯干扭动自如，便于旋转侧身。

对于严重的难治性骨折或骨骼病灶，虽然不能满足上述治疗效果，但首先尽量满足病人自理生活能力是十分重要的，其次是尽可能恢复病人的工作能力，最后是文艺、娱乐和体育活动能力。

4. 固定方法有误的判定标准

如果出现以下情况，则我们的治疗方法有错误，须要重新选择固定或治疗方法：①骨折或骨病灶延迟愈合或不愈合，且骨折端有反常活动或骨擦音、骨弹拨等响声；②骨折再移位或畸形愈合，X 线片示骨折部位畸形明显；③下肢明显短缩畸形，短缩＞ 3cm；④下肢内翻或外翻畸形明显，预计日后会影响行走功能；⑤上肢内翻或外翻畸形明显，预计日后会影响上肢功能及前臂旋转功能；⑥骨折或骨病灶邻近关节活动明显受限，且固定时间较长，预计日后难以恢复正常关节功能。

（七）微创外固定

早期骨外固定主要是非创伤性方式，随着骨牵引和外固定器的出现和广泛应用，较小创伤方式的骨外固定亦即微创外固定形式日渐增多。骨外固定主要包括小夹板、石膏、牵引、支具、套具、外固定器和骨延长器等，其中除了骨牵引、外固定器和骨延长器为微创外固定外，其余均为非创伤方式的外固定。

微创外固定也可以说是介于内固定和外固定之间的第3种固定方式。它兼并吸收了内、外固定的优点，摒弃了它们的缺点，但仍存在着它自身的弱点。微创外固定虽有微小创伤，但它的固定针直接作用于骨骼，与其他外固定通过软组织间接作用于骨骼相比，固定确实、稳定，且不会有组织挤压综合征的危险，且可不用跨关节固定，骨折附近的关节可早期开始活动锻炼，保证了关节功能的恢复。

微创外固定与内固定相比，不用做大的皮肤切口，一般不会出现骨骼感染，不剥离骨骼，保证了骨骼周围的血供，伤势重、年老体弱病人也可承受微创外固定手术。

第二节　骨折内固定

一、髓内钉治疗骨折

髓内钉用于骨折内固定已有100多年历史，与钢板或其他外固定器相比，髓内钉为轴心位内固定，改变了钢板或其他外固定器的偏心应力，达到了应力平衡，应力遮挡作用小，减小数点了骨质疏松及再骨折的发生率。同时手术远离骨折端，切口小，软组织尤其是骨膜损伤小，保护了骨折端血液供应，有利于骨折愈合，且皮下无内固定物，利于伤口闭合，已在临床上广泛应用。

用髓内钉治疗负重骨的骨折时，优于钢板或外固定的固定方法。因为髓内钉控制了骨折部位的轴向力线，加用带锁螺钉更能防止其旋转，并使髓内钉断裂的可能性变小。用闭合经皮的方法穿钉，软组织剥离少，不暴露骨折部位，骨膜血运破坏少，降低了手术的感染率。扩髓物沉积在骨折部位，可以促进骨折愈合。另一优点是髓内钉一般无须取出，即使须要取出时，仅在一端做一小切口即可。取出髓内钉后，再骨折的可能性很小。而钢板、螺丝钉取出后，由于螺钉孔眼的存在，常有再骨折的可能性。然而，髓内钉的使用也有其局限性。由于骨髓腔的大小限制了髓内钉的直径，从而限制了髓内钉的抗弯强度。当然，为了增加髓内钉的抗弯强度，可通过扩髓的方法来达到，但同时破坏了骨内膜的血液供应。而且髓内钉控制骨折端的旋转能力不如钢板或外固定。为了克服上述缺点，设计出了各种类型的髓内钉。但这些不同类型的髓内钉各有不同的适应证、禁忌证，必须对其有所了解，才能正确运用髓内钉技术。

（一）髓内钉的种类及其应用注意事项

1. 扩髓腔的髓内钉

典型的扩髓腔髓内钉是 Kuntscher 钉，它的基本形状是中空、开槽的髓内钉。开放法放置的 Kuntscher 钉是直的、顶端为非锥形的带槽髓内钉；而闭合法放置的髓内钉为弯的、顶端呈锥形的带槽髓内钉。其他髓内钉大部分由 Kuntscher 钉演变而来，如 AO 髓内钉和各种带锁髓内钉。Grosse-Kempf 钉为弯曲的、顶端呈锥形的钉，上端是闭口的，近侧有一斜形的带锁螺钉，远端有两枚横向的带锁螺钉。Alta 钉为实心的、外表为六边形的套管样带锁髓内钉，有多个光滑的沟槽以便增强骨折处血管重建的能力，钉的近侧和远侧各有两个直径为 5mm 的横向交锁螺钉。此外还有 Russell-Taylor、Uniflex、AO 系列及其他各种髓内钉。由于有了更先进的带锁髓内钉，目前普通的带槽髓内钉已很少应用。

扩髓腔的髓内钉具有一定的优点，它能使髓腔扩大，插入直径较粗、更适合髓腔大小的髓内钉，从而使骨折两端髓腔得到最大限度的对合，确保骨折尽可能复位，同时，比较粗的髓内钉有更强的抗折弯强度，与髓腔的接触面积大，固定强度大，并能较好地控制旋转，减少了髓内钉断裂的发生率，利于早期负重。而且扩大髓腔后，降低了髓内钉被卡住的发生率，扩大髓腔时产生的骨髓碎屑可刺激骨生长，同时溢出骨折部位的髓内物质可诱导新骨生长。但此种髓内钉也有一定的缺点，扩髓腔破坏了滋养动脉以及皮质内层的血液供应，骨内膜破坏可使感染率增加，血供受损以及髓内钉本身的存在影响了内骨痂的形成。最近的研究表明，扩髓可引起股骨髓腔内压增加，明显地增加了骨髓内物质在肺和心脏引起栓塞的可能性，在合并有肺部损伤的多发性创伤成年病人中，增加了呼吸窘迫综合征的发生率。因此，选择髓内钉时必须全面考虑。实验显示扩髓确能导致骨内膜血液供应破坏、感染率增加，但临床结果显示差异不大。为了安全起见，在开放性骨折处理中多数学者认为尽量不扩髓。

2. 不扩髓的髓内钉

基本包括单根髓内钉和一组髓内钉两种。单根、不扩髓、无交锁的髓内钉一般用于长骨，如用于股骨的 Schneider 钉，此种髓内钉是实心的，带有 4 个槽，两端为锥形，本身具有钻孔功能。另外还有 Hansen-Street 钉。用于治疗胫骨骨折的 Lottes 钉为实心的，具有符合胫骨特点的特殊弯度，并且有 3 面突起，此钉有直径 8mm 和 9.5mm 两种。Sampson 钉用于治疗肱骨骨折，Sage 钉用于治疗前臂骨折。

一组髓内钉有 Rush 钉，用于体内所有长骨。此钉有 4 种不同的直径，分别为 6.4mm、4.8mm、3.2mm 和 2.4mm。髓内钉的长度各异，以适合体内各种长骨。Rush 钉是实心的，钉尖是个斜面，尾端呈钩状。Ender 钉也是实心的，钉尖为斜行，另一端隆起处有一孔，主要用于髋关节的关节外骨折和长管状骨如肱骨、胫骨骨折的闭合治疗，使用此钉时，往往同时使用一组钉子，使 Ender 钉在骨髓腔内呈 X 形分布，产生较强的抗弯能力，控制骨折断端的旋转力。对于中段的稳定骨折应用 Ender 钉固定其骨折端正好固定于力学 3 点之间，故固定较为坚强和稳定，能早期进行功能锻炼，关节功能恢复较好，接近上、下端的骨折，Ender 钉仅能固定于 2 个力点之间，易发生移位。不稳定骨折，尤其是严重的粉碎性骨折，Ender 钉无坚强控制断端的能力。因此，长管骨中段 2/4 的稳定骨折采用 Rush 钉或 Ender 钉固定较妥。此外，多根 Steinmann 钉（斯氏钉）及 Kirschiner 针也可用作髓内钉。

使用不扩髓腔的髓内钉手术操作简单，并且对骨内膜的血液供应破坏较小，能迅速地重新血管化。其缺点是在插入髓内钉的过程中，髓内钉被卡住的可能性较大。由于所用的髓内钉较细，其强度不够，抗弯能力差。多根髓内钉具有单根髓内钉的所有优点，并且能更好地控制旋转，强度亦比单根钉强，但操作较困难，并且轴位上的稳定性较差。

3. 带锁髓内钉

自从应用了带锁髓内钉后，单根的非带锁髓内钉除 Ender 钉、Rush 钉具有特殊的适应证以外，其他非带锁髓内钉基本已被废弃。因为这种非带锁髓内钉除了操作简单、价格便宜外，别无优点。

Gross-Kempf 钉和 Klemm 钉是第一代交锁髓内钉。目前，新设计的第二代交锁髓内钉已广泛用于股骨、胫骨和肱骨，但在前臂尚未广泛应用。Brooker 钉、Wills 钉用于股骨骨折，它是 Kuntscher 钉的衍变，其钉的远端由槽中伸展出几个凸出物，使远端更为稳定。Seidel 钉的顶端是张开的，它仅用于肱骨骨折。除这两种钉以外，所有带锁髓内钉的远端均有两枚横向交锁螺钉。有的髓内钉带有特殊的螺钉，以固定股骨头，如 Russell-Taylor 钉。Alta 钉近端有两个横向螺钉，可用于粗隆下骨折，甚至包括小粗隆骨折。Alta 钉还可与髋关节的固定系统联结起来，固定粗隆间或粗隆下骨折，并可固定同侧股骨颈、股骨干的同时骨折，国产的长柄 Gamma 钉与之功能相似。Zickel 钉虽说具有一些相同的优点，但是其髋部钉不能单独应用，因此，在固定髋部前必须首先固定股骨干。Russell-Taylor 钉和其他髓内钉亦是如此。

带锁髓内钉治疗骨折时，两端的锁钉有效地防止了骨折的缩短、旋转移位，为骨折愈合提供了一个稳定的力学环境。目前已用在全身主要的长骨中，其治疗指征已扩大到对所有闭合性骨折及 IDB 级以下开放性胫骨骨折，以往不易解决的多段粉碎性骨折，用带锁髓内钉则能很好达到效果。但它亦有不足之处，由于髓内钉上有锁孔的存在，产生了应力集中，从而增加了髓内钉断裂的发生率，尤其是在不稳定骨折，早期负重时更易发生。因此在适应证选择上必须考虑以下几点：①远端的第 1 枚锁钉须距骨折端有一定距离，最好＞6cm，这样才能保证术后被、主动活动时不发生再骨折。如果骨折线距距小腿关节较近（最少 5cm），仅能安装 1 枚锁钉者，则腓骨骨折必须固定，以增加骨折断端的稳定性。建议尽量两端插入 2 枚锁钉，采用直径粗的髓内钉，用锁钉充满髓内钉上所有的孔，将锁钉的位置尽可能远离骨折部位，以及延迟负重时间，保持 6 周不负重或尽可能早期拔钉，可降低髓内钉断裂的发生率。在安放锁钉时两端各留出骨皮质外方少许，以免断裂后拔出困难。②处理胫骨平台下骨折时，由于胫骨近端 1/3 髓腔向上逐渐扩大，髓内钉相对较小，与骨皮质难以紧密接触，加上肌肉作用有向外、向前成角倾向，如果进钉位置偏内和骨折对位不完全，会使近端骨块偏心性对合远骨折端，产生外翻畸形。向前的弓状成角则系进钉位置偏后和插钉时膝关节屈曲，髌韧带牵拉，迫使骨折端有向前成角倾向所致。因此，进钉位置要相对偏中央或稍靠前偏外侧，减少插钉时膝关节的屈曲。为增加胫骨骨折的稳定性，穿钉前利用 X 线观察，恰当使用固定钳进行足够准确的复位，使钉插入时尽量位于髓腔中心，尽可能在近端骨块上安放 2 枚锁钉。另外，腓骨骨折的固定也有利于加强该类病人胫骨骨折的稳定性。③采用定位器远端锁钉有困难者，可借助 C 臂徒手安放远端锁钉。其要点是调整 C 臂 X 线投射方向，使锁孔显示正圆位置，利用钻头套筒确定并维持进钉点及方向，沿 X 线投射方向钻孔，安放锁钉，一般均能一次成功。④扩大髓腔使用较大髓内钉，能增加钉骨接触面，使骨折稳定性加强，抗弯能力增加，降低了髓内钉断裂的发生率，有利于早期负重；扩大髓腔时产生的骨髓碎屑可刺激骨生长，同时溢出骨折部位的髓内物质可诱导新骨生长，如果软组织损伤轻，且污染不严重，经彻底清创可以一期闭合的伤口，可以采用扩髓髓内钉固定。对于伤口污染明显、软组织挫伤严重、伤口不能一期闭合或须要转移皮瓣封闭创面的开放性骨折，因伤口感染可能性大，尽量不扩髓。新设计的一些特殊的螺钉，有减少锁钉失败的可能，这些螺钉比全螺纹的标准螺钉要强得多，从而降低了螺钉的失败率。

4. 特殊髓内钉

有几种特殊的髓内钉用于特殊部位的骨折，Zickel 钉用于治疗粗隆下骨折以及股骨髁上骨折。近来由于对股骨骨折有了更为先进的交锁钉，Zickel 钉已很少使用。Zickel 髁上髓内钉虽然还未广泛应用，但已证实，在老年骨质疏松病人的粉碎性非关节内骨折中特别适用，其手术相对简单，软组织剥离较少，有利于骨折的愈合。AO/ASIF 股骨近端髓内钉可用于治疗转子间骨折、转子间反向骨折和高位股骨转子下骨折，由于近端髓腔至少要扩至 17mm，易致骨质劈裂，临床应用要小心。此外，髋部骨折的新型髓内钉（如 Gamma 钉），其应用亦已越来越普遍。Sage 钉用于治疗桡骨骨折与尺骨骨折，由于钢板固定的优点，Sage 钉目前已很少应用，但近几年内，前臂骨折仍有用髓内钉固定。国内学者也对髓内钉做了一些设计和改进，如矩形髓内钉、三叉髓内钉、鱼口带锁髓内钉、组合式防旋转髓内钉等。

（二）髓内钉在不同骨折中的应用

1. 股骨骨折

成人大部分股骨干闭合性骨折，若骨折类型是稳定的，如横断骨折、楔形骨折、股骨中 1/3 的短斜或短螺旋形骨折，可用非带锁髓内钉。从较远端的股骨髁上骨折，到粗隆下甚至粗隆间的多种类型不稳定性骨折如螺旋骨折、严重粉碎骨折、所有纵轴稳定性不满意的骨折，可采用交锁髓内钉固定。粉碎性股骨颈和粗隆间骨折，不能很好固定时，不宜用髓内钉。老年骨质疏松病人，因骨的质量很差，而且骨折部位的远端和近端缺少足够的完整骨，无法使锁钉适当固定时，不宜采用髓内钉固定。急性全身感染，手术部位周围皮肤感染是手术禁忌证。

2. 胫骨骨折

胫骨的大部分闭合性骨折最好采用非手术治疗，闭合复位、石膏负重或支具固定。胫骨骨折出现下列情况时适合采用髓内钉固定：①不能满意复位的不稳定性胫骨骨折，或伴有膝关节韧带损伤，胫骨的稳定性须要重建时；②胫骨骨折合并股骨骨折，产生浮膝症，或伴有足及踝部骨折时；③骨折短缩＞1cm，内外翻＞10°，旋转畸形＞10°，且非手术方法不能有效矫正时。

3. 肱骨骨折

关于髓内钉治疗肱骨骨折的疗效，文献报道不一。以往由于大多数髓内钉都是圆形且较直，不能有效地控制骨折断端的旋转，固定不够稳定，并且肱骨插入髓内钉时，其近侧进钉点在肱骨头，远侧进钉点在肘部背侧尺骨鹰嘴窝近侧，因此常合并骨折不愈合和周围关节功能障碍。带弧度可屈性髓内钉治疗肱骨干骨折，使骨折的愈合率提高到94%，多根可屈性髓内钉能较好地控制骨折断端旋转，且固定更为牢固，使骨折愈合率进一步提高。带锁髓内钉在近远端均有锁定螺钉，控制骨折断端旋转的能力比可屈性髓内钉明显增强，对于肱骨近段骨折、肱骨外科颈骨折、肱骨远端骨折和肱骨干多段骨折均有较好的固定效果，一经设计便广泛应用于临床。新设计的带锁髓内钉，其锁定螺孔改成滑槽，可使骨折断端产生加压作用，促进骨折愈合。值得注意的是，因为腋动、静脉恰好位于肱骨外科颈内侧皮质稍后区域，腋神经紧贴肱骨外科颈后面，在肱骨干上段外侧，腋神经呈树形分布。因此，安装近端锁钉时应注意保护上述血管神经，避免螺钉穿透内侧骨皮质。安装远端锁钉时，若锁钉螺孔偏向肱二头肌腱内侧时，有损伤肱动脉和内侧神经的可能。在肱二头肌和肱桡肌之间分离进入，拧入螺钉时有损伤桡神经的可能。因此，常须要切开，直视下固定远端锁钉。

4. 前臂骨折

前臂骨折髓内钉固定注意事项：①桡骨各个部分的横断骨折、短斜骨折以及螺旋骨折，均可用髓内钉固定，但桡骨近端1/4和远端1/3的骨折例外；②尺骨从冠状突到远端1/4的所有横断骨折、短螺旋骨折均适宜于髓内钉固定；③成人尺、桡骨干闭合性骨折，近端或远端至少有5cm长的完整骨干，或伴有近远侧尺桡关节半脱位，可同时用髓内钉固定；④尺骨鹰嘴横断骨折，不伴有严重的粉碎骨折，若近侧断端是纵向裂开的话，不宜用髓内钉固定；⑤对于Ⅰ、Ⅱ、和Ⅲa度的开放骨折，伤口彻底清创后可使用髓内钉，但对于Ⅲb和Ⅲc度的开放骨折，由于软组织损伤严重，通常使用外固定或接骨板固定。

5. 病理性骨折

对长骨的病理性骨折，髓内钉固定是一种较为理想的固定方法。转移瘤引起长骨的病理性骨折，若用钢板固定时，由于转移瘤常侵及长骨的多个部位，可使钢板一端产生压力增高的缺点，以后会进一步发生病理性骨折。采用静力型固定，同时骨髓腔内填塞骨水泥作为辅助固定，效果较好。股骨、胫骨和肱骨的病理性骨折均可采用髓内钉固定。

6. 儿童和青春期病人的骨折

儿童上肢骨折基本不用髓内钉固定，因为儿童骨骼的愈合能力以及重建塑形能力强，不须要完全复位及像成人那样牢固固定，所以常采用保守治疗。此外，髓内钉通过骨端插入时，影响到骨的生长板，并可导致畸形。儿童胫骨骨折的处理基本上同上肢骨折。股骨干骨折则有所不同，从股骨近端插入小直径的不扩髓或扩髓钉，不会明显妨碍股骨的生长。青春期如 15 岁以上男性、12 岁以上女性的股骨干骨折，处理原则基本上同成人。对于有严重多发性创伤及严重头部损伤的儿童，股骨干骨折的处理较为困难，要求患儿早期活动，避免肺部并发症。在不稳定的头部创伤儿童中，为了避免畸形愈合，须要采用某些方法固定，如外固定、钢板内固定，但最好的方法是髓内钉固定。

二、螺丝钉治疗骨折

（一）螺丝钉的种类及其应用注意事项

螺丝钉既可被用于固定钢板或类似钢板装置到骨质，也可被作为拉力螺丝而将骨折片抓持在一起。螺丝钉按照拧入骨的方式、功能、大小和用于骨的类型而分类。因此，要区分自攻螺丝钉与非自攻螺丝钉，拉力螺丝钉和大、小折片的骨皮质螺丝钉，骨松质螺丝钉、中孔骨松质螺丝钉的不同。

1. 自攻螺丝钉

自攻螺丝钉被设计为这样一种方式：一旦在骨上打出导向孔，仅简单拧入螺丝钉即可。通常认为自攻螺丝钉对骨的抓持力较强，实验研究已经证明，如果自攻螺丝钉被细致地拧入，它能够在不减弱对骨抓持力的情况下拧入或取出。但是，如果不注意方向，螺丝钉将另辟蹊径和破坏已切割的螺纹，这是其缺点。因此，自攻螺丝钉不应作为拉力螺丝钉使用。

2. 非自攻螺丝钉

非自攻螺丝钉须要一个先钻出的导向孔，然后用与螺丝钉的螺纹外形精确一致的丝锥在皮质上仔细攻丝。丝锥在设计上不仅比螺丝钉的螺纹锐利，而且具有更有效的清除骨碎屑的机械作用，因此碎屑不能堆积和阻止螺钉纹的拧入，这就提高了医师手术的精确性。由于螺纹是用丝锥攻出的，导向孔的大小几乎与螺心一致，螺钉的纹较深地嵌入相邻骨质，对于厚的骨皮质这些螺钉可以随意拧入拧出而不用担心螺钉另辟蹊径，有明显的优越性。但在极薄的骨皮质、骨松质、额面骨、颅骨和骨盆等扁平骨处，自攻螺丝钉显示出其抓持力要超过大小相同的非自攻螺丝钉。

3.骨皮质螺丝钉

骨皮质螺丝钉为全螺纹，它们为非自攻螺丝钉，因此在拧入前须用丝锥攻丝。当螺丝钉的直径接近骨直径的 40% 时，骨的持握力将下降，因此有不同大小的螺丝钉用于不同直径骨的固定。

4.骨松质螺丝钉

骨松质螺丝钉是以较细的螺心和宽而深的螺纹为特征。这增大了螺丝钉外径与螺芯的比率，从而使螺丝钉在骨小梁中增加相当大的握持力，适用于干骺区域固定。骨松质螺丝钉有全螺纹和部分螺纹两种：全螺纹螺丝钉用于干骺端固定钢板；部分螺纹的螺丝钉用于拉力螺丝钉。骨松质螺丝钉是被作为一种自攻螺丝钉而设计的，它的螺纹仅在近侧皮质须要攻丝。由于骨松质螺丝钉可以很方便地切割螺纹，在没有攻丝的情况下，当螺钉被拧入时，骨小梁挤压在一起增加了螺钉的握持力，因此骨松质螺钉没有必要攻丝。

5.中孔骨松质螺丝钉

为了使骨松质螺丝钉在干骺端和骨骺处固定位置精确，导针定向是有益的。为了达到这个目的，产生了大和小的中孔骨松质螺丝钉。通常暂时固定的克氏针占据了具有良好生物力学作用的中孔骨松质螺丝钉的位置。大的中孔骨松质螺丝钉多适用于大块干骺端骨折的加压固定，例如股骨颈骨折、股骨髁骨折、胫骨平台骨折和其他类似部位的骨折。小中孔骨松质螺丝钉适用于长骨的干骺端骨折，如桡骨远端骨折、肱骨远端骨折，特别是胫骨远近端骨折，同样也适用于小腕骨如舟状骨骨折。

6.拉力螺丝钉

拉力螺丝钉是一种其螺纹仅抓持对侧皮质的螺丝钉。这是指螺丝钉部分未抓持近侧皮质、螺丝钉体部无螺纹、近侧皮质孔等于或实际上大于螺丝钉外径，因此当一个拉力螺丝钉被拧紧时两骨折片间可以产生加压力。只要螺纹不穿过骨折线固定两骨折端，这种加压肯定存在，用拉力螺丝钉的方法所产生的加压类型称为力片间加压，它可提供骨折片间稳定性，但不提供很大的强度。拉力螺丝钉是完成骨折片间加压和稳定的最有效方式，它形成了所有稳定内固定的基本结构单元。为了完成最大的骨折片间加压，拉力螺丝钉必须拧在与边缘相等距离的中心并与骨折面呈直角。如果螺丝钉不与骨折面垂直拧入，当它被拧紧时，将会产生剪式应力，骨折片将移动。

（二）可吸收螺丝钉（固定棒）的临床应用

文献报道了若干种可吸收聚合物螺丝钉（固定棒），其中重要的是聚乙交酯（PGA）和聚丙交酯（PLA），聚丙交酯有若干同分异构体，其中最重要的是聚 -L- 丙交酯（PLLA）。PGA 和 PLA 是有生物相容性的材料，它们引起的组织反应很小，在人体组织中 PGA 和 PLA 能水解成羟基乙酸和乳酸，在正常细胞蛋白质合成及能量产生的过程中也存在这种水解。在一般情况下，使用 PGA 或 PLLA 是无区别的，对于大多数适应证来说，两种材料都适合。如果须要较长的固定时间，应选用 PLLA，当内固定物穿过儿童骺板时，应当选用 PGA，进行关节融合术时则应选用 PLLA。由于 PGA 的排异反应较大，所以目前大多采用 PLLA 产品。该产品植入人体的排异反应不足 1%。植入的螺丝钉（固定棒）被吸收后，孔道重新长入血管，并被骨组织充填。

用注模法生产的 PGA 和 PLA 螺丝钉（固定棒）在一般情况下比较脆弱，难以用于骨折固定，而用加大分子质量的办法也只能使材料强度提高到一定的限度。经过特殊方法的处理，目前已可将这些聚合物变成极高强度的、坚韧的聚合物，最初弯曲强度可达 250 ～ 350MPa，剪切强度达 170 ～ 220MPa，这个最初强度值约是骨松质强度的20 ～ 30 倍。

钢的弹性模量在 200GPa 以上，骨皮质的弹性模量在 5 ～ 30GPa 之间，骨松质的弹性模量为 1 ～ 5GPa，相比之下，钢材太硬，因此钢板固定容易产生应力遮挡效应。可吸收内固定螺丝钉（固定棒）的弹性模量为 8 ～ 15GPa，介于骨松质和骨皮质的弹性模量之间，这种特征允许骨有微小活动，而这种活动对于加速骨愈合是必要的。PLLA 在植入人体后，其最终降解产物为二氧化碳和水，植入物的吸收速度取决于植入物的大小、几何形状、植入部位、病人的新陈代谢能力和年龄而有所差异。一般来说 PLLA 在植入人体后其初始强度可维持 16 ～ 24 周，生物降解时间约是机械强度丧失时间的 5 倍，完全吸收过程为 3 ～ 4 年。

1. 适应证

可吸收螺丝钉（固定棒）适用于非承重的骨松质骨折固定、截骨术及关节融合术，最理想的适应证是关节内损伤、骺板损伤、距小腿关节骨折、拇外翻、手部骨折、各种关节融合术以及剥脱性骨折。

2. 可吸收固定棒手术技巧

①首先应将骨折部位正确复位并用巾钳夹紧，同时给予加压。在使用"二支棒"技术时，钻孔应从一端骨皮质钻到另一端骨皮质。一支较长的棒承受主要力量，另一支较短的棒保持骨折复位的适当位置，防止骨折端旋转。②根据须要固定骨折部位不同，选用合适直径的固定棒，固定棒植入后会产生一些膨胀，保证了使用固定棒所须的优良固定效果。如果对第一次钻孔位置不满意，可以重新钻孔，即使穿过旧的棒也没关系。③从经济角度来讲，应选用长短适当的固定棒，固定棒的长度在 10 ～ 70mm，所选固定棒的长度应该

比钻孔深度长出 4～5mm。如果固定棒太长了，可以用摆锯或电刀沿骨表面把棒截掉（勿用剪刀或咬骨钳剪断），截下的多余部分应该扔掉。

3. 可吸收螺丝钉手术技巧

①手术原则与 AO 器械的使用相同。首先必须正确复位，用复位巾钳将骨折部位夹紧，并给予加压，然后根据螺丝钉的直径选择钻头。使用直径 4.5mm 的螺丝钉，选用直径 3.5mm 的钻头钻孔；使用直径 3.5mm 的螺丝钉，选用直径 2.7mm 的钻头钻孔。可吸收螺丝钉均为非自攻螺丝钉，因此钻孔深度要稍长过螺丝钉，钻孔后丝锥攻丝，手术中应选择相应直径的丝锥。②全螺纹螺丝钉有两种用法，如果决定用螺丝钉头作为附加支撑，则应使用埋头器为螺丝钉头扩出一个空间；如果决定不保留螺丝钉头或螺丝钉太长，那么就不用扩孔，但应将螺丝钉长出的部分沿骨表面锯断、拿掉。拉力螺丝钉在设计和作用上都与全螺纹螺丝钉不同，拉力螺丝钉的结构能在骨块与主骨之间产生压力。由于拉力螺丝钉的螺丝钉头是螺丝钉产生压力的部分，所以螺丝钉头不能被截掉，其他手术原则与全螺纹螺丝钉相同。③如果复位很好，钻孔、攻丝方法正确，拧入螺丝钉应该没有问题。由于可吸收螺丝钉抗扭转力比金属小，因此在植入螺丝钉时要特别注意不要用太大的扭矩。如果骨折固定已经很牢固，多余的螺丝钉头可被截断；如果不是这种情况，则必须检查钻孔和攻丝是否到位。④如果螺丝钉断裂，可以把它们切断，将剩余的部分扔掉，如有必要，也可在原位置穿过螺丝钉重新钻孔攻丝。病人有轻度的骨质疏松时，可以不用丝锥攻丝，即在钻孔后将螺丝钉直接拧入。

三、钢板内固定

（一）钢板的种类

钢板是紧贴于骨以提供固定的装置，因其功能的不同而有区别，现简单介绍如下：

1. 保护性钢板或中和性钢板

保护性钢板或中和性钢板是指每当一个骨干骨折的内固定有拉力螺丝钉完成，或螺丝钉与钢板联合使用而由钢板保护拉力螺丝钉固定。单一拉力螺丝钉固定不能承受极大负荷，为了让病人在固定后早期肢体活动及有限的负重，用钢板对拉力螺丝钉固定区域骨折予以保护是必要的。钢板从扭转、弯曲和剪式应力方面，保护有拉力螺丝钉或普通螺丝钉所完成的骨折片间加压。因此当螺丝钉和钢板用于内固定时，螺丝钉和钢板的联合使用是骨干骨折内固定的最常用方式。

2. 支持钢板

骨的干骺区是由大面积骨松质及很薄的骨皮质壳包绕构成，由于载荷的原因，易受到压力和剪力，如果干骺端骨皮质壳粉碎骨折，压应力轴向偏向或弯曲，为了防止由于剪式或弯曲应力造成的轴向畸形，须要使用支持钢板。应用支持钢板时，必须精确地与其下面的皮质轮廓或可能出现的畸形相对应，拧入螺丝钉的方式应在负荷钢板的位置无任何移动的情况下进行，将钢板与骨折片准确塑形，然后在钢板中部用螺丝钉固定到骨，再按一定的顺序向钢板两端一个一个地拧入。

3. 加压钢板

横断和短斜形骨折拉力螺丝钉不能达到稳定固定，但可通过钢板完成加压。钢板起到一个静力加压钢板的作用和在骨的长轴方向产生加压，加压的完成既可通过动力加压钢板单一个孔的作用，也可通过加压器完成。当用加压钢板和加压器固定短斜形骨折时，应首先将钢板固定在钢板与骨折面形成钝角侧的骨干上，当在钢板与骨折面呈锐角侧使用加压时，这个骨折部分在钢板下滑动和挤压对侧骨折部分，通过它固定在钢板上保持稳定。

4. 桥接钢板

一块钢板用于连接粉碎骨折区域时，称为桥接钢板。通过"夹板"作用，它可维持骨的长度和旋转对线。这种固定是一个相对稳定方式，而不是通过加压提供绝对稳定。因此要尽可能保持所有粉碎骨折片的软组织附着和血运供给，骨的愈合将依赖于桥接骨痂的形成而不是一期骨愈合。此时，间接复位技术特别有用，钢板两端必须用 3～4 个螺丝钉坚固定在与钢板相对应的骨上。

5. 自动加压钢板（DCP）

自动加压钢板是通过螺丝钉孔的几何形态与螺丝钉的拧入，使其有可能完成一个轴向加压。为了借助自动加压钢板完成轴向加压，骨折必须解剖复位，然后尽可能远离骨折端，用相应的钻套筒将螺丝钉穿过钢板的椭圆形孔偏心拧入，这将产生骨折的轴向加压。轴向加压是由螺丝钉孔的几何形状与螺丝钉在钉孔的偏心移动相互作用产生的，螺丝钉是倾斜和水平的圆桶状结构的结合，它允许一个球状体即螺丝钉头向下和水平位移动。螺丝钉头的侧方移位是不可能的，其目的是使螺丝钉头的位置处在倾斜和向下的交界点，这在不阻挡螺丝钉水平运动的情况下产生最大稳定。这种钢板适用于许多不同的内固定，可用作静力加压钢板、动力加压钢板、中和钢板和支持钢板。

6. 有限接触自动加压钢板（LC-DCP）

有限接触自动加压钢板是自动加压钢板（DCP）的进一步发展。由于在设计中采用均匀对称的桥形下表面结构，使得钢板与骨的接触面积大大减小。与 DCP 相比，LC-DCP 对骨膜血液供应影响减少，更利于骨折愈合，避免骨质疏松的发生。另外，桥形结构能使整个钢板的刚度均匀分布，容易弯曲成型，在弯曲时不会在钢板孔附近折弯，避免了应力集中在某个钢板孔的现象。从横断面看，这种钢板呈梯形，沿钢板边缘形成的骨嵴低而宽厚，取出钢板时这种骨嵴不会遭到破坏。LC-DCP 也可以使用不同的螺钉模式，从而产生加压、中和和支持的不同功能。

7. 锁定加压钢板（LCP）

锁定加压钢板是一种新型的内固定器材，与 AO 以往的 DCP（动力加压钢板）和 LCDCP（有限接触自动加压钢板）在内固定的概念及内固定的适应证、手术技术及术后康复等方面均有较大不同。传统 DCP 与 LC-DCP 固定时，螺钉是通过骨与钢板下表面之间产生的摩擦力进行固定。LCP 钢板最具特色的是形状较为特殊的螺钉孔 - 结合孔；可以容纳 AO 常规螺丝钉或带螺纹的锁定螺丝钉，医师可以根据骨折的类型选择合适的固定方式。当选用锁定螺钉固定时，螺钉的螺帽可以锁定在钢板上，螺钉与钢板纵轴垂直，界面陡峭的圆锥形螺纹设计使骨质内的螺纹在达到临界载荷之前将螺钉锁定。由于这些螺钉通常是单皮质螺钉，螺钉产生的轴向应力极低，其固定作用是通过螺钉头锁定钢板孔中达到的，使螺丝钉和钢板之间形成一整体，因此螺钉的作用更类似骨栓，这种固定系统的作用更类似于内固定架的固定。单侧骨皮质螺钉固定操作简单，可以安全地使用自行钻入和自攻螺钉，一般适用于骨干区固定。最好不要用于干骺区，因为干骺区骨皮质太薄，螺钉的握持区域短，再加上钢板与骨表面难以良好贴紧，固定的着力点太小。干骺区固定最好采用长的自锁螺钉，并与成角钢板结合使用。锁定固定具有下列优点：①带锁定头的螺钉不存在任何牵拉应力，拧紧螺钉不会造成Ⅰ期复位的丢失；②在应力作用下不会发生Ⅱ期复位丢失；③对骨膜无压迫，有利于骨折的愈合。作为一种较新的内固定理念，锁定固定已被广大医师所接受。

（二）生物学钢板固定

早期 AO/ASIF 的原则是骨折端的解剖复位和坚强内固定，通过骨折块的完全复位和坚强固定来获得没有骨痂形成的一期愈合。为达到这一目的，往往须要广泛的骨膜下暴露和直视下的骨折复位，以及较牢固的加压钢板和拉力螺丝钉使骨折端处于轴向的加压状态。然而钢板置入后的骨皮质萎缩和再骨折却不断发生，早先被错误地认为"应力遮挡"的作用，现已被证实是由于紧密贴附的接骨板造成的血运干扰所致。这就引出减少与骨接触面积的接骨板的产生，即有限接触自动加压钢板（LCDCP），这种设计使钢板对相对应的骨皮质血运影响小，骨坏死减少。同样考虑到血运，近来 AO/ASIF 又开发出点接触钢板（PC-Fix），配合单侧骨皮质螺丝钉，更显著减小了对钢板下骨血运的破坏。

随着科学研究和临床观察的深入，人们认识到合理的骨折治疗方法，单凭改进内植物的设计是不够的，还应充分重视骨折局部软组织血运的保护和骨、骨膜等组织的保留，也就是达到生物学固定的要求。所谓生物学固定的内涵是：充分重视局部软组织的血运，固定坚强而无加压。其原则如下：①远离骨折部位进行复位，以保护骨折局部软组织的附着；②不以牺牲骨折部的血运来强求粉碎骨折块的解剖复位，如必须复位的较大骨折块，也应尽力保存其供血的软组织蒂部；③使用低弹性模量、生物相容性好的内固定器材；④减少内固定物与所固定骨之间的接触面，皮质外及髓内；⑤尽可能减少手术暴露时间；⑥在开放性骨折中，须要对组织活力进行评估。

近年来，许多学者描述了通过间接方法复位，减小手术切口对骨折周围环境及骨本身的影响，采用新的内固定物和固定技术，最大限度地缩小对骨的医源性损害的术式——微创钢板接骨术（minimally invasive plate osteosynthesis，MIPO）。目前采用该技术可以治疗股骨干骨折、股骨干远端髁上骨折、胫骨干骨折、胫骨近端干骺端骨折和膝关节关节内骨折。AO 正在研制肱骨的微创内固定系统，但是从临床经验来看，比较担心桡神经损伤。手术时，病人呈仰卧位躺在手术牵引床上，使用 C 形臂机进行 X 线透视，通过间接复位的方式进行骨折复位。治疗股骨骨折时，钢板放置在股外侧肌后方，治疗胫骨骨折时，钢板放置在胫骨前内侧。钢板可从远端或近端孤立地切口插入，通过钢板来保证对线，不接触骨折部位，经皮安装螺丝钉，固定限制在骨折块两端。通常钢板要相对长一些，以增加力学上的平衡；螺丝钉不要填满钢板的每一个孔，因为这样会削弱骨的抗弯和抗扭曲强度。与传统技术相比，这些微创方法减小了手术对骨骼血液供应的影响，改善了钢板所覆盖的危险区域的愈合，与钢板走行一致的骨骼损伤很小，降低了钢板去除后再骨折的危险。如果采用锁定方式固定，对于年轻病人可以使用螺丝钉单皮质固定，对于骨质疏松的老年病人可以使用螺丝钉双皮质固定，干骺端的骨折可以使用角钢板成角固定。临床资料显示，单皮质锁定螺丝钉固定非常可靠。由于钢板和螺丝钉连接成一个整体，螺丝钉的松动和拔出须要将整块骨质破坏，这种情况很少发生。因为不须要广泛地切开、暴露骨折端，也不须要剥离骨膜，除非在特殊情况，如巨大的骨缺损下，一般不须要进行 I 期植骨。但由于术中须要 X 线透视定位来确保骨折的对位及对线，手术操作也不如切开复位固定那样既快又简单，因此一些医师提出异议。微创经皮钢板接骨术刚刚诞生，病例数还少，尚须在临床和科研中对这一技术不断发展和完善。

第七章　骨移植

第一节　自体骨移植

一、自体骨移植机制

自体骨移植后大部分骨组织坏死，仅骨膜、骨髓及移植骨表面 0.1 ~ 0.3mm 以内的骨组织可能存活；来自受区骨膜、骨髓和周围软组织的结缔组织侵入移植骨，从而完成修复与再生过程。自体皮质骨在植入后 6d 有血管侵入，1 ~ 2 个月后才能完全恢复血运。血管芽通过原已存在的哈佛斯管或 Volkman 管进入；在新血管形成的同时，有破骨细胞活动并对管腔进行扩大，移植骨周边也有明显的吸收，结果移植骨孔隙率显著增加，而骨的质量则减少。在持续数月的骨吸收高潮过去后，会有大量新骨形成，使骨的质量和机械强度逐渐恢复正常。大块皮质骨只能部分与宿主骨融合，有大量失活的骨板残留，但对移植骨生物学或生物力学性能并无影响。自体松质骨植入后 2d 被血肿包围，2 周后恢复血运。与皮质骨相比，松质骨之修复速度较快且较完全，最终可完全被宿主骨替代。自体骨移植后，移植骨与受区骨的融合同移植骨的血管再生状况有密切关系。只有在移植骨与周围软组织之间的剪应力由于新生骨的形成而消除后，血管才能长入并使植骨最后融合。因此骨移植后确切可靠的固定非常重要。

自体骨移植不存在免疫排斥反应，不像同种异体骨须要加工处理，能够最大限度地发挥骨生长因子的作用及保留存活的骨生成细胞，其生物学潜能最大，骨诱导作用及骨生成作用强，成骨效果最好，故至今仍被奉为骨移植的"金标准"。但取骨手术增加患者创伤及痛苦，延长手术时间，增加手术并发症的发生率；不适于严重、多发、复合伤及年老体弱患者；取骨术会造成供区损伤，产生局部疼痛、骨强度减弱及外形改变等并发症；取骨来源及取骨量有限，尤其是幼童患者，自体骨常不能满足植骨须要。

二、游离自体骨移植

（一）松质骨移植

自体松质骨表面积大，可提供大量的表面细胞。松质骨表面部分的骨细胞由于受体组织液的弥散而得以存活，并积极参与骨形成，此种移植骨可迅速与宿主骨融合。松质骨的孔隙状结构使血管重建容易，可有效地发挥骨传导和骨诱导作用，诱导新骨形成，但松质骨不能提供机械支持，常用于对移植骨强度无特殊要求时，可采取松质骨碎骨、全厚松质骨、髂骨外板和包括两侧骨皮质的髂骨长条等，通常制成颗粒、薄片、小条块状，用于充填空腔与缺损。移植骨体积大小至关重要，< 75 ~ 125μm 的骨粒迅速被吸收，不能参与有效的成骨；但松质骨碎片的厚度也不能过大，最好不超过 5mm，这样可以迅速而完全地重新血管化。

（二）皮质骨移植

皮质骨移植适于提供功能性支持，起骨传导和骨诱导作用。胫骨、髂骨、腓骨、股骨、桡骨和肋骨均可供骨，一般在胫骨内侧面取骨。常用的植骨方法有上盖植骨术、嵌入植骨术和骨钉植骨术等。此型植骨在临床上用于治疗骨折畸形连接与不连接，并有助于促进关节融合。

（三）全骨（骨段）移植

通常取用腓骨的中 1/3 段或上 1/2 段，用于修复长骨如肱骨、尺骨、桡骨的节段性缺损，或用于肱骨近端、桡骨远端瘤段切除后的关节重建。肋骨常用于邻近椎体的植骨融合。

此外，还有自体红骨髓，其中的成骨细胞性干细胞可分泌细胞因子和生长因子，使自体骨髓具有诱导活性。骨髓可由髂骨后翼抽取，每次可抽 100 ~ 150mL，注射于骨折或骨不连部位。

三、带血运骨移植

自体骨移植虽无排斥反应，但因无血供，移植骨块大多死亡，影响新骨形成及骨愈合。如骨缺损较大（超过 6cm），或受骨床曾经放射治疗或曾有感染或血供不良者，游离自体骨移植亦难成功。血管化自体移植骨因带有自身的血供系统，不会发生骨坏死和吸收，不须经过缓慢的爬行替代过程，直接与受区骨发生愈合，其修复过程类似骨折愈合，因而能达到愈合快、固定期短、有利于肢体功能恢复的目的。移植骨血供可来自肌蒂或吻合血管，常用的有股方肌蒂骨瓣、缝匠肌股直肌蒂骨瓣、带肌蒂腓骨段转移术和带肌蒂皮质骨片移植术。带血管自体游离骨移植适用于受骨床瘢痕多、局部循环差或常规植骨不易愈合时，常用方法有带血管髂骨游离移植、带血管腓骨游离移植和带血管肋骨游离移植，所用血管须有足够的长度和管径，起源及位置较恒定。带血运骨移植操作时间长，技术要求高，并须要一定的设备，故应根据适应证选用。

四、常用取骨部位及方法

在此着重介绍游离骨移植的常用取骨部位及方法，带血供骨移植的取骨部位及方法详见各有关章节。

（一）髂骨

全身可供骨松质移植的部位有骨盆骨、脊椎骨、肋骨、足跗骨、手腕骨及长骨两端，最常用的供骨部位是髂骨，下肢手术在硬膜外麻醉或腰麻下同时施行髂骨取骨及植骨术。上肢或脊柱手术在局麻下行髂骨取骨术。仰卧位时可采取髂骨翼前 1/3 部分骨质，俯卧位时取后 1/3 髂骨翼部骨质。髂骨翼中 1/3 较薄，前后 1/3 较厚，可提供丰富的骨松质。

1. 切口

由髂前上棘向后上沿髂嵴方向做 8 ～ 10cm 切口。由骨膜与臀大肌、腹壁肌起始线接合部切开，直至髂嵴骨面。骨膜下剥离，连同骨膜剥离外侧的臀中肌、阔筋膜张肌及内侧的腹壁肌、髂肌。向两侧拉开软组织充分显露髂骨。如须取髂骨外板，只须显露髂骨外侧面即可。

2. 取骨

（1）采取骨松质

由髂前上棘后方起，向髂嵴后上部 7 ～ 10cm 处做一连线如弓弦，用骨刀沿此线切下包括髂嵴的新月形骨块，在其近端及深面保留部分软组织相连、撬下骨块向内侧翻转 180°，暴露断面的骨松质，用刮勺或小骨凿从内外侧骨皮质间采取骨松质骨粒；亦可由髂骨翼前部向内、向外斜行劈开髂嵴，连同内外侧骨皮质向内、向外推开，显露两层骨板之间的骨松质，用骨凿或小骨刀切取骨松质块。此法可保持髂骨外形完整，但取骨量少，适于修复小的骨缺损及充填小的骨腔。

（2）采取髂骨外板

先用骨刀凿出骨片的轮廓，再切透外板，用一宽骨刀自髂嵴切取撬下骨片。也可用刮勺或骨凿在暴露的骨松质面上采取较多量的骨松质，取下的骨片常用于脊柱融合术（H 形植骨）。

（3）采取薄层骨片

在取骨之前用骨刀切除一层髂骨嵴，露出平整的骨松质面，然后将骨刀沿髂嵴方向放平，用骨锤向后上方轻轻捶击，这样可切取包括两侧骨皮质在内的薄层骨片，其厚度一般为 2 ～ 3mm，长 6 ～ 7cm。此法常用于脊柱融合术及骨折内固定术。

（4）采取楔形骨片

用骨刀自髂骨冠状面截取一 V 形骨块。此法常用于先天性髋关节脱位髋臼加盖术。

（5）采取髂嵴长骨块

用骨刀在髂嵴部切下一包括内外侧骨皮质的长骨块，常用于髂骨截骨肢体延长术（Salter 手术），纠正儿麻后遗肢体短缩畸形；也用于修复长骨缺损。

（二）胫骨

骨皮质主要来源于长骨，如股骨、肱骨、胫骨和腓骨等骨干。胫骨是最常用的骨皮质供骨来源，取自胫骨的骨块强度较好。

1. 切口

在小腿前外侧做一弧形切口。因其下有肌肉组织，可避免术后瘢痕与骨面粘连。

2. 取骨

设计所须骨块大小，I形切开骨膜，用骨膜剥离器向两侧推开，显露胫骨内侧面。按所须骨块大小用骨凿做出记号，用手钻在画线上钻多个小孔，用刀将小孔连接成线，用电锯或气锯沿此轮廓线斜行锯下骨块。宜保留胫骨前、后缘，以免取骨后减低胫骨本身的坚固性，从而引发骨折。取下骨块后，在胫骨上端用刮勺刮取适量的骨松质，慎勿伤及骨骺及关节面。

（三）腓骨

腓骨具有一定的强度，通常取腓骨中 1/3 段或上 1/2 段作为骨段移植材料。腓骨不是主要负重骨，切取后对下肢功能无明显影响，但在取骨时仍须注意以下几点：①妥善保护腓总神经；②必须保留远侧 1/3 段腓骨，以保证踝关节的稳定性；③不能切断腓骨长短肌。取下的腓骨应用髓内穿针固定。适用于修复儿童长骨如尺、桡骨骨缺损；某些骨病如桡骨远端新生物切除后，可切取腓骨近 1/3 代替桡骨远端。

1. 切口

在腓骨外侧做直切口，长度按取骨须要而定。在腓骨肌与比目鱼肌之间进行分离，显露骨膜，纵向切开之，由远端向近端做骨膜下剥离，骨膜剥离器紧贴骨面，以避免损伤腓动脉及其他血管。

2. 取骨

显露腓骨后，确定所须骨块的长度，在两端各用骨钻钻多个小孔，用线锯或气锯锯断。如用骨刀截骨，应注意避免腓骨劈裂或骨折；如所取腓骨系用于替代桡骨远端，须取腓骨近侧 1/3 段。先在股二头肌腱后方显露腓总神经，逐渐向远侧游离至腓总神经绕过腓骨头颈部处，此处腓总神经被腓骨长肌起始部覆盖。刀刃向外切开薄层肌纤维，使神经脱位并将其牵向前方，然后按上述方法切取腓骨。在继续行骨膜下剥离时，须小心勿伤及腓骨颈与胫骨之间的胫前动脉。

（四）骨髓（MSCs）的获取和加工

骨髓的获取主要是通过骨髓穿刺抽吸的方法获得，部位一般选取髂前或髂后上棘，也可从腔骨、股骨、胸骨、腰椎等骨中获取。

采用抗凝注射器，根据术中体位，在患者髂嵴中后（或前）部至髂后（或前）上棘处，间隔2cm，进行多点穿刺，穿刺时避开骨骺，每点抽取红骨髓3～5mL（研究发现，单点抽取超过5mL，并不增加MSCs含量，反而只会增加没有分化潜能的红细胞数量；4个1mL抽吸物所提供的MSCs数量相当于1个4mL抽吸物的2倍），然后将多点穿刺收集的有核细胞，直接注射到骨缺损或骨不连的局部。上述方法获得的MSCs浓度较低，治疗效果并不满意。

随着细胞分离和培养技术的发展，可于术前20d左右进行骨穿，获得一定数量的MSCs，通过扩增获得大量细胞。目前主要的分离纯化方法为：密度梯度离心与贴壁筛选法T流式细胞仪法；免疫磁珠法。最近，为了提高MSCs的"产量"，有学者还通过新型生物反应器、微载体培养技术、脉冲电磁场、生长因子等手段促进细胞的体外增殖，缩短患者等待手术的时间。

第二节　同种异体骨移植

随着同种异体骨加工、消毒灭菌和贮存方法的不断改进，特别是现代骨库的建立，异体骨移植材料在临床应用中更加安全、简便，可供选择的范围增大，其适应证也随之扩大。异体骨用于骨移植，可对骨缺损和骨内病变进行修复、充填、支撑和固定。临床应用的异体骨必须满足安全与有效两项要求。由于异体骨有引起交叉感染的潜在危险，必须严格监控加工、灭菌和贮存的各个环节。

一、同种异体骨的获取

同种异体骨的生产制备是从获得合法捐献供体开始的。通过规定的供体标准进行检验和筛选，对符合标准的供体按规定程序获取骨组织，然后按组织库制定的技术标准进行制备、封装和灭菌，经质量检验合格后进行临床应用。

（一）供体来源采集

同种异体骨采集来源：①截肢的骨组织；②胸部手术中切除的肋骨；③新鲜尸体骨骼，包括死婴（多采用软骨）。禁忌采集来源于肿瘤、传染病、细菌性感染、骨病、血液病患者的骨组织。按移植物的不同分为同种异体骨移植、同种异体软骨移植、同种异体骨关节移植。按移植物处理的不同分为新鲜同种异体骨、库存骨、人骨基质明胶。

同种异体骨可从活体或尸体获取。活体骨主要来自骨科手术中的废弃骨（如开胸手术时切除的肋骨、髋关节置换术截下的股骨头和股骨颈及外伤性截肢后的骨骼），但由于其数量有限，供体年龄有时偏大，以及国人"身体发肤，受之父母"的伦理观念，临床操作难度极大。所以，目前我国骨库的同种异体骨基本来源于死亡供体，获取死亡供体骨组织须遵守国家和当地政府有关法令，必须得到本人生前和（或）直系亲属签署同意捐赠指定部位骨组织的书面证明材料，采骨前要对尸体进行检疫。

（二）获取条件及方法

1. 活体骨

无论是术中切取的废弃骨骼或是截肢后的骨骼，其获取都要在无菌条件下进行，在手术室内放入双层灭菌厚塑料袋中，暂存在 -20℃冰箱，两周后送往骨库，运送过程要采用低温储藏箱。

2. 尸体骨

（1）获取时间

应在死亡后 12 小时内（室温条件下）或 24 小时内（2℃～ 10℃条件下）。

（2）术前准备

对取材术者和器械、房间、供体体表的消毒均应遵守外科无菌操作原则。如获取的组织不准备接受二次灭菌，对无菌操作的要求应更严格，称为无菌获取，房间洁净度建议达到 10 万级。如获取的组织准备接受二次灭菌，对无菌操作和获取环境的要求可以适当放宽，称为非无菌获取或清洁获取。

（3）取骨方法

尸体骨的取得要按骨、关节、韧带、肌腱的解剖学部位切取所要获取的骨骼。当从多处取骨时其顺序依次为：四肢、躯干、下颌骨。切取的骨段一般分为全关节骨段、半关节骨段和单纯骨段。全关节骨段的切取一般在该关节远、近端的骨干中段截骨，不仅要保留完整关节囊，还要保留附近的主要韧带和肌肉附着处的腱性结构；半关节骨段一般在关节间隙平面和远或近骨干中段截断，注意勿损伤关节软骨，保留大部分关节囊及附近主要韧带和肌腱附着点；单纯骨段多在两端干骺交界处截骨，可根据须要保留骨端软骨和韧带。在清洁条件下切取脊柱、骨盆、肩胛骨、胸骨、肋骨。注意切取髂骨时应避免附近的肠管破裂，如肠管破裂严重应立即停止取骨。在切取下颌骨时应尽可能地避免污染。切取的骨骼应尽可能地剔除其表面所附着的肌肉和骨膜、多余的骨端附着组织及骨髓，然后用无菌生理盐水冲洗干净，并常规送骨膜、骨髓组织、附着组织做细菌培养（须氧、厌氧），此外还将对上述组织进行常规病理学检查。对有关节面的异体骨应用 15% 的 2- 甲基亚砜、甘油浸泡 30 分钟后，然后进行无菌包装，置 -20℃保存 8 ～ 12 小时后移入 -80℃低温冰箱内保存。骨骼装入无菌塑料袋后，均应标记号码，登记在册。制作深冻骨或冻干骨应将装入骨材料的塑料袋用无菌敷料包裹放入 -70℃或 -80℃低温冰箱，便于长期保存，而且能降低骨材料的免疫原性。

（4）尸体复形

获取尸体骨骼后应该采用充塞的方法修复取骨后的缺损，尽可能使尸体复形。

二、同种异体骨的制备

根据临床须求的不同，可以将获取来的同种异体骨分别制成骨段、骨条、骨块、骨板或骨钉、骨粒，去抗原自溶同种骨，脱钙骨和表面脱钙骨，全关节移植物，以及骨 - 腱移植物等。

（一）骨段、骨条、骨块、骨板和骨钉

取出新获取的或低温保存后解冻的同种异体骨，用无菌单多层包裹，转送至层流净化室，进一步去除残留肌肉、骨膜及骨髓，根据须要将皮质骨和松质骨锯裁成不同尺寸的骨段、骨条、骨块、骨板和骨钉。用生理盐水或蒸馏水彻底清洗，洗净骨髓组织。将产品放入 3 层塑料袋，中层和外层均贴附产品标签，逐层封烫，最外层的封烫宽度大于 5mm，然后进行有效的二次灭菌。一般使用辐照灭菌（剂量 25kGy），-70℃保存（不超过 5 年）。经严格无菌获取，并于封装前多点擦拭菌检呈阴性的产品可不经二次灭菌。产品封装液可以使用安瓿或其他密封容器。如将新制成的深低温冷冻骨放入冷冻干燥机，应使骨内含水量降低到 6% 以下。然后封装，二次灭菌，室温下保存（不超过 3 年）。冷冻干燥通常适于制备松质骨条、骨块、骨钉和须要室温运送与保存的大段骨。

（二）骨粒

将清洁保存的髂骨、肩胛骨、扁肋骨等，进一步去除残余肌肉、骨膜及骨髓后，将其锯成 0.5mm 左右颗粒状或条状骨粒，室温下反复冲洗，彻底去除血污成分。用 1∶1 氯仿甲醇混合液在室温下脱脂 10h，蒸馏水洗涤 3 次，用 0.6mol/L 盐酸室温下使骨粒脱钙2h，最后用蒸馏水冲洗至 pH 值近中性，冻干，双层塑料袋包装，外层贴附标签，用辐射法（剂量 15 ～ 25kGy）或环氧乙烷法（1600mg/h）消毒灭菌。随机取样做须氧菌及厌氧菌培养。为保持其骨诱导能力，一般保存在 4℃左右环境中为宜。

（三）关节移植物

带关节软骨的骨关节移植物是要剔除表面骨膜并保留周围韧带和关节囊。然后用抗菌素盐水（每 100mL 生理盐水含 80 万单位庆大霉素）反复冲洗、浸泡约 15min，冲洗前后均应取部分组织做须氧和厌氧培养。处理后的骨关节有以下两种保存方法：

新鲜保存：将骨材料放入含有抗生素的营养液中，最后将关节面浸泡于 0.1g/L 甘油氯化钠注射液中，4℃下保存，尽可能在 96 小时之内使用，并且患者对抗生素无过敏。为保

持软骨细胞的活性，一般不要二次灭菌，因此在获取时要在严格无菌条件下进行，移植物多点擦拭菌检呈阴性者才能使用。

冷冻保存：在关节囊上做几处小切口，以便内含冷冻保护剂（15% 甘油）的营养培养液可渗入关节腔内。将纱布和棉花浸蘸该营养液，包覆于关节周围，封入 3 层塑料袋，标记后置入 -70℃以下冰箱保存（不超过 5 年）。或浸入冷冻保护营养液经逐级降温后冷冻保存。一般来讲，冷冻保存的关节面软骨细胞活力不如新鲜保存的软骨细胞，但骨端愈合能力优于新鲜保存。因整个过程均为无菌操作，故无须再灭菌。但如细菌培养结果呈阳性，则须再灭菌，推荐用 γ 射线辐照灭菌（剂量 15～25kGy），这时软骨细胞将全部失去活力。

（四）脱钙骨、脱脂骨与脱蛋白骨

脱钙骨的制备：将骨在 0.6mol/L 盐酸中，4℃或室温下浸泡 12～24 小时，用生理盐水彻底冲洗后冷冻干燥、封存和二次灭菌。

去抗原自溶同种骨是经特殊方法制备的脱钙骨，它与盐酸脱钙骨一样，都是一种保留骨形态发生蛋白（BMP）和具有骨诱导能力的骨移植材料，多用于骨腔充填和成骨。因机械强度下降不适于承重。AAAB 的制备：先在 1：1 乙醚乙醇液室温浸 4 小时，除去脂蛋白；然后在 0.6mol/L 盐酸中，4℃下，浸泡 24 小时，脱钙并除去酸溶性蛋白；再在 0.1mol/L，pH 值为 7.4 磷酸缓冲液（每升内含 10mmol/L 碘酸醋和 10mmol/L 叠氮化钠）中，37℃，浸泡 72 小时，使移植物抗原自溶，保留 BMP；最后冷冻干燥、封存、二次灭菌，室温保存（不超过 3 年）。

目前脱蛋白骨的制备方法主要有以下 4 种。① Oswestry 法：将骨条浸泡于 30% 过氧化氢溶液中（38℃）48 小时（在 24 小时更换新过氧化氢 1 次），流水冲洗，除去软组织残渣，放入乙醚中脱脂 24 小时。取出放入 Soxhlet 容器中，用乙二胺循环提取 24 小时，取出流水冲洗，干燥，再用乙醇浸泡 24 小时，去除残余乙二胺，然后放入乙醇中备用。② Kier 法：将骨条放入 20% 过氧化氢溶液中（38℃）浸泡 72 小时，每 24 小时更换 1 次过氧化氢溶液。换液时，再次去除软组织残渣，用流水冲洗后乙醇脱脂 24 小时，再用丙酮干燥。③氯仿甲醇磷酸盐过氧化氢乙醇法：将骨条放入 1：1 氯仿甲醇溶液中 4 小时；0.1mol/LpH 值为 7.2 磷酸盐缓冲液（含 10mmol/LNaN$_3$）中 40 小时：20% 过氧化氢 12 小时；75% 乙醇 48 小时，冷冻干燥后 -30℃保存。④过氧化氢乙醚法：将骨条放入 38℃、20% 过氧化氢溶液中 72 小时，每 12 小时换液 1 次。换液时，去除软组织残渣，用流水冲洗后放入 Soxhlet 容器中用乙醚循环脱脂 24 小时，取出待乙醚挥发后，-30℃保存。

（五）骨 - 肌腱移植物

骨 - 肌腱移植物的制备比较特殊，通常是将髌韧带连同其所附着的胫骨和髌骨一同取下，制成骨 - 腱 - 骨移植物，或将跟腱连同小块跟骨一同取出，制成骨 - 腱移植物，主要修复韧带，如膝交叉韧带。

异体骨的获取、制备、灭菌、保存、临床应用及随访等都应有详细记录，骨库要建立完善的登记制度，对从异体骨的供体一直到临床的应用整个过程的有关信息都应保存和保密。

三、同种异体骨的制备保存

目前，用于同种异体骨长期保存的方法有很多，但临床效果得到肯定、国内外骨库应用最多的是深低温冷冻法（深冻法）和冷冻干燥法（冻干法）。

（一）深冻法

将获得的同种异体骨表面软组织、骨膜和骨端软骨彻底剔除，根据须要制成不同形状、大小的移植骨材料，使用无菌盐水或抗生素盐水进行加压冲洗去除骨髓组织，对带有关节面的异体骨用 10% 的甘油平衡盐水或 10% 二甲亚砜浸泡 30min，然后进行无菌包装，采用逐渐降温法，先放入 -4℃ 的冷库中，12h 后再逐渐降至 -80℃ 保存，可贮存 3 ～ 5 年，当温度降到 -196℃ 时可以贮存 10 年。在深低温（-80℃）状态下，酶的活性基本消失，对骨的破坏最小。深冻法对骨的生物学及生物力学性能无明显影响。通过对兔的新鲜胫骨和深低温冷冻胫骨对比显示，深低温冷冻技术破坏了细胞表面的抗原结构，明显降低其抗原性，使移植后的排斥反应显著降低。此方法适用于各种骨移植材料的保存，是要求保留软骨活性的同种异体骨、关节保存的首选方法。

（二）冻干法

将新制成的深冻骨放入干燥机内，使骨组织内剩余水分降低到 5% 以下，然后进行无菌包装，置于无菌真空容器中常温保存，可贮藏 5 年。冻干法有常温保存、便于运输的特点，常用于制备松质骨条、骨块和骨钉。目前冻干骨已被看成是治疗骨缺损的良好材料。通过冻干可使移植骨中的各种细胞数量减少，大大降低免疫排斥反应，但在冻干骨脱水过程中会失去骨形态发生蛋白，减弱了移植后骨愈合的能力，此外，冻干骨的骨传导性减弱，抗压强能力降低，骨强度受到明显影响。因此对大段和须要承重的移植骨，应该尽量避免应用冻干法保存。

四、同种异体骨的灭菌

灭菌是制备同种异体骨的重要环节，其原则是尽量减少对移植骨骨诱导活性物质以及机械性能的干扰。目前国内外骨库常用环氧乙烷熏蒸灭菌和 γ 射线照射灭菌。

（一）EO 灭菌

EO 是一种烷基化剂，它可使微生物中的核酸烷基化和酶的灭活发挥灭菌作用。EO 的浓度为 450 ～ 1500mg/L，温度为 20℃ ～ 60℃，有效湿度为 30% ～ 60%，经过 2 ～ 5h 熏蒸完全可以灭杀各种细菌、芽孢、病毒。大剂量 EO 气体对移植骨的骨传导作用和生物学特征有影响，目前，对于 EO 气体的浓度还存在争议。另外，因其具有一定毒性，对致密的皮质骨仅能穿透 6mm，故目前仅用于颗粒状骨材料的消毒。

（二）辐射灭菌

γ 射线主要使微生物中的蛋白、酶、核酸及DNA灭活，而起到灭菌作用。在 2005 年，美国组织库协会同种异体骨移植材料的标准制备流程中，γ 射线辐照灭菌已成为标准的制备流程，推荐的辐照灭菌剂量是 15 ～ 25kGy。25kGy 的 γ 射线辐照不影响移植骨的力学强度，并保留部分骨诱导能力。辐射剂量在 25kGy 时不能杀灭 HIV 病毒，且当辐照剂量大于 20kGy 时会降低移植骨的生物力学强度。在控制条件（辐射防护剂、干冰温度）下，将 γ 射线的照射剂量增加至 50kGy，可灭活 Ⅰ 型 HIV 阳性供体冷冻骨中的 HIV，且对异体骨的生物力学性质没有影响。辐照剂量的选择目前还存在很大的争议，新的标准也在制定中。作为同种异体骨终末灭菌的最有效方法之一，适用于各种骨移植材料的消毒。

五、异体骨移植的免疫原性及处理

（一）同种异体骨移植免疫排斥基础

骨是复合组织，其中含有矿物质、胶原和基质，矿物质没有抗原性，而胶原和基质具有免疫性。异体骨移植主要的抗原来源于含主要组织相容性复合体（MHC）抗原的细胞，目前普遍认为，由 MHC 所控制的骨内细胞表面移植抗原是骨抗原性的主要来源。人类的 MHC 抗原称为 HLA 抗原。参与免疫排斥反应的细胞根据其功能分为三类：抗原呈递细胞（APC）、免疫调节细胞和效应 T 细胞。同种异体骨移植引起的免疫反应是 T 细胞介导的细胞免疫。库存的同种异体骨几乎无活性细胞，但死亡细胞特别是死亡的骨髓细胞表面仍含有 MHC 抗原片段，其被 APC 摄取、加工、处理，通过间接途径递呈给宿主 T 细胞，激起免疫应答，导致慢性排斥反应或免疫耐受状态。另外，骨移植的特点是宿主 APC 须要深入坚实的供体骨内部才能与供体的 MHC 抗原相接触，因此，骨移植后的排斥反应出现较晚且程度较轻。

（二）降低同种异体骨移植免疫排斥反应的方法

1. 移植骨抗原的处理

由于同种异体移植骨可以没有存活细胞，因此可以采用多种方法去除或杀死移植骨内的细胞成分，减弱其抗原性。目前常采用低温冷冻、冻干和脱钙处理进一步减弱同种异体移植骨抗原性。将 48 只健康成年新西兰白兔中的 16 只作为异体骨供体，其余随机分成 5

组，进行带肽血管的异体桡骨段移植，通过观察血清 IFN-γ 水平，证实了深低温冷冻技术可有效降低带血管同种异体骨移植物的抗原性。液氮低温贮藏是一种降低异体骨免疫原性的理想方法。与新鲜自体骨移植相比，深冻骨没有明显的免疫学和生物力学后果。脱脂程序可以有效地降低同种异体骨移植后的免疫反应。

2.MHC 组织配型

MHC 不匹配的骨移植会加速小鼠同种异体骨的排斥反应。经过 MHC 配型的犬桡骨异体移植效果较好。组织配型在实验动物比较容易控制，但由于人类 HLA 的多态性，除同卵孪生外，不可能达到完全合适的组织配型，且 HLA 配型与同种异体骨移植的愈合无明确相关性。所以，目前临床上尚不对同种异体骨移植进行组织配型。

六、同种异体骨移植后愈合机制研究

同种异体骨移植在宿主的愈合过程与自体骨移植有许多不同，主要表现为同种异体移植骨的成骨与血管穿入的速度和程度都不及自体骨，且同种异体移植骨更易被吸收。同种异体骨移植愈合过程是移植骨再血管化、新骨形成、宿主骨床与移植物连接而实现骨的掺入的过程。同种异体骨移植后愈合机制目前主要存在自身成骨学说、骨传导学说和骨诱导学说。因库存同种异体骨的细胞成分多已死亡，也就不具备自身成骨的能力，同种异体骨移植的愈合主要靠骨传导实现成骨，骨诱导亦发挥积极作用。

（一）移植骨传导作用

移植骨传导作用即"爬行替代"学说，也就是移植骨发挥支架作用，移植骨周围组织毛细血管、骨原细胞沿移植骨的机械传导而侵入其内部的过程。即异体骨皮质吸收的同时，伴随着结缔间充质组织侵入，间充质细胞转变为成骨细胞而产生新骨。"爬行替代"核心认为新鲜移植骨的细胞均要坏死，移植骨未经吸收就被宿主来源的新骨所替代。在此基础上，移植骨除骨膜细胞外，其他细胞成分均坏死，移植骨的修复依赖于宿主骨膜、骨内膜、骨髓及周围结缔组织的侵入，侵入移植骨的间充质细胞先转变为破骨细胞，吸收移植骨，然后再转变为成骨细胞，产生新骨，代替植入骨，进一步完善了爬行替代理论。移植骨"爬行替代"依靠髓内和髓外两种途径。一是由自体宿主骨外膜、异体骨周围肌肉间质组织伴随毛细血管的长入带来骨母细胞，形成桥梁；二是由髓内成骨细胞从宿主端向移植骨内爬行而形成内骨痂。这些细胞在成骨早期主要来源于髓内的骨内膜和骨膜基质，骨痂形成后来源于骨内膜、骨髓、骨髓增殖细胞共同构成的肉芽组织中的间质细胞和成纤维细胞。周光新等证实异体骨愈合是从宿主骨向移植骨，从周围向中央，从哈弗斯管向其四周逐渐进行爬行替代的过程。同种异体骨移植的愈合方式是先吸收后修复。

（二）骨诱导作用

BMP（骨诱导作用物质）是广泛存在于骨基质中的一组低分子酸性糖蛋白，可以诱导正常骨组织中的成骨潜能细胞，在骨骼和骨骼以外的组织中形成骨和软骨组织。换言之，骨诱导是指一种组织或其产物能使另一种组织分化成骨的过程。BMP 的诱导成骨机制在于其能与间充质细胞膜表面的受体结合，使细胞表面静电荷发生改变，从而使 DNA 发生序列重新排列，向成骨细胞方向分化。通过对人工骨硫酸钙、同种异体和 DBM 3 种骨移植材料异位诱导成骨效应的观察，发现同种异体骨的骨诱导活性最佳。

七、异体骨的检疫

异体组织移植传播疾病的危险性是供体筛选、检验过程的严密程度和移植组织种类这几方面综合作用的反映。在异体组织移植中，经供体将疾病传播至受体确有记载，是骨移植中值得关注的问题。目前主要关注的病原体是人类免疫缺陷病毒（HIV）和乙型、丙型肝炎病毒，特别要对传播时间及在何种情况下发生传播进行具体分析。目前多数组织库对供者除详细搜集其社会及病史资料外，生前尚需做以下几种血清学试验：①乙肝表面抗原、乙肝核心抗体、丙肝表面抗原和丙肝抗体；② HIV-1、HIV-2 抗体及 HIVP24 抗原；③快速血浆反应素（RPR），作为性病（梅毒）检疫指标；④类风湿因子（RF），作为自身免疫性疾病的检疫指标。很多异体组织移植传播病毒的事例发生于尚不能应用现代技术对供体进行有效的鉴别时，有时供体虽已感染病毒性疾病，在早期出现病毒血症，但此时病毒水平或对病毒反应产生的抗体尚未达到经血液检验能查出的水平，如乙型肝炎病毒或 HIV 病毒抗体可能在感染病毒 4 周后尚不能查出。抗体试验经过数代的改进，灵敏度不断提高，如原先的 HIV-1 抗体试验有约 60d 的窗口期，在此期间因病毒数量少难以检出，虽已有感染却不会出现阳性。目前应用的抗体试验窗口期为 20 ～ 30d，此法结合病史筛选可大大减少人体血液和组织中 HIV-1 病毒的传播。除 HIV-1 抗体试验外，许多组织库还做聚合酶链反应试验（PCR），此试验使病毒基因组成倍增加，可检出少量病毒，灵敏度极高，而且在接种后 15d（最早 7d）即可检出病毒。如供者生前曾因失血而在 48h 内输血或输注胶体液 2000mL 以上，或在 1h 内输注晶体液 2000mL 以上，因血液稀释而使抗体浓度降低，可能出现假阴性反应。如无输血、输液前之血标本，可拟定一个计算式进行校正，式中包括输入液体和血制品的数量、输注持续时间和根据体重计算所得全身血浆量。目前正在开发"基因组扩增试验"以检测供者体内之 HIV 和丙肝病毒 RNA，此试验与 PCR 试验类似，但因其所检测的是RNA而非DNA，而HIV正是RNA病毒，故其准确性比PCR更高。

感染是同种骨移植最严重的并发症。所有采集骨均须常规做细菌学培养，新鲜股骨头培养阳性者弃去不用，大段尸体骨培养阳性者用 γ 线照射或环氧乙烷消毒。在贮存期中，每隔 3 ～ 6 个月抽样培养一次。置入前仍须在手术室取标本做培养，培养结果虽不能决定置入与否，却有助于选择适当抗生素用于预防和治疗感染。

八、移植骨处理对其生物学性能的影响

为了达到长期保存的目的，常采用各种方法对异体移植骨进行处理，从而或多或少改变了移植骨的生物学（包括免疫学）和生物力学性能。结构性异体骨的生物力学性能极其重要，未及愈合即发生断裂或塌陷，可导致治疗失败而须再次手术。移植骨强度、弹性模量和工作至断裂所吸收能量，是移植骨承载能力的量度指标，而各种加工方法对上述指标都可能产生不利影响。动物实验结果，深低温冷冻对抗弯强度和抗扭强度无明显影响，抗压强度稍增高或降低（10%～20%）。据少数人骨标本测定报道，新鲜人骨皮质之抗弯强度、弹性模量和工作至断裂所吸收能量依次为163mPa、13.8GPa和9.0kJ/m^2，而冻融入骨皮质的这3项指标依次为157～181mPa、13.6～15.8GPa和6.8～12.6kJ/m^2，二者并无明显差别。冻干会对移植骨力学性能产生显著影响，其脆性增加，主要是由于骨基质受到损伤，沿胶原纤维走行出现微小裂纹，在冻干与γ线辐照合并应用时损伤还会加重。冻干骨经再水化后可部分恢复材料性能。大鼠尾椎骨松质冻干后，其抗压强度减低达30%；长骨冻干后抗弯强度减低41%，抗扭强度减低60%。冻干处理还会降低移植骨之抗螺钉拉拔强度，故不宜用作结构性移植骨。γ线辐照可显著减弱骨皮质之力学性能，使其变脆，特别是受到弯曲和扭转负荷时；对骨松质影响不大。

加工贮存方法对移植骨与宿主骨之结合有重要影响。不脱钙异体骨应只含极少量细胞或细胞碎屑，未加工或只经有限加工之骨因含多量细胞成分，特别是骨髓和骨膜细胞，移植后可能引起免疫排斥。用水或温和溶剂洗涤以除去供体组织细胞，或通过冷冻、冻干或辐照以破坏此细胞，可减弱其抗原性。冻干骨之抗原性减弱尤为明显，置入后局部淋巴结无反应，也不能测到抗体，不产生二次皮肤移植排斥反应，临床应用疗效较好。EO消毒后如未挥发净，残留物也可能产生不良后果。研究表明，异体骨用EO消毒后如含有＜20PPm的残留浓度，其与宿主骨之结合即不如新鲜冷冻用H$_2$O$_2$或辐照消毒的骨，故有人认为EO消毒骨不宜用于负重之融合部位。

加工方法对脱钙骨基质（DBM）的成骨诱导活性也有影响。脱钙剂的选择很重要，据报道，如用1：1蚁酸与枸橼酸脱钙所得DBM有活性，而同时使用HC1和醇（甲醇、乙醇或异丙醇）脱钙则所得DBM无活性。醋酸、亚硝酸、硝酸和乳酸脱钙也不能产出有活性的DBM。螯合剂如乙二胺四醋酸(EDTA)可使脱钙不完全，对DBM活性有不良影响。脱钙时间也须加以控制，骨中之钙含量必须降低至正常含量之40%才有可能使宿主细胞识别骨诱导蛋白并对之起反应。脱脂溶剂如乙醇、乙醚、丙酮、六氯酚等对骨诱导活性无影响，甚至可能增强其活性。在DBM处理过程中常使用抗生素，合适剂量土霉素、红霉素、链霉素、氯霉素和青霉素不会抑制骨诱导活性。温度过高或过低可影响活性，如加热至70℃～100℃或多次冻融（3次以上）可减低其活性。DBM之颗粒大小也对骨诱导活性有影响，＜75pm之颗粒无活性，而颗粒在75pm以上、2mm以下均有活性。常用的灭菌方法中，(2.0～2.5)×10^{-5}mGy以上的γ线辐照可显著减弱甚至消灭骨诱导活性；EO消毒如温度过高、时间过长也会大大削弱诱导活性。此外，戊二醛液和甲醛气体也可能破坏DBM之诱导活性。

九、异体移植骨的转归

异体骨的结合与不带血管的自体骨结合性质相同，但其血供再建及新骨形成均较缓慢，且数量较少，骨吸收倾向明显。再血管化是移植骨与受体骨结合的重要标志，如未重新建立血供，就不能说移植骨已与受体骨结合。如移植骨不能结合，就不受 Wolff 定律支配而发生骨改建，而如不能对生理应力发生反应，则最终将因疲劳而断裂。大段骨皮质置入后不易再血管化，不易与受体骨结合，其原因可能是由于骨皮质密度高，置入后缺乏稳定性及发生免疫排斥反应所致。肿瘤切除保肢手术中须置入大段骨关节移植物以替代缺失之长骨骨端，常发生这种情况。大段移植物仅周边部分接触受体血管床，血供重建很慢，有的移植骨 2 ~ 3 年后仅在与受体骨连接之 2cm 以内有血供，横截面仅骨外膜薄层有出血，骨皮质之深部及髓腔虽也随时间之推移而逐步建立血供，但进展很慢。小段骨皮质移植后较易重建血供，这是因为移植骨各方均有来自受体的血供，且除去骨膜、骨髓等软组织后其免疫原性显著减少。骨松质易于再血管化，故与受体骨结合快，骨松质条成为沉积新骨之基质，新骨层层叠加，血供随之而建立。在移植骨松质所提供的支架之内及其周围都有新骨形成，而移植之骨皮质因较坚实，新骨长入缓慢，这是二者不同之处。

置入新鲜异体骨可引起较明显的免疫反应。通过组织配型以减少供体与受体的组织相容性差异或对移植骨进行加工处理以减弱其抗原性，均可提高移植骨之结合率。置入组织配型不合的异体骨，特别是带血管的异体骨后，会出现小血管损伤，有红细胞渗出和纤维蛋白沉积、骨髓细胞和成骨细胞坏死，以后有缺血性损害的表现。异体骨移植还会诱导移植骨特异性抗体的产生，接受冷冻同种骨的动物较少出现抗体反应，即使有反应也为时短暂。虽然异体骨移植诱发免疫反应是不争的事实，这种免疫的临床意义迄今未得到阐明，因为经过贮存的异体骨即使有免疫原性也能"成活"。异体骨移植后的活检标本有时可见慢性炎症细胞，但组织学所见呈非特异性，很难断定炎症是由免疫反应引起。据报道，检查 44 例接受冻干异体骨移植者的血清，查出 9 例移植骨特异性抗 HLA 抗体，但此 9 例临床效果并不差。另一组 16 名股骨远端置入大段冷冻异体骨者在术后 9 ~ 78 个月采取活检标本，有 6 人标本显示淋巴细胞浸润，其中数人 HLA 不配合；不过总的说来，移植骨结合的好坏（再血管化与新骨形成）与组织相容性配合与否并无明确的关系。

十、骨库

骨库的建立是将事先采集、贮存并经过处理的异体骨甚至异种骨用于治疗，为能安全有效地使用骨移植材料提供了保证。骨移植广泛应用于临床，始自 20 世纪 50 年代骨库建立之后。近年来随着人工关节置换术和骨肿瘤保肢手术的广泛开展，异体骨的须求逐年增加，骨库在全球逐渐普及，所贮存的多为同种异体骨。美国组织库协会（AATB）和欧洲组织库协会（EATB）相继制定了各自的组织库标准，亚太地区外科组织库协会（APASTB）也在国际原子能机构（IAEA）协助下制定了 IAEA 组织库国际标准和 IAEA 组织移植物辐照灭菌规范。我国在 20 世纪 80—90 年代才建立正规的骨库，如北京积水潭医院、解放军总医院、上海第二医科大学附属第九医院、西安第四军医大学西京医院及湖北联合生物材料有限公司等，大部分建立在本院骨科，各具特色。其中西安第四军医大学西京医院全军骨科研究所综合骨库，不仅加工贮存同种异体骨，而且研发生产多种新型骨移植材料和生长因子，包括骨形态发生蛋白（BMP）和 β 转化生长因子（TGF-β）。此外，山西省在国际原子能机构资助下建立了一所大型医用组织库，参照 AATB、EATB 和 APASTB 的经验制定了自己的组织库操作规范，已向国内各地供应深度冷冻、冷冻干燥、辐照灭菌的异体骨产品。因缺乏器官与组织捐献立法，我国组织库和骨库移植物来源短缺，为此社会各界正进行呼吁，相信随着遗体捐献立法及其逐步贯彻实施，我国器官与组织移植将会得到进一步发展。

各种类型异体骨移植材料的处理与保存已如上述。任何异体骨材料，即使是经过深加工的异体骨制品，移植后仍有引起交叉感染的危险，特别是乙肝、丙肝和艾滋病。为此，骨库工作必须严格遵守操作规程，对异体骨的采集、加工、贮存和临床应用全过程进行监控。即使是无菌采骨，多数情况下仍须行灭菌处理。此外，建立完整的供体资料档案对于保证移植物的安全有效至关重要。供者档案内容包括：知情同意书、供体鉴定及供体适合性评估；组织获取、运输和加工，检疫和传染病检测；贴标签、贮存、分发及质量控制。应注明组织分发日期、质量保证体系、分发至何人何单位、移植日期、废弃处理日期及有效期等。每一件移植物均须用专用的供者识别号标明，从组织获取至最终处理，各主要加工步骤、实施时间及人员均应有记录，由标本甚易追溯至来源供体。骨库是为临床服务的，档案管理也应体现这一点。除详细的供者资料外，还应当有移植物分类资料和临床应用资料。应将移植物根据解剖部位、规格、加工保存方法等分类存放，大的骨与关节移植物附 X 线片，以便术中测量大小时参照。临床资料包括接受移植者姓名、年龄、诊断、手术种类、置入部位、术者姓名及简要手术记录。利用这些档案资料，临床医师可选用合适的移植骨，骨库可根据临床反馈的信息分析使用某一移植物成功或失败的原因，这样有利于维持骨库的正常运行。

第三节　重组合异种骨

一、重组合异种骨的研制

异体骨来源广泛，且因骨组织结构在不同种属动物间存在高度同源性，易被宿主组织细胞接近而发生爬行替代及生物降解，应当是较理想的载体材料。然而，未经处理的异种骨会引起强烈的排斥反应，因而长期未能成功应用于临床。传统处理异种骨的方法未能取得满意效果，有些方法过于温和，不足以消除其抗原性；有些方法又太剧烈，在清除抗原性的同时也破坏了成骨活性因子。这是因为异种骨的抗原成分和其中的诱导成骨物质同为蛋白质分子，能破坏异种骨抗原性的各种理化因素必然影响其成骨活性，因而在消除抗原性的同时难以保留诱导成骨能力。只有将异种骨抗原性和诱导活性分开处理，才不致在处理异种骨时顾此失彼，这是异种骨移植成功的关键。该所根据这种新思路，创新研制出"重组合异种骨"。重组合异种骨（RBX）是将牛骨松质进行部分脱钙和脱蛋白处理，同时由骨皮质提取成骨活性物质 BMP，然后将二者在适宜条件下重新组合，其主要特点是高诱导活性的 BMP 和去抗原骨松质支架的再结合。扫描电镜下可见 RBX 呈实体性疏松绒毛结构，骨松质孔洞内填充云絮状或网纱样 BMP 物质，高倍镜下可见其黏附于骨松质孔洞壁上，二者结合良好。在小鼠肌袋骨诱导模型发现，RBX 置入后 1 周，有大量分化的间充质细胞以旋涡状簇集于移植骨周围，在移植骨与肌纤维之间已有软骨细胞分化形成；2 周后，置入 RBX 之一侧软骨岛增大，中心发生骨化，移植骨孔隙内及移植骨与肌纤维之间出现软骨样、骨样组织及编织骨；4 周后，移植骨内有新骨组织形成，有些骨小梁直接与孔间隔相连，有些部位可见成熟板层骨和脂肪性骨髓。用受体血清免疫荧光染色法检测小鼠血清有无特异性抗体，结果发现，置入 RBX 的动物体内仅出现 1:2 低滴度抗体，而在置入未经处理的异种骨松质后，抗体滴度可高达 1:256。RBX 能成功修复家兔桡骨 15mm 和犬桡骨 20mm 骨缺损，应用四环素双标记法追踪骨形成过程，可见 RBX 置入后早期有活跃的新骨形成，出现大量初期哈弗斯系统；而在植骨晚期，荧光标记减少，板层骨成熟，骨组织代谢已进入相对稳定时期，改建过程接近完成。

二、RBX 的生物活性分析

（一）小鼠肌袋骨诱导模型

将 20mgRBX（内含 0.5mgBMP）植入小鼠一侧股部肌间隙，对侧植入不含 BMP 之部分脱钙松质骨载体作为对照。RBX 植入后 1 周，有大量分化的间充质细胞以旋涡状簇集于移植骨周围，在移植骨与肌纤维之间已有软骨细胞分化形成；对照侧主要表现为纤维结缔组织包绕移植骨。2 周后，植入 RBX 之一侧软骨岛增大，中心发生骨化，移植骨孔隙内及移植骨与肌纤维之间有新骨组织形成，有些小梁骨直接与孔间隔相连，有些部位可见成熟板层骨和脂肪性骨髓。此时，对照侧仍以纤维组织为主，移植骨周围可见结缔组织细胞增生，松质骨支架大部吸收，残留部分为类纤维组织包裹。

（二）受体血清免疫荧光检测

处死动物时采取血标本进行免疫学检查。将不脱钙冷冻骨切片（6pm）投入小鼠血清进行免疫荧光染色，检测血清中有无特异性抗体。结果发现，所有植入 RBX 的动物均出现阳性反应，黄绿色荧光分布于哈弗斯管壁、骨细胞及周围陷窝上，骨基质呈阴性。在植入未经处理的异种松质骨后，抗体滴度可高达 1:256。而植入经过处理的异种骨后，仅出现 1:2 低滴度抗体，实验证明对移植骨并无明显影响。

三、RBX 的骨缺损修复能力

（一）RBX 修复家兔骨缺损

在兔两侧桡骨造成 15mm 的缺损，左侧缺损处植入 80mg 之 RBX（其中含 BMP4mg，BMP/ 载体比例为 1 ：20），右侧缺损旷置作为空白对照。术后 4、8、16 周处死动物。自第 3 日起 RBX 植入处出现梭形包块，质地坚韧。1 周后包块缩小，质地变硬，伤口愈合好。X 射线片显示术后 4 周 RBX 植入处有大量新生骨痂影，密度高，形态不规则，移植骨明显吸收。8 周时，RBX 植入处基本为新生骨痂影充填，部分标本已有明显塑形改建。至术后 16 周，植入 RBX 之缺损已基本修复，板层骨形成，髓腔再通；对照侧发生缺损性骨不连。组织学检查：术后 4 周可见 RBX 植入处大量骨软骨组织诱导分化，松质骨孔洞内可见组织细胞长入及新骨形成；移植骨周围无炎性细胞浸润和吞噬现象。8 周时新骨组织显著增多，充填移植骨之孔洞内外；移植骨破碎、吸收，与诱导形成的新骨组织紧密连接。对照侧骨缺损为瘢痕组织充填。应用四环素双标记法追踪骨形成过程，可见 RBX 植入后早期有活跃的新骨形成，出现大量初期哈弗斯管系统；而在植骨晚期，荧光标记减少，板层骨成熟，骨组织代谢已进入相对稳定时期，改建过程接近完成。植入块型 RBX 修复犬桡骨 20mm 缺损，也获得同样结果。

（二）抗感染重组合异种骨（ARBX）对污染或感染性骨缺损 I 期植骨的效果

1.ARBX 一期植骨预防骨髓炎

在兔胫骨近端凿成矩形骨窗，注入金黄色葡萄球菌及鱼肝油酸钠，造成污染性骨缺损。实验动物分 5 组。片刻后，A 组植入 ARBX 骨粒（含庆大霉素 30mg），B 组植入庆大霉素粉 30mg 及不含抗生素之等量 RBX 骨粒，C 组和 D 组单植入 RBX 骨粒，E 组无任何植入；但 C 组行庆大霉素全身给药。术后 8 周处死动物取材，见 A 组全部及 B 组部分标本外观正常，骨皮质缺损区完全修复，塑形良好；其余标本变形，部分残留皮质骨缺损。X 射线片有骨髓炎表现，其严重程度为：$A < B < C < E < D$，A 组之 Norden 分值明显低于其他各组。细菌学检查 A 组细菌培养阳性率为 0，单纯局部应用抗生素之 B 组较之全身应用抗生素之 C 组细菌量显著减少，而 C 组又比不用抗生素之 D 组细菌量少。可见，抗感染重组合异种骨除有良好的骨传导和骨诱导作用外，还有很强的抗感染能力，可有效地预防术后继发感染和骨髓炎。

2.ARBX 一期植骨治疗骨髓炎

如上所述在兔股骨近端凿骨窗造成污染性骨缺损。2 周后打开骨窗，见骨窗内有脓性物质。此时将实验动物分 6 组，A ～ E 组行彻底病灶清除，然后 A 组于骨窗内植入 ARBX 骨粒（含庆大霉素 30mg），B 组植入 RBX 骨粒加庆大霉素粉，C 组单纯植入 RBXE 组无任何植入；而在 F 组，不行病灶清除径直植入 ARBX。C 组行庆大霉素全身给药。术后 8 周取材见 A 组全部及 B，C 组部分标本外观正常，未发现明显骨质破坏及髓腔脓液；其余标本大多粗大变形，剖面见骨质增生和破坏明显，死骨形成，髓腔有脓液。X 射线片上骨髓炎严重程度为：AMB 与 FMEMC 与 D 组 Norden 分值明显低于其他各组，F 组也低于 C 组。细菌培养阳性率及每克标本细菌数 A 组明显低于其他各小组与 F 组之细菌数差别不大，但明显低于其他各组。上述研究表明，ARBX 具有较强的抗生素缓释作用，其抗感染作用优于单纯局部用药，更明显优于全身用药。体外药物动力学研究证实，ARBX 可在植入局部维持 30d 以上的有效抗菌浓度，持续抗菌作用很强。另外，因其含有骨生长因子 BMP，故具有高效诱导成骨作用，生物相容性及生物降解性均较好，可大大缩短感染性骨缺损的修复时间。因此，在彻底清创或清除病灶后，一期植入 ARBX，对于污染或感染的骨损伤可取得很好的效果。

四、重组合异种骨治疗骨不连的临床应用

近年来，社会经济取得显著发展成就，社会活动渐趋多元化，显著增加了高能量创伤的发生比例，虽骨科设备及手术操作技巧显著进步，但骨不连等并发症率仍居较高水平。如何选择一种方法，填补局部骨缺损、维持骨折部位稳定、促进骨生长、恢复局部供应，是改善预后的保障。以往多采用自体骨移植物治疗，但取材有限，使手术时间增加，并增大了不良事件发生风险。采用重组合异种骨（RBX）即新型植骨材料治疗，效果与自体骨一致已被证实，且同时可弥补上述不足，加快机体康复。

（一）手术操作方法

下肢手术多应用硬膜外麻醉，上肢行臂丛麻醉，固定方法依据伤情及具体部位选择，为避免影响周围软组织，尽量按原切口进入，皮瓣覆盖或瘢痕较多者，须沿皮瓣边缘进入或避开瘢痕区，骨不连部位暴露，骨膜及软组织尽量减少剥离，将原有内固定物去除，并将断端增生或坏死硬化骨质、间断瘢痕组织彻底清除，取粗转头 3.4 ～ 4.0mm 将髓腔钻通，将断端修整为梯形或平面便于轴向加压及接触。取 RBX 骨粒在断端及周围植入，患者膝关节伴僵直活动受限时，须依据术后局部软组织情况，取抗生素加疗。麻醉在术后解除后，依据患者耐受疼痛的程度，行下行肌肉收缩功能锻炼，对关节僵直、静脉血栓进行预防，引流管在术后 24 ～ 48h 拔除，并采用 CPM 对功能锻炼加以辅助；耐受疼痛水平较差者，可取镇痛药临时应用，术后 2 周可行主动功能锻炼，采用 X 线在术后 4、6 周分别对上肢、下肢愈合情况进行观察，在支具保护下开展部分负重功能锻炼，定期复查，X 线片提示骨痂为较明显且连续型，可全负重。

（二）评价标准

应用 DASH 评分标准对上肢效果进行评定，下次采用 KSS 评分标准和 Harris 评分系统评定。骨不连愈合标准：骨不连处骨痂连长接经 X 线提示＞ 75%，同时无疼痛感且完全负重，上肢向前可平举重量 1kg，时间达 1min，不扶拐下肢可平地步行连续 3min，并须＞ 30 步，同时对围术期并发症情况进行观察。

（三）讨论

临床创伤骨科常见并发症类型中，骨不连占较高发生比例，多由全身性因素和局部因素所致，后者主要包括移动、感染、缺损、缺乏血供，骨折断端因稳定性欠佳，促使过度动度形成，诱导手术失败，最终引发骨不连。骨不连多采用手术方案治疗，将原有固定物去除，重新提供良好的生物诱导和稳定牢固的力学条件，可降低骨不连风险，提高骨折愈合概率。骨不连骨折端多有失活的钙化骨组织及增生的纤维瘢痕组织存在，须在手术时行彻底清除操作，同时将两断端髓腔钻通，依据骨不连类型选择应对方案。良好的解剖或功能复位、稳定的生物固定、局部血运良好保持、早期主动功能锻炼为临床治疗骨折的基本原则。

植骨为重要治疗骨不连手段，自体骨无免疫源性，组织相容性较好，可起到骨诱导、骨生成、骨传导作用，但应用时仍有缺点存在，如取材有限，对大量骨缺损治疗须求无法满足，手术并发症风险增加，供区骨组织破坏，须行额外取骨术，创伤增加。重组合异种骨的应用有效弥补了上述不足，其载体为去抗原的牛松质骨，与同源骨形态发生蛋白（BMP）结合，形成新型植骨材料，支架除利于新生骨组织长入，且可缓释 BMP 作用，使 BMP 骨诱导成分的作用提高。

总之，重组合异种骨治疗骨不连组织兼容性好，取材广泛，无免疫排斥反应，可替代自体骨在临床应用，同时可弥补自体骨出现的不足，最大限度地保障预后，改善患者的生存治疗。

第四节　同种异体半月板移植技术

一、适应证

最理想的同种异体半月板移植的适应证：患者因为半月板切除术后出现疼痛（注意患者的疼痛必须在半月板缺失的同一间室，这须要手术前仔细检查确认），而且其症状经保守治疗 3 个月以上无效。患者的关节稳定、力线正常并且关节退变轻微。患者理解及接受半月板移植所带来的风险（可能会传染疾病、长期的临床结果及生物力学结果仍未完全证实），他们能接受严格的术后长期避免负重时间及康复练习，同时可能改变某些生活习惯来适应新的移植物。

可是在现在所有的半月板移植手术中，上述患者仅占20%。而大部分患者同时伴有前交叉韧带断裂及关节软骨的损伤等其他疾患，下面将一一讨论。

（一）关节软骨的破坏问题

半月板移植最常见的适应证是半月板全切的间室开始出现骨关节病的症状。多数学者主张在关节变性程度较轻的膝关节进行半月板移植。如果半月板缺损间室有大面积的Ⅲ度或Ⅳ度的软骨损伤则不适合半月板移植。

（二）合并下肢力线异常

对年轻而且活动量大的患者，如果有力线不正的，在做半月板移植的同时进行下肢力线矫正是最理想的。

（三）半月板移植和韧带的稳定性

在半月板切除后出现单个间室的骨关节病同时又合并膝关节前交叉韧带断裂的病例并不少见。目前在所报道的所有半月板移植病例中，大多数都是在半月板移植的同时重建了前交叉韧带，并且可以对重建的前交叉韧带起保护作用；反过来，重建了前交叉韧带的膝关节的稳定性得到了极大的改善，同时也会提高半月板移植的成功率。

（四）早期半月板移植的考虑

半月板全切后，最终将导致膝关节发生退性行的改变。由于骨关节病发展到一定程度后，半月板移植的效果和成功率就会下降，因此，半月板全切后早期发现并观察关节退行性改变进度和程度就非常重要，这样就可以为半月板移植寻求最合适的时机。

二、禁忌证

首先，大面积的软骨缺损导致的软骨下骨的暴露是半月板移植的绝对禁忌证。其次，还要考虑软骨损伤的部位，多数半月板移植的失败与移植后的半月板体后部的逐渐变性有关。因此，如果在股骨髁或胫骨平台上有10～15的全层软骨缺损，而且该缺损又位于屈膝位的半月板区，也是半月板同种异体移植的禁忌证。

另外，还要考虑股骨髁的形态。如果股骨髁的形态已经变形，例如变平或经过重新塑形已经变得不规则，也会影响半月板移植的效果。

关节不稳是半月板移植的另一个禁忌证，前交叉韧带的断裂或内外侧副韧带断裂可以降低半月板移植的成功率。力线不正也是半月板移植的禁忌证。膝内翻或膝外翻导致膝关节力线不正，使得移植的半月板的再损伤危险增加，还会影响新移植的半月板的愈合，并促进新移植的半月板的变性。

此外，年龄大于45岁，或过度肥胖，一般也被认为是异体半月板移植的禁忌证之一。

三、移植物的准备

组织库会为半月板移植术提供合格的移植物。组织通常是在无菌条件下手术获取，供体及家属均须提供相应的医学、社会及性关系情况。在最终获取的组织均须经过组织库的相应化验检查，其中包括：HIV抗体、乙型肝炎表面抗原、丙型肝炎抗体、梅毒抗体检查及厌氧菌及须氧菌的培养检查。

组织的消毒过程同样重要，目前还没有找到既能完全灭菌又能保护组织不受损伤的有效方法。已证实环氧乙烷虽能有效杀灭各种病原体，但会因为组织残留的其代谢产物引起关节内的滑膜炎。而放射线照射在须达到3mradS才能达到有效剂量，而在超过2.5mrads后移植物组织的强度会受到明显损伤。

半月板移植物的保存方法主要有以下4种：新鲜半月板、低温冰冻半月板、深低温保存半月板和冷冻干燥半月板。这4种方式中，新鲜半月板和深低温保存的半月板中是有活细胞的，低温冰冻半月板和冷冻干燥半月板是没有活细胞的。但在发现、取材、运输、尺寸匹配和防止传染性疾病的传播方面，使用新鲜半月板移植已经让位于使用组织库中的库存半月板。冷冻干燥保存的半月板移植物在使用中已经发现了皱缩和不规则塑形的问题，目前使用率也在下降。目前，低温冰冻半月板和深低温保存的半月板用得最多，尤其是深低温保存的半月板。虽然还不能定论深低温保存一定比冰冻保存好，但是所有用深低温保存的半月板移植物的临床效果都比较满意。

对移植半月板的取材方式共有3种：一种是取材时保留连接半月板前后角的骨块，这种取材方式多用于外侧半月板移植；二是取材时在移植半月板的前后角各带一个骨栓，主要用于内侧半月板移植；三是在取材时，半月板前后角都不带骨块的取材方法，目前这种取材方法主要用在内侧半月板移植，也有用在外侧半月板移植的趋势。

在进行半月板移植时，有一条规则是大家都必须遵守的，那就是供体半月板的尺寸和受体半月板的尺寸一定要尽可能地匹配。

四、手术技术

（一）外侧半月板移植的手术技术

1. 带有连接前后角骨块的外侧半月板移植技术（Key-Hole方法）

将用于移植的同种异体半月板周围的组织全部剥离，但是前、后角之间的骨组织给予保留。手术时在关节镜下清理患者损伤的半月板，要保留半月板和滑膜交界处的血供丰富的半月板的缘，以利于移植半月板的固定、缝合和移植后的愈合。如果残留半月板的边缘保留不完整，术中建议进行以下两种选择：一是放弃进行半月板移植手术，因为如果不能按本书"半月板周围连接"所述内容那样在半月板移植中进行半月板周围连接的解剖重建，即使半月板移植在短期内取得成功，长期（特别是 10 年以后）的失败率就会明显增加；二是重建半月板周围连接，这样，就可能要在胫骨平台外侧缘增加辅助的纵行切口，进行半月板胫骨韧带的重建手术。

在清理损伤半月板的前后角时，要注意保留损伤半月板的前、后角止点，这样利于进行半月板移植手术时确定被移植半月板前后角骨块的位置。

在患者胫骨平台外侧髁间棘的纵轴偏内侧缘用 Key-Hole 器械专用圆凿从损伤半月板残留前角止点向后制作骨槽，骨槽的深度和长度是和移植半月板的骨块匹配的，从胫骨前外侧面向骨槽底部钻取 2 个直径 4.5mm 的骨孔，分别到 Key-Hole 骨槽中半月板前、后角的位置，用于通过移植半月板前、后角之间的骨块上预置的缝线，在半月板移植到位后，可以在胫骨前外侧面将固定移植半月板骨块上的缝线的两端互相打结固定移植骨块。

在移植半月板和骨块到位后，在膝关节的后外侧角做一个辅助切口，将被移植外侧半月板体后部预置的 3 根缝线通过后外侧辅助切口拉出关节腔并固定在后外侧关节囊处已经新鲜化的残留半月板边缘上。再从腘肌裂隙的前方向移植半月板的前角处进行缝合，在缝合中可以用术者最有把握的不同缝合技术的组合（如通过辅助切口的直接缝合技术、inside-out 技术、outside-in 技术、Fast-Fix 技术和可吸收半月板箭技术等），将移植半月板牢固地与残留的半月板边缘进行缝合固定。

注意，如果在半月板移植手术之前的半月板切除手术中，术者没有保留被切除半月板的边缘，进行半月板移植的术者应该避免直接将移植半月板与关节囊相互缝合。这样就意味着没有重建半月板胫骨韧带，移植后出现半月板外突的可能性就会增加，10 年或 15 年以上的半月板移植成功率也会明显下降。

2. 前、后角带骨栓的外侧半月板移植技术

在半月板前后角止点的地方保留直径 9mm 或 10mm 的骨栓（为了减少前、后角的两个骨道对胫骨近端的影响，用直径 8mm 的骨栓）。在两个骨栓的中部各用直径 1.5mm 的克氏针钻 2 个孔并用编织线穿过骨栓用于对骨栓的牵拉固定。移植时，用半月板移植专用前、后角定位器在半月板前、后角固定点制备直径和深度与移植半月板上骨栓相匹配的骨槽，将前、后角骨栓上预置的缝线通过骨槽引出到胫骨前内侧面，将移植半月板及前、后角骨栓植入到位后在胫骨前内侧面分别打结固定半月板前、后角；其他部位的缝合与普通半月板缝合方法相同。

3. 不带骨块的外侧半月板移植技术

近年来，也有些术者尝试使用不带骨块的外侧半月板进行外侧半月板移植，其技术同下面介绍的内侧半月板的不带骨块的移植方法。但是，这一方法目前还不是外侧半月板移植的主流方法。

（二）内侧半月板移植技术

1.前、后角分别带有骨栓的内侧半月板移植技术

与前、后角带有骨栓的外侧半月板移植技术相同。

2.使用连接前、后角的单个骨块的内侧半月板移植术

具体操作与使用连接前、后角单一骨块的外侧半月板移植方法相同，即 Key-Hole 技术。但是，以下原因使得该技术在内侧半月板移植中越来越少被使用。

（1）内侧半月板的前、后角之间的距离较大，所以手术中在植入半月板的过程中，手术操作比外侧半月板移植要困难。

（2）内侧半月板前、后角止点间距大，如果使用 Key-Hole 技术进行手术，术中连接前、后角的骨块容易断裂。而用前、后角骨栓固定或用不带骨块的移植方法进行手术，就不受前后角间距大的限制。

（3）内侧半月板周边连接比较简单，没有 Humphrey 韧带、半月板腓骨韧带等复杂结构的影响，缝合后固定可靠，不用 Key-Hole 和前、后角骨栓，直接通过前、后角骨道固定并辅以缝合也可达到可靠固定移植物的目的。

（4）在内侧半月板移植中使用 Key-Hole 技术，如果要达到内侧半月板的解剖重建的目的，就要将骨槽的中轴线定位在内侧髁间棘中轴线的外侧 5mm 以上，基本上要破坏 ACL 的 1/3 以上的止点。

如果术者最终选择使用 Key-Hole 方法进行内侧半月板移植，术中固定连接前、后角骨块的骨槽的位置定位在尽量贴近表 7-1 中测量的位置的同时要尽量不过多损伤 ACL 的胫骨止点。

表 7-1　内侧半月板前、后角止点分布测量（22 个膝关节）

内侧半月板前角止点中心点至胫骨平台前下方的距离:外 +，内 −	内侧半月板前角止点中心点至内侧髁间棘前后中轴线的距离：外 +，内 -	内侧半月板后角止点中心点至内侧髁间棘前后中轴线的距离：外 +，内 -
9.192	−7.807	−5.047
+1.832	+2.251	+1.175

内侧半月板植入所用的骨槽直径多以 8mm 为好。

因为内侧半月板前、后角的距离较大，骨块的长度也较大，为了防止骨块在半月板植入过程中断裂，可以在骨块中心钻入一根直径 1mm 的克氏针给予加强。

3.无骨块或骨栓的内侧半月板的移植

无骨块或骨栓的内侧半月板移植已经被越来越多的术者使用。使用这一方法时，内侧

半月板前、后角骨道的定位和骨道的钻取同使用前、后角两个骨栓的内侧半月板移植方法。但这种移植方法要求对半月板前角或后角进行一定方式的编织缝合，以便在半月板植入过程中较少被扭转和局部遭受过大的剪切力。

（三）半月板移植中的膝后内侧和后外侧辅助入路

内侧半月板移植，特别是前、后角不带骨块的内侧半月板移植或前、后角分别带有骨栓的内侧半月板移植往往须要制作后内侧辅助入路。外侧半月板移植往往须要制作后外侧辅助入路。后内侧辅助入路或后外侧辅助入路切取之前，最好把关节镜插入髁间窝向后到后间室，此时，关节镜的照明光线可以帮助确定切口的位置。

一般，内、外侧的切口都要在膝关节屈曲 90°下切开。但是，因为 inside-out 技术的缝合针一般都是从关节隙以下出来，所以有些作者强调，切口应该从关节隙向远端延伸，并指出，没有必要向关节线以上方向延伸。但是，有些作者认为，切口应该在关节隙以上 1/3，在关节隙以下 2/3。手术时可以稍微向关节隙以下偏离一点。

（1）具体后内侧切口的位置，最好在屈膝 90°下，这时，隐神经的缝匠肌支位于缝匠肌的后方。沿着内侧副韧带的后方和缝匠肌的前缘之间，在膝关节隙的后内侧角处，从关节隙处向远端切一长 3.5cm 的切口。如果为了使得切口可以接收来自内侧半月板前部一半来的缝合针，应该把切口向内侧副韧带方向剥离一点。向后方应该沿着关节囊剥离，然后用腘窝血管神经拉钩保护血管神经，注意，切口准备好以后，应该在屈膝 10°或伸直位时做膝外翻下开始所有缝合。因为，在屈膝 90°下，后内侧关节囊是很松弛的，如果在屈曲 90°下缝合被移植的半月板，在术后伸膝过程中，可能会因为被缝合的关节囊的牵拉而影响缝合的半月板愈合。

（2）后外侧辅助入路的切取也是在膝关节屈曲 90°下，在外侧副韧带后方，髂胫束的后缘或股二头肌的前缘之间的膝关节关节隙后外角切取切口，长度也可以是 3.5cm，从关节隙向远端切取深部的剥离应该在股二头肌的前方或腓肠肌外侧头的前缘剥离并沿着关节囊。用腘窝神经血管拉钩保护。应该在"4"字征下进行缝合操作。

（四）半月板移植中的半月板固定技术

1. 半月板移植中前、后角的固定技术

在半月板移植中，无论是内侧半月板移植还是外侧半月板移植手术，一般前、后角的固定都是通过骨道固定。前、后角骨道固定方式有：①被编织的不带骨块的前、后角被缝线拉入骨道固定；②使用 Key-Hole 方法移植的半月板，前、后角通过连接前、后角的骨块固定；③前、后角带有骨栓的半月板移植中，前、后角的固定主要靠骨栓的嵌入固定，一般不用附加固定钉。但往往要用通过骨栓的缝线通过骨道在骨道外栓桩加强固定。

2.半月板体后部的固定

习惯于用修整半月板时已经缝合在半月板体后部的三针缝线进行直接的缝合固定。但有些术者在进行半月板移植时不愿意附加后内或后外侧入路，此时可以用 Fast-Fix 或 T-Fix 等全关节内缝合技术对体后部进行缝合。

3.半月板体部缝合

因为 inside-out 技术的无可替代的牢固、可靠的优势，无论是内侧半月板，还是外侧半月板，移植时都可以考虑对体部进行 inside-out 缝合固定。

4.半月板前体部固定

用 outside-in 技术和 PDS 线固定移植半月板的前体部一般是惯例。因为该法不但经济而且也很可靠，操作又方便。

（五）同种异体半月板移植中的半月板尺寸匹配技术

半月板尺寸的匹配主要是前后径和左右径的匹配。半月板的左右径是指从半月板的最外侧缘到连接半月板前、后角直线的最大垂直距离。但是在实际应用中往往也这样使用，即相应胫骨髁间棘最高点到半月板的最外缘的距离。半月板的前后径是指半月板最前缘和最后缘之间的最大垂直距离。

显而易见，从组织库中所选的半月板的尺寸与实际半月板尺寸间的误差越小越好。目前半月板尺寸匹配的方法主要有 3 种，X 线法、CT 法、MRI 法。一般来说，左右径较前后径的匹配误差要小，X 线法和 CT 法都是通过骨性标志来推测半月板尺寸，属于间接法，特别是判断胫骨平台前后缘的标志点误差较大，因此造成半月板前后径匹配误差大；MRI 可以直接显示半月板影像，属于直接测量法，已经有研究证实 MRI 法的准确性高于 X 线法和 CT 法。

五、移植半月板的取材与保存

在同种异体半月板移植的报道中存在的一个关键问题是，要想在手术当天获得新鲜半月板是非常困难的。因此一个常见的方法是平时将新鲜半月板进行保存备用。移植半月板的保存方法有多种，研究表明，保存的方法不同可能导致不同的临床结果。资料报道的半月板保存方法有 4 种：

（1）低温冰冻半月板。低温冰冻半月板和冷冻干燥半月板中是没有活细胞的。

（2）深低温保存半月板。据研究，深低温保存的半月板，术前冻融后，其中有10%～30% 的半月板纤维软骨细胞是活的。

（3）冷冻干燥半月板。使用冷冻干燥半月板的优点是供体半月板易于转运和保存，但缺点却是致命的，即移植后半月板的尺寸会回缩变小，从而非常容易继发移植半月板的撕裂，导致手术失败。所以现在已经很少使用了。但冷冻干燥的半月板在用 γ 射线消毒方面有其特殊的优越性，因此，冷冻干燥的半月板可能在今后的临床实践中还不会彻底消失。

（4）新鲜半月板。新鲜半月板的供体确认后，要在半月板缺血发生之前取材，从供体半月板停止接受正常生理血供到取材不能超过 12h；所取的新鲜半月板放在培养基中在 41℃无菌保存或放到 37℃培养箱无菌培养的时间也不能超过 14 天。因此，在发现、取材、运输、尺寸匹配和防止传染性疾病的传播方面，使用新鲜半月板都会带来很大的困难。所以，现在新鲜半月板移植已经让位于使用组织库中的库存半月板。

目前，低温冰冻半月板和深低温保存的半月板用得最多，尤其是深低温保存的半月板，虽然还不能说深低温保存一定比冰冻保存好，但是所有用深低温保存的半月板移植物的临床效果都比较满意，不像用冰冻保存的半月板移植，临床失败率很高。使用深低温保存的异体半月板进行半月板移植的疗效比较稳定的原因，可能与半月板移植物中保存一定数量的活的纤维软骨细胞对移植后的半月板的血管长入、宿主细胞长入和再塑形有一定的帮助有关。当然也应该注意，一份来自意大利的对 50 只山羊的半月板移植的研究结果发现，使用冰冻半月板和使用深低温保存的半月板的结果，无论在组织形态学上还是从生物力学特性上都没有差异。

六、新一代半月板移植技术的考虑

从半月板移植的 10 年以内的临床效果来评估半月板移植的成功率和效果当然是令人鼓舞的，但在对 10 年以上的临床效果的评估中暴露出了一些潜在的问题。20% ～ 30% 的内侧半月板移植和 15% ～ 50% 的外侧半月板移植在 10 年以上的随访中是失败的。从患者膝关节的症状、体征、X 线平片、MRI、Lysholm 评分、Tegner 评分、关节镜再探查等综合判断的总的移植失败率是 55%。在 10 年以上的随访中发现，多数患者的关节间隙都有了进一步狭窄，骨性关节炎都有了进一步加重。

这些结果预示着在半月板移植的现有技术中可能还有值得人们进一步改进的方面，只有解决了这些技术方面可能存在的缺陷，才能推动半月板移植技术的进一步发展，并使得半月板移植有更好的长期随访效果。

（一）更准确的半月板移植术中的前、后角骨道定位

对内、外侧半月板前、后角的具体解剖位置进行详细的定位，这样就可以在半月板移植中将半月板前、后角的位置定位得更准确。目前常规的半月板移植技术一般都来自欧美，对半月板移植中前、后角位置的定位没有统一的做法，将内侧半月板前、后角位置定在内侧胫骨平台表面的情况比较普遍。将外侧半月板前、后角位置定位在外侧髁间棘前后端的做法更是常见。在新一代半月板移植技术中希望能够解决半月板前、后角止点的解剖定位。

（二）更符合解剖学的重建半月板的周围连接

半月板周围连接的 7 个结构包括前、后角止点的连接，关节囊连接，半月板胫骨韧带的连接，半月板腘肌纤维束连接（或半月板胫骨冠状韧带连接），半月板腓骨韧带连接，Wrisberg 韧带连接和 Hμmphrey 韧带连接等。在手术中如果前次手术中原来半月板的边缘（或周围连接）已经被术者清理掉，如果不考虑对半月板的周围连接进行解剖重建，只是简单地将半月板缝合在关节囊上，而没有重建半月板胫骨韧带，其结果就像文献上所报告的那样，在半月板移植术后的 MRI 随访中，会发现半月板的外凸征。

半月板移植后，如果发生了外凸现象，将会导致半月板的受力改变和轻度松弛，短期是不会有大的问题的，但移植长时间后，就会导致半月板的再撕裂，最终导致半月板移植的长期随访的成功率下降。

（三）更准确的半月板尺寸匹配

要提高半月板移植的成功率，特别是远期成功率，实现供体和受体半月板尺寸匹配非常重要。如果将一个供体很小的半月板移植到一个很大的受体膝关节，将会导致被移植半月板在膝关节屈伸引起的半月板矛盾运动中所承受的张力过大，从而导致半月板撕裂。反之，如果将一个大的供体半月板移植给一个小的受体膝关节，也会导致同样的结果。

在半月板移植中，最重要的半月板尺寸匹配要考虑到两个指标：半月板的长度（前后径）和半月板的宽度（左右径）。在新一代半月板移植技术中要求更准确地匹配半月板的长度和宽度，要求考虑以下 3 个因素：①受体被切除半月板的边缘是否保留完整，如果保留完整，就应该在修整半月板时将半月板残边所占空间留出来，如果半月板残边没有保留，就要考虑使用特殊取材的半月板移植物；②内侧半月板的前、后角止点往往要从内侧平台跨越到内侧髁间棘的外侧 5 ～ 8mm，如果只是测量到内侧髁间棘，所匹配的供体半月板的宽度就会比实际须要的半月板宽度小；③外侧半月板宽度往往从外侧平台延伸到外侧髁间棘外侧 4 ～ 6mm。以外侧髁间棘作为参照也容易将供体半月板的宽度匹配得偏小。

（四）更精确的影像学测量

无论是 CT、X 线平片和 MRI，在半月板匹配测量上都有其局限性。新一代半月板移植技术在影像学测量中应注意以下几个方面：①在测量内、外侧半月板宽度时以内、外侧髁间棘作为参照的同时，对测量结果再进行进一步的校正，考虑到内侧半月板前、后角止点在内侧髁间棘内侧，而外侧半月板前、后角止点在外侧髁间棘外侧的解剖特点。②有条件的医院应该在 PACS 系统进行影像学测量，没有 PACS 系统的应该准确地在测量中排除放大或缩小比例对测量结果的影响。③使用特殊序列对受体的 CT 和 MRI 的胫骨平台及半月板区进行扫描。常规扫描的每一层厚度太厚，往往会将须要测量的扫描层面漏掉，或导致所测量的扫描层面不是最理想的层面，用更薄的扫描层设置就可以避免测量误差。④建议对供体半月板尺寸进行 4 组数据的匹配。其中第 1 组数据应该是 X 线平片测量结果，第 2 组是 CT 测量结果，第 3 组是 MRI 测量结果，第四组是术者和助手根据组织库中半月板尺寸和上述 3 组测量结果最后决定的半月板长度和宽度。这样才能将半月板尺寸匹配得更准确。⑤新一代半月板移植技术应该将半月板移植分为两类，并将同种异体半月板移植物的提供方式也分为两类：一类是受体被切半月板的边缘是完整的，即保留了较完整的残留半月板边缘；另一类是受体被切半月板边缘有缺陷或完全被切除了，即不完整残留边缘的半月板移植。以内侧半月板为例，对于完整残留边缘的半月板移植，使用目前的常规同种异体半月板移植物即可。

而对于不完整残留边缘的半月板移植应该使用新的半月板移植物，其特点是在同种异体半月板移植物的生产过程中将半月板胫骨韧带给予了保留，以便在移植中通过额外的辅助切口重建必要的半月板胫骨韧带，使得移植后的半月板周围连接接近正常。

我们相信通过严格掌握手术适应证，不断改进手术技术，同种异体半月板移植的临床效果会不断提高。

第八章　骨肿瘤技术

第一节　骨肿瘤活检技术

骨与软组织肿瘤是严重危害人类健康及生命的疾病，早期发现、正确诊断、及时治疗对预后均有重要的影响。随着检查手段及方法的不断提高，使诊断的正确率逐渐提高，但仍有很大一部分肿瘤不具备典型的影像学特点，诊断困难。正确的诊断须要临床、影像及病理三结合，其中病理诊断对治疗方案的选择起着关键作用。活检是获取病理诊断的主要途径。

目前恶性肿瘤的保肢治疗已成为主要趋势，这就要求活检时对取材途径、方法有更严格的要求。不正确的活检，往往因取材时造成肿瘤对局部重要结构（如血管、神经束）的污染，或进入无瘤解剖间室，使肿瘤无法彻底切除而导致治疗失败。因此，掌握骨与软组织肿瘤活检的适应证、术前充分的准备、选择恰当的活检方法和严格的术中操作对于提高活检准确率、减少并发症的发生具有重要作用。

一、适应证和禁忌证

（一）活检的适应证

临床表现和影像学资料均支持的侵袭性良性肿瘤、恶性肿瘤或不能明确诊断的病变。

（二）活检的禁忌证

无绝对禁忌证，严重出血体质、没有安全活检穿刺通道为相对禁忌证。

二、常用活检方法

常用的活检方法有：闭合活检（细针抽吸活检、取芯活检）及切开活检。细针抽吸活检适合于细胞成分丰富的肿瘤、骨髓肿瘤和转移瘤，多用于软组织肿瘤活检；而取芯活检适合于实质性肿瘤，尤其是含纤维、骨或软骨的肿瘤，能取到较多的组织，为原发性骨肿瘤首选活检方法。

1. 闭合活检

（1）优点

①采用局部麻醉，简便，安全迅速；②创伤小，最小限度地损伤肿瘤和周围组织，减少扩散和污染；③无须考虑切口愈合的问题，可早期进行放疗；④可在门诊进行，费用低。

（2）主要不足

①切取的肿瘤组织少或可能取到坏死区组织导致诊断困难；②阳性结果有意义，阴性结果不能排除恶性肿瘤；③不能在直视下进行，通常须要在 B 超或 CT 引导下进行。

2. 切开活检

切开活检仍然是大多数肿瘤中心应用的方法，即使做得非常合理，但是仍然有相对较高的并发症发生率。切开活检获取的组织标本量大，其诊断准确率达 96%。但由于切开活检破坏了肿瘤原有的屏障、反应带和软组织间室，并且其所引起的血肿使肿瘤污染正常组织的范围扩大，这会给正式的肿瘤切除术带来很大困难，易引起肿瘤的局部复发。深部肿瘤切开活检更为复杂，靠近血管、神经肿瘤的切开活检有损伤血管和神经的可能。因此，应优先考虑闭合活检。如闭合活检未能获得明确的诊断或诊断与临床表现和影像学不符时再行切开活检。无论是闭合活检还是切开活检都必须在能做根治手术的医院进行，切忌盲目活检。

三、术前准备

1. 完善临床、实验室、影像学检查

术前充分的辅助检查不仅有助于活检切口的选择、使病理诊断更加准确，更重要的是避免了术后组织改变对影像学研究的干扰。

2. 根据临床检查和影像学资料确定病变范围及有无跳跃灶

选择合适的活检方法和活检路径。

（1）在活检路径的选择上要遵循以下原则。

①原发肿瘤要考虑后期的保肢和重建，活检针道尽可能离最终手术的切口近，并能够在最终手术时连同肿瘤组织一并整块切除。

②活检针道不要穿越无瘤的解剖间室、关节和神经血管束。

③青少年行活检时，针道不要穿越骨骺。

④如为多发病灶，则选择容易到达的部位进行活检。

（2）常规解剖部位活检路径。

①肩部：由于腋神经从后绕向前方，故肱骨近端的肿瘤活检途径选择三角肌前 1/3 部分。在扩大切除时要切除胸大肌，如此将会影响肢体功能重建，并且该途径容易污染血管神经束，故要避免选择从三角肌胸大肌间隙入路。

②前臂：尺桡骨骨间膜是肿瘤的天然屏障，活检时要避免穿过骨间膜。尺骨最好经皮下直接进入骨内，特殊情况可经尺侧腕屈肌或尺侧腕伸肌。

③骨盆：活检途径避免穿越臀大肌和股直肌，转移瘤则选择离肿瘤最近的部位入路。

④大腿：股直肌要避免穿越，如肿瘤靠近内侧血管，活检从内侧进入，如股外侧肌受累而肿瘤远离血管则从外侧进入。在大腿远端活检要避免进入膝关节内。

⑤小腿：胫腓骨的骨间膜是天然的屏障，胫骨位于皮下，可经皮下或经胫前肌入路。

（3）困难的解剖部位。

①手和足：因手掌和足底神经分布多，对疼痛敏感，因此要避免穿入手掌和足底。

②肋骨：由于其表面突出、可供操作的范围有限并与肺脏相邻，选择切线入路可最大限度地避免气胸。

③脊柱：选择椎弓根入路或肋椎关节入路。

3. 选择合适的麻醉方法

闭合活检一般采用局麻；如患者为儿童或不能配合者可采用全麻的方法；在疼痛较敏感的部位如手、足部位的肿瘤活检，可选用神经阻滞麻醉，以减轻疼痛。

4. 联系相关科室人员，并准备相关器械

通知影像诊断科、病理科和微生物培养室，如须全麻则通知麻醉科。准备好 CT、B 超等设备和活检器械。

四、活检注意事项

1. 切开活检最好在手术室全麻下操作，并保证在无菌条件下取出足够的标本。冰冻切片应保证有足够数量和质量的病理组织，如仍无法诊断，则须再次活检。

2. 尽量避免在放疗过的皮肤上做活检的切口，并且要选择尽可能短的纵行切口，避免使用横切口，因为以后它们很难甚至不能与病灶整块切除。建议活检最好由后期做手术的医师亲自进行。

3. 如使用止血带，在充气前可抬高肢体，但不应压迫驱血。

4. 应注意尽可能减少组织污染，应在单一肌肉间室内行深部切开，而不应污染肌间隔，同时注意避开主要血管、神经结构。

5. 一般认为，原发于骨内的恶性肿瘤的软组织浸润部分表现出肿瘤的最高恶性度，而髓腔内肿瘤部分则趋于分化，从而有利于探索其组织来源。因此，在取材时应尽量取到这

两部分。

6. 便携式 X 光机可协助活检定位。

7. 在肢端操作时要避免骨折。如果一定要在骨皮质上钻洞，应做成圆形或椭圆形，以减少应力集中，避免骨折的发生，骨折使保肢手术丧失机会。

8. 肿瘤附近不要使用深部拉钩，以免肿瘤细胞扩散。

9. 血肿、伤口裂开、感染可造成肿瘤细胞扩散，影响肿瘤切除，所以活检止血应彻底。骨质缺损用吸收性明胶海绵、骨蜡、骨水泥等填塞，以减少出血。加压有助于缝合前的血凝块形成。

10. 活检出血应采取引流而不是用弹性绷带包扎，其留置方向应与切口线保持一致，以便于活检通道以后能与肿瘤组织一起整块切除。

11. 切口应分层紧密缝合，而不能全层张力缝合。缝线会穿过皮肤，所以活检切口及缝线眼在后期手术中应全部切除。

12. 应该在肿瘤生长的边缘区取到足够的组织，并且应注意要取到有代表意义的肿瘤组织，这样病理医师不仅可以进行常规的检查，而且可以做一些更复杂的检查，如电镜、流式细胞仪和免疫组化等。

13. 穿刺活检须在肿瘤内多方向多点取材，获取足够的标本，为病理诊断提供方便。

14. 应用必要的影像设备实时监测穿刺活检进针方向、深度、位置，可以提高取材准确性，对避免穿刺过深、方向偏斜可能造成的不良损害有重要意义。

15. 如为炎症病变，要及时进行微生物学检查。

16. 如果使用了止血带，在缝合之前应仔细止血，因为血肿内也可能存在肿瘤细胞。

五、术后处理

术后处理主要是防范并发症，主要包括以下内容。

1. 活检部位适当加压包扎，避免血肿形成。

2. 观察有无麻醉并发症和活检区域血管神经损伤。

3. 观察伤口有无大的血肿形成、感染和愈合情况。

4. 术后肢体须固定或使用拐杖以避免病理性骨折。

第二节　肿瘤型人工关节置换术

对肢体恶性骨肿瘤患者的治疗，因为有效的化疗和重建技术的发展，保肢手术已经成为一种规范化的治疗手段。新辅助化疗的开展为保肢治疗创造了条件，术前化疗是保肢手术的前提。术前化疗能使肿瘤分界明显，血管减少，坏死增加等。并且，肿瘤型人工关节置换术已经成为最常采用的骨缺损替代手段。

一、概论

（一）保肢手术的适应证

1. Enneking 分期 Ⅱ A，对化疗反应好的 Ⅱ B 期恶性骨肿瘤。

2. 全身情况及局部软组织条件允许，可以达到广泛切除的目的。

3. 主要神经、血管未受累。

4. 保肢术后功能上不能低于截肢术后安装的假肢。

5. 手术医师具备丰富的经验，熟悉骨肿瘤外科分期及切除原则。

6. 无转移病灶或转移灶可以治愈。

对肿瘤进行手术的第 1 个目的是避免局部复发，因为局部复发可最终导致死亡，第 2 个目的是尽可能多地保留功能。

（二）保肢手术的禁忌证

1. 有明显神经、血管累及的巨大肿瘤。

2. 有病理性骨折伴有多组织间室污染的肿瘤。

3. 肢体远端部位的肿瘤。

（三）术前评估

为了确定患者是否适合保肢治疗，精确的术前评估和肿瘤分期是必要的。对原发恶性骨肿瘤，一定要有高质量的影像学资料。X 线平片可以提供有关肿瘤组织学特征的最多信息，并允许对其进行合理的鉴别诊断。如果肿瘤表现为恶性的，从 MRI 上可以准确地看出肿瘤累及的范围。CT 对骨质破坏的程度判断更为准确。根据这些影像学表现，外科医师决定什么组织应该切除、什么组织应该保留，并以此来判断患者进行保肢治疗的合理性。关于从 MRI 上见到的肿瘤周围水肿的意义目前仍存在争论，根据外科医师的观点，这些水肿代表了肿瘤周围的反应区，如果要进行广泛切除，这些水肿区都要被切除。对任何具有恶性表现的肿瘤，寻找全身转移灶是必要的，这包括胸部 X 线平片和 CT，还应行骨扫描以了解其他骨的情况。

通过活检完成肿瘤的分级过程，活检是术前评估的重要方法，活检的根本目的是获得存活组织样本，以利于做出病理诊断。有多种不同的活检方法，一种是闭式技术，如针吸或核心活检；一种是开放技术。如果通过开放技术做活检，应该是切开活检而不是切除活检，这样可以污染较少组织。由于活检路径将受到肿瘤细胞污染，因此活检路径应读取手术时容易和大体标本一起切除的位置。如果活检路径通过多个解剖间室，污染了重要的神经、血管、肌腱、关节腔，或导致感染、血肿等，将明显危及患者的安全。对一些患者，不恰当的活检将失去保肢机会。

（四）切除原则

由于化疗可以缩小肿瘤的外科边界，因而可在此基础上实施广泛切除，即最佳边界切除，这样既保留了一个有功能的肢体，又可达到局部根治的目的。保肢手术最基础的要求是肿瘤大块切除，原则上是在肿瘤所有方向上都保留一层正常组织，这种切除一般属于广泛切除，有时也可行边缘切除，特别是在肿瘤与神经、血管之间时。为避免肿瘤组织遗留和术中扩散，原则上切除的组织应包括肿瘤和周围正常软组织，以及活检切口周围的软组织。即在正常组织内手术，避免手术器械直接接触肿瘤。骨的截除水平应距骨肿瘤两端3～5cm，此水平可根据X线平片、CT、MRI扫描片确定。肿瘤周围应保留约1cm厚的肌层，才能保证局部根治性切除。骨肉瘤一般位于关节附近，有时关节腔内可有反应性积液，但肿瘤并未侵入关节可采用经关节内切除。如术前已明确肿瘤侵入关节，则应采用经关节处切除。

二、肿瘤型肱骨上段假体置换术或全肱骨置换术

成人肱骨上段是恶性骨肿瘤最好发的部位之一，也是成骨肉瘤的第三好发部位。约90%的肱骨上端恶性肿瘤可以施行保肢术，用假体重建肱骨上段的骨缺损，对肱骨上段巨大肿瘤，可采用Tikhoff-Linberg切除术或其改良术治疗，切除部分肩胛骨、锁骨、肱骨上段和所有起止于病变骨上的肌肉。术前必须确定恶性肿瘤尚未累及神经血管束和胸壁。所有成骨肉瘤或尤因肉瘤患者术前均行2个循环的规范化疗。

（一）术前准备

常用的检查有X线平片、CT、MRI、骨扫描。用CT检查骨皮质的变化，辅助MRI检查胸壁、锁骨和腋窝的情况。用MRI检查骨肉瘤的范围，确定骨的切除长度。骨扫描确定有无骨转移及对化疗的反应。

（二）适应证

肱骨上段切除重建术适用于肱骨上段和肩胛带的高度恶性骨肉瘤、部分低度恶性骨肿瘤以及累及肱骨的某些软组织肉瘤。对上述肉瘤能否实施保肢术取决于肉瘤的部位和自然病史。

（三）禁忌证

恶性肿瘤累及神经血管束或广泛累及邻近胸壁是保肢术的绝对禁忌证。少量胸壁受到

累及、不正确的活检或者病理骨折的血肿使肿瘤污染手术区域、局部有感染史或淋巴转移是保肢术的相对禁忌证。

（四）假体设计

可使用订制性或组配式肱骨近端假体。假体的直径根据影像学数据确定，假体柄直径根据患者肱骨髓腔粗细来确定，假体的长度比切除骨的长度稍短。全肱骨假体为肱骨上段假体和肘关节假体的组合。

（五）手术方法

手术切口采用标准的 Henry 切口，自肩峰至喙突，经肩前胸大肌、三角肌间隙入路，根据肿瘤累及肱骨的范围，切除或保留三角肌止点，广泛切除肿瘤。肱骨上段可经肩关节内切除（Malawer Ⅰ型）术和经肩关节外切除（Malawer Ⅴ型）术的重建。如果肱骨上端肿瘤连同部分肩胛骨一并切除，则将肱骨假体固定于锁骨或残存肩胛骨上。全肱骨假体切口将 Henry 切口向下后外延伸至肘关节后方，沿尺骨鹰嘴下行。

（六）操作步骤

肱骨上段假体置换重建术有 2 个步骤：首先，在残存的肱骨下段上固定假体，确保肩关节的稳定；其次，肱骨头复位后重建外展肌附着，用软组织完全覆盖假体，争取术后患肢的功能良好。

Malawer Ⅳ型切除（典型 Tikhoff-Linberg 手术）适用于肩胛骨的恶性肿瘤，累及肩袖、关节盂或盂肱关节；肩胛骨或关节周围的软组织肉瘤。要求完整切除肩胛骨肿瘤，包括切断所有起于肩胛骨和止于肱骨上段的肌肉，并且关节外切除盂肱关节。

前方切口起自锁骨的中内 1/3 交界处，沿锁骨至喙突，再弧形沿胸大肌三角肌间沟，顺肱二头肌的内侧缘下行。后方切口起自锁骨的中点，跨过肩胛冈至肩胛骨的外侧缘，至肩胛下角后弧形向内。切断部分三角肌在锁骨外侧起点，切断胸大肌在肱骨止点，于喙突切断肱二头肌短头、喙肱肌和胸小肌肌腱，将臂丛和腋血管推向内侧予以保护。锁骨中外 1/3 处横断锁骨，注意保护锁骨下血管。于肩胛冈切断斜方肌止点并向上翻开，从肩胛骨内缘切断斜方肌、菱形肌，在其内角切断肩胛提肌和肩胛舌骨肌，肩胛骨外侧切断三角肌后部起点，切断大圆肌和背阔肌，肿瘤外正常肌肉内切断肱三头肌。肩胛骨的深面切断肩胛下肌。根据肱骨受侵的范围于其下 3 ～ 5cm 处横断肱骨，将肩胛带完整离体。肱骨残端可直接悬吊于锁骨断端，也可使用带腓骨头的腓骨上端或进行假体置换后悬吊于锁骨断端。术后三角巾悬挂上肢 4 ～ 6 周。

如果存在足够的肌肉覆盖，亦可考虑进行肱骨上段假体连同肩胛骨假体同时置换手术，术后可保留较好的肩关节外形。术后肩关节的外展和上举功能较差，但可保留良好的肘、腕和手的功能。

（七）注意事项

1. 术前穿刺活检，经三角肌前部入路，禁忌经过胸大肌间隙做活检，因为后者会使肉瘤细胞播散到三角肌胸肌筋膜、肩胛下肌和胸大肌，严重影响肉瘤的局部扩大切除。

2. 为了确保安全地切除肉瘤，手术应该首先经前切口切开胸大肌，探查腋部和肱骨上部的神经血管束，最后一次判断肉瘤能否扩大切除。如果保肢术不能扩大切除肉瘤，则改做肩胛带截肢术。

3. 根据术前CT和MRI的检查结果决定肱骨切除的长度。在肉瘤远侧边缘以远 3～5cm 截断肱骨。测量切下来的肱骨长度，选择比它短 2～4cm 的假体。假体稍短，利于软组织覆盖及闭合伤口。

4. 切除标本之后，肿瘤四周表面应有大量软组织覆盖。

5. 肱骨肿瘤切除后必须重建骨缺损，确保肩部的稳定，维持上肢的长度，为肘部活动提供必要的支点。

6. 用肱骨上段的组合式假体或订制型假体重建肱骨缺损。用人工假体置换以及软组织重建以后，患肢的功能良好。

7. 手术的关键是要做到肩关节的稳定以及用软组织将人工假体完全覆盖。

8. 术中注意修复肩关节囊及外展肌的附着点，术后常规悬吊上臂 3 周以上，防止肩关节下沉。

9. 由于肱骨上端肿瘤切除、人工假体置换术后，肩部三角肌及外展肌群萎缩，肩部有不同程度的下沉，因此肱骨假体可处于半脱位状态，但不影响前臂及手的功能。

10. 因为上肢无须负重，所以假体折断的发生率很小；但上肢的旋转运动较多，出现松动的概率较多。

（八）术后功能评估

术后 3 个月第一次复查并进行第一次功能评价，以术后 1 年的肩关节功能作为最终功能结果。采用 MSTS 功能评分系统评价肩关节功能。假体重建后的肩关节功能依赖于保留肌肉的多少，包括肱二头肌及三角肌等。肱二头肌腱切除后术中要进行重建，在保证广泛切除的原则下，尽量保留三角肌。肱骨近端切除范围在三角肌止点以近的功能较好，反之切除范围较长的病例，功能较差。

三、肿瘤型人工肘关节置换术

肘部骨肿瘤约占全身骨肿瘤发病率的 1%，其中淋巴瘤是最常见的恶性肿瘤，骨样骨瘤是最常见的良性肿瘤。以往治疗肘部恶性肿瘤多须截肢，造成肢体残缺，功能丧失。随着放、化疗技术的发展，局部切除肿瘤，保留上肢已成为可能。但由于肘部重要的解剖结构，局部切除后会导致肘、腕、手部关节不稳定及功能丧失，故术后须重建肘关节，以恢复其功能及稳定性。根据 Mayo 肘关节功能评分系统评估患者的术后功能，该评分系统基于主观、客观以及功能特点而制定。

（一）假体设计

多使用订制型铰链式人工肘关节。肱骨假体为骨水泥固定形，远端保留了肱骨内、外髁。由于尺骨髓腔较细，不易灌进骨水泥，因而尺骨髓腔内的假体柄为螺纹式旋入髓腔内，可以防止后期假体松动。为了加强置入物的稳定性，在与近端尺骨及远端肱骨接触的置入物表面喷上了 Ti 涂层或表面制成颗粒状。

（二）操作步骤

对于肱骨远端的肿瘤，行肘关节后正中切口，手术将肱三头肌止点剥离后与尺骨骨膜或深筋膜延续不切断。手术切除肿瘤后，应尽量修复前臂屈伸及旋前、旋后肌群的起止点。假体安装相对比较简单。固定肱骨远端的假体柄可使用骨水泥。对于尺骨近端的假体，安装肱骨侧假体时，锯掉肱骨远端髁间窝，保留肱骨内、外髁，并将假体嵌入髁间窝部位。

选择全肘关节成形术为重建方法时，假体及患肢必须满足一定的条件。假体应该保证前臂及手能稳定活动，能代替骨缺损的长度，力学强度上能经得起日常使用。此外，假体必须从技术上容易安装，并且能保证固定牢靠。在病例的选择方面，全肘关节成形术仅适用于那些血管、神经束未受侵犯、前臂及手有功能的患者，而对于可能治愈性切除肿瘤的患者，如果须要牺牲肿瘤切缘来固定置入物，则不能选用全肘关节成形术。对于肿瘤广泛转移，预后较差的患者，可以根据须要选用肿瘤切除术、假体置换术、化疗或放疗，尽量避免使用截肢术，以保留手及前臂的功能。

（三）注意事项

1.遵循恶性肿瘤广泛切除的原则，否则易导致肿瘤局部复发。

2.肿瘤切除后局部要有充分的软组织覆盖，以免切口出现问题，导致假体置换术失败。

3.对于肱骨远端的肿瘤，手术切除肿瘤后，尽量修复前臂屈伸及旋前、旋后肌群的起止点。

4.由于尺骨髓腔较细，不易灌注骨水泥，故将尺骨髓腔内的假体柄设计成螺纹式，旋入髓腔内，防止假体旋转及松动。

5.对于尺骨近端的肿瘤，一定要保留肱骨内外髁。安装肱骨远端假体时，将肱骨远端髁间窝锯掉，将假体嵌入髁间窝部位。这样既保留了肌肉的起止点，又能防止假体旋转。

6. 由于尺骨弯曲度较大，设计尺骨假体的柄部不能太长，否则安装时容易穿出骨外。

四、股骨上段肿瘤切除人工假体重建术

传统上对多数股骨上段和股骨中段的骨的原发性肉瘤、转移性肿瘤施行截肢术。随着外科技术、重建材料及辅助性放化疗的进展，约 85% 的患者可以接受保肢手术，即股骨上段肿瘤切除重建术。它不仅能通过手术重建肢体，而且还能满足广泛切除肿瘤的边缘要求。股骨上段和股骨中段是骨原发肉瘤的好发部位，大约 16% 的尤因肉瘤、13% 的软骨肉瘤和 10% 的成骨肉瘤发生在该部位。另外，骨转移性肿瘤也常见于股骨上段。

（一）适应证

股骨上段切除重建术适用于股骨近端至骨干部的恶性骨肿瘤。

1. 骨原发恶性肿瘤生长引起大量骨质破坏向下超过小粗隆。

2. 股骨上段的转移瘤。

3. 部分股骨上段良性肿瘤可以采取切除股骨头和颈，用长柄双极假体重建。

（二）禁忌证

下列情况是保肢术的禁忌证，应该考虑行截肢术。

1. 肿瘤巨大。

2. 放化疗后，肿瘤仍继续生长。

（三）术前准备

全面的影像检查包括 X 线平片、CT、MRI 和核素扫描。CT 和 X 线平片用于检查骨质破坏的范围；MRI 用于检查肿瘤在骨髓内的范围和骨外成分的范围；骨扫描对检查骨转移瘤十分必要，有效的化疗后，血池期和血流期的核素摄取减少。

通过体检和影像学检查，必须确定：①骨切除的范围；②软组织切除的范围和重建的可能性；③肿瘤与股神经、股血管和坐骨神经的关系。

（四）假体设计

始用于 20 世纪 80 年代的组装式假体使假体重建发生了一场革命。这种可调换假体的部件包括关节部、体部和各种长度、直径的柄部。设计特点包括：在假体的皮质外部有大面积多孔表面利于骨和软组织固定，假体上的金属袢便于肌肉附着。组装式假体使术者在术中根据骨缺损的数量，选择大小最合适的假体进行重建。组装式假体的标准化大大降低

了制作成本，能够实行质量控制技术，而订制型假体做不到这一点。

（五）手术方法

对于股骨上段恶性肿瘤切除人工关节假体重建，一般采用侧卧位，髋后外侧入路，这个切口能暴露股骨近端1/3。如果实施全股骨切除，切口远端将延伸至髌韧带与胫骨结节的前外侧。纵向劈开阔筋膜张肌，显露大粗隆，沿肿物周围正常组织分离切除，关节脱位后，根据术前判断截骨平面截断骨干，完整切除肿瘤，后行假体置入，常规行臀中肌重建。

术前根据 X 线平片估计骨骼切除的大小并订做假体。订制假体的缺点是单独根据影像检查方法很难准确判断切除骨的实际长度和粗细，无论是低估肿瘤范围还是术前计算出现错误所引起的任何偏差均会影响重建术。在肿瘤切除后安装假体时，要注意假体长度，宁可假体短1cm，一定注意不能长，否则会影响患者行走。假体的固定方式可以行水泥型或生物型固定。

（六）术后处理

术后为了防止患肢水肿和假体脱位，穿矫形鞋并置患肢外展中立位6周。术后第2天开始股四头肌练习。术后持续负压引流3～5d，防止伤口中积液。手术前后经静脉使用抗生素1～2周。术后患者下地活动时间应根据软组织切除范围和重建的情况而定，一般术后4～6周开始部分负重，在下地活动前主动练习髋部肌肉。对于髋关节，外展功能的重建对于术后功能十分重要，双动头关节置换与全髋关节置换对于术后功能影响差异无显著性。对于股骨近端复合假体术后功能较单纯假体有着更好的术后功能。

五、膝部恶性骨肿瘤切除后肿瘤型人工关节重建

随着外科分期的建立、重建技术的发展及有效的化疗技术的进展，在四肢恶性骨肿瘤的治疗上，保肢术已经成为规范的手术方法。保肢术的主要目的是对原发肿瘤进行恰当的局部控制，但保肢性的切除必须确保局部复发率不比截肢高，并且可以产生良好的功能结果。在肢体恶性骨肿瘤切除后的重建方法中，肿瘤型人工假体置换具有最好的功能结果。

（一）操作步骤

1.股骨下段肿瘤切除假体重建可采用膝关节内侧或外侧切口，多数情况下采用膝关节内侧弧形切口，沿股内侧肌与缝匠肌之间的间隙进入，在正常股直肌内切除肿瘤前方，沿股骨中段肿瘤外正常组织内分离，注意保护股动静脉，将肿瘤与周围正常肌肉一并切除；如须截除较长的股骨远端，可采用外侧切口，将髌骨及骨外侧肌内翻，显露股骨中、下段。切断内外侧副韧带、交叉韧带及半月板，膝关节脱位；牵拉股骨，切断股骨后方附着

的肌肉，向上分离股骨干，同样根据术前确定截骨平面截断骨干，后置入股骨下段假体及胫骨平台。

2.胫骨上段保肢手术方法常采用膝关节内侧切口，沿股内侧肌下缘进入股骨，切开关节囊，切开胫骨结节内侧骨膜，保持髌韧带与下方筋膜的连续性，将髌骨连同髌腱一同翻向外侧，切断内外侧副韧带、交叉韧带及半月板，膝关节脱位；分离胫骨上段肿瘤，将肿瘤及周围正常组织一并切除；根据术前制定范围截断胫骨，保留股骨髁安装股骨侧假体，安装胫骨上段假体，复位。如须进行内侧腓肠肌移位覆盖假体，则将切口弧形向内下方延伸至内侧腓肠肌的肌 - 腱接合部位，中线切开内外侧腓肠肌的结合，将内侧腓肠肌向上翻转覆盖假体。

（二）固定方式

目前尚无法比较水泥固定与生物固定哪种方法更好。文献报道水泥型假体的随访结果很好，同时生物固定结果也令人满意。水泥型假体的无菌性松动发生率近年来有所下降，旋转铰链式假体在骨 - 假体或水泥 - 假体界面的应力明显低于单纯铰链式设计。此外，将假体与骨连接出假体领部设计为 HA 喷涂能有效降低无菌性松动的发生率。

（三）术后处理

术后持续负压引流 3 ～ 5d，防止伤口积液。手术前后经静脉使用抗生素 1 ～ 2 周。对于股骨远端的假体置换，术后第 5 天开始股四头肌练习。术后 1 周开始主动活动关节，练习股四头肌，2 周后开始扶拐下地行走。而对于胫骨近端的假体置换，由于髌韧带的重建，术后功能锻炼应延迟至 3 周后。术后患者下地活动时间应根据软组织切除范围和重建的情况，一般术后 4 ～ 6 周开始部分负重。保肢手术后功能由肿瘤的大小、切除的范围、重建的外科技术、假体的设计、康复锻炼的效果、患者的主观能动性和配合程度等多方面决定。

六、肿瘤型人工关节的生存

影响假体生存的因素包括肿瘤部位、截骨百分比、性别、年龄、假体柄直径和重建方式等因素。人工假体的 5 年生存率为 65% ～ 99%，肱骨上段假体的生存率最高，可达98% ～ 99%。股骨上段假体 5 年生存率为 63% ～ 90%。该部位复合假体重建的假体完好率明显高于单纯人工假体重建的完好率，复合假体 10 年完好率为 77% ～ 84%，而单纯假体 10 年生存率为 65%。股骨下段假体的 5 年生存率为 88% ～ 93%，胫骨上段假体的 5 年生存率是 54% ～ 60%。胫骨上段假体是下肢 3 种肿瘤常见部位中人工关节生存率最低的部位，这与该部位周围肌肉及软组织覆盖少有关，因此其假体稳定性较股骨上段和股骨下段差，并且因其软组织覆盖困难而导致假体并发症发生率高。

七、肿瘤型人工关节置换的并发症

肿瘤型人工关节已在临床上广泛应用并取得了较好的效果，但也存在一系列问题。不同部位假体并发症的发生率略有不同，肱骨上段假体的并发症最少，有时可见假体的半脱位。股骨上段肿瘤型假体最常见的并发症为脱位、松动和聚乙烯衬垫磨损（主要为髋臼侧）。而该部位的人工假体异体骨复合物重建并发症主要是异体骨感染和移植骨不愈合。股骨下段肿瘤型假体和胫骨上段假体最常见的并发症是感染和无菌性松动，感染发生率为5.4% ～ 18%，无菌性松动发生率为4% ～ 26%。此外，假体还可发生折断、脱位等并发症，股骨下段和胫骨上段假体折断率为3% ～ 10%。

第三节　恶性软组织肿瘤的治疗技术

一、总论

软组织是指身体骨外的非上皮性结缔组织，其主要作用是连接、支持、包绕各解剖结构。软组织位于表皮至实质脏器之间，它包括运动器官（肌肉及肌腱）及各种支持组织结构，如纤维组织、脂肪组织、滑膜组织以及滋养这些结构的脉管组织。但是网状内皮组织及神经胶质并不包括在软组织中。软组织肿瘤是指组织发生于上述软组织概念中的各器官、组织中，并且是位于软组织中的肿瘤。软组织肉瘤则指发生于软组织中具有相类似的病理学表现、临床征象及生物学行为的各种结缔组织及周围神经组织的恶性肿瘤。

（一）流行病学

软组织肉瘤可起源于任何一种骨外软组织（纤维组织、脂肪、脉管组织、滑膜、肌肉），其发病部位以四肢最为多见，约占全部病例的60%（下肢45%，上肢15%），另外腹膜后占15%，头颈部占10%，其余发生于腹壁、胸壁等部位。软组织肉瘤发病的高峰年龄约为50岁，半数以上的患者超过65岁。软组织肉瘤发病率为2/100 000 ～ 3/100 000，占成人恶性肿瘤的1%，儿童恶性肿瘤的15%，但其死亡率占所有癌症相关死亡率的2%。

（二）病因学

软组织肉瘤是一组来源于中胚层的恶性肿瘤。病因学尚未明确，环境因素、射线、基因变异、免疫缺陷都是其发生的危险因素。

（三）自然病程

恶性软组织肿瘤的远隔转移速度取决于肿瘤大小、组织学分级、治疗及抗体反应等因素。最常见的转移途径是血行转移，最常见的转移部位是肺，其次是肝及骨骼。经淋巴转移的恶性软组织肿瘤并不多见，但也不能忽略。单纯的包膜外切除肿瘤可致 90% 以上的患者在 2 年内出现局部复发。反应区外的广泛切除治疗后，复发率为 50%。即使是根治性治疗后局部复发率仍为 20%。

初次就诊时，绝大部分软组织肉瘤不伴有临床可见的肺转移灶。初诊伴肺转移的患者占所有软组织肉瘤患者的 10% 左右。肺的扩大切除有助于治疗疾患，约 20% 软组织肉瘤合并肺转移的患者可以治愈。

软组织肉瘤患者的 5 年存活率为 50% 左右。

（四）外科分期

肿瘤的组织学分级与肿瘤大小、深度、局部淋巴结转移情况和远处转移情况相结合，具有指导临床治疗及预后的价值。为了能够选择恰当的外科治疗方法以及正确评估最终治疗结果，对疾病进行术前分期及术后确认是必不可少的。

另外，经过人们长期的临床观察与研究发现间质肿瘤具有以下特征。

1.无论肿瘤的组织发生学如何，骨与软组织的间质肿瘤有极其相似的生物学行为。

2.骨髓系统肿瘤的生物学行为与间质肿瘤生物学行为大相径庭，须要其独立的分期系统。

3.对肿瘤生物学侵袭性的认识是至关重要的。虽然大部分病变的侵袭性可用组织发生学的分级来表达，但在某些病变中，其影像学表现或临床病程更能体现病变的侵袭性。

4.病变与防止其扩展的自然屏障间的解剖关系比肿瘤体积的大小更有意义。

5.区域淋巴结转移的存在与出现远隔肺转移具有一样的危险性。

二、诊断

（一）症状与体征

恶性肿瘤最常见的表现是无痛性肿块。没有可以明确鉴别良、恶性软组织肿瘤的可靠体征，一般来说只要是有体积逐渐增大的软组织肿物都应行活检术。只有那些在患者初诊前就已存在多年，且无变化的软组织肿物才可不行活检术，嘱患者门诊随诊观察。

（二）影像学检查

无论是制订外科手术治疗计划还是规划放射治疗照射方案，确定肿瘤的确切解剖部位及其侵及范围是至关重要的。由于软组织肿瘤的特点，影像学在诊断上的作用不如在骨肿瘤中那样特征显著，但是如果能恰当地使用先进影像学技术，同样能够达到诊断疾病、协助确定治疗方案的作用。

1.X 线平片

应用 X 线平片对软组织肿瘤进行诊断是比较困难的，但 X 线平片可以提示肿瘤是否存在，有时还可以提示肿瘤的良恶性质。

2.CT

CT 是诊断软组织肿瘤最重要的影像学检查方法之一，可以清楚地显示肿瘤的边界、范围及与邻近骨的关系。CT 不仅能够准确表达肿瘤的情况，还可以表现间室的完整性及周围组织的受侵情况，这些对肿瘤的诊断及治疗的实施均具有重要的意义。

但某些肿瘤的 CT 值无特异性。CT 的另一作用是可以较准确地引导针吸活检术。

3.MRI

MRI 对软组织肿瘤在表现肿瘤范围及是否有骨受累方面要优于 CT。但对病变内的骨化、钙化显示则较差。MRI 是软组织肉瘤影像学检查的第一选择。

4. 超声检查

超声检查已被成功地用于软组织肿瘤的诊断中，它对肢体及躯干部的软组织肿瘤均可提供良好的诊断依据。

5. 血管造影术

血管造影术主要是用来显示肿瘤的范围、肿瘤的血供情况及区别良、恶性软组织肿瘤。在进行血管造影的同时，可以进行选择性血管栓塞治疗或对恶性肿瘤进行动脉化疗。

6. 全身核素扫描检查

当骨受到软组织直接侵及时也可以出现放射物浓集。绝大部分恶性软组织肿瘤及近50% 的良性软组织肿瘤在全身核素扫描检查中可出现放射物浓集。

（三）活体组织检查

对疑为软组织肉瘤的病变进行活检是治疗过程中重要的第一步。软组织肉瘤活检的诊断敏感性和特异性可以达到 95%，病理学诊断可以为临床医师提供组织学类型和恶性度分级，可以指导临床医师术前制订手术计划。

术前活检选用的活检技术和操作过程会对治疗结果造成直接的影响。软组织肉瘤的活检应由行确定手术的医师亲自操作或在其指导下进行。活检方式包括：细针抽吸、针刺活检、套管针活检、切开活检和切除活检。避免使用冰冻切片病理检查，因为有经验的病理医师也无法辨别增生性肉芽组织和肿瘤性炎性反应。所有的活检通道在手术时都须要完整切除。活检部位的选择应以手术时须要再切除的组织最少为原则。

活检时应小心避免如下情况：横行切口、暴露主要的神经血管束、过量的出血以及肿瘤组织污染邻近组织。对切开活检所得之标本应行常规的冰冻切片，以确保获得足够的活组织，并且使病理学家有机会在伤口闭合之前索取新鲜组织以供特殊检查。在活检过程中应特别注意止血（包括使用止血带），避免污染假包膜外的正常组织。基于同样原因，活检后也应避免使用引流。细针抽吸／细胞学检查或穿刺活检／冰冻切片技术污染正常组织的风险较小，因此首选这两项技术。当这两项技术所提供的材料不足以明确诊断时，再行切开活检。

切除活检不可避免地增加了污染的风险，因此，只要有可能诊断为肉瘤的病例均应避免施行切除活检。在完成足够的影像学检查之前，不应盲目进行活检，因为组织对活检的反应往往影响后来的影像学检查结果。活检也不应作为决定是否转诊的依据。如果首选转诊，那么基于上述种种原因，转诊之前不应该施行活检。

三、外科治疗原则

没有任何一种手段比完整地去除肿瘤组织的外科方法更有效，外科手术仍是治疗软组织肉瘤的主要手段。多种因素影响手术治疗成功率，包括肿瘤的分期、解剖部位、肿瘤大小、浸润周围组织的情况、是否须要一期关闭伤口或者须要整形外科组织重建等。患者的一般情况、手术范围、方式及手术技巧亦是重要的影响因素，因此在明确肿瘤组织学诊断基础上制订完善的术前计划至关重要。

不同肿瘤在不同的发展时期，其侵及的范围各不相同。只对每一期的肿瘤选择恰当的外科切除边界，才有可能最大限度地完整切除肿瘤组织。

不同分期的肿瘤根据其存在形式有4种外科边界，只有当外科治疗超过肿瘤所具有的边界时，才可能达到满意的治疗效果。对于软组织肿瘤，手术切除的范围共有4种。①囊内切除：在肿瘤包膜内切除肿瘤实体。②边缘切除：在反应区内切除肿瘤，切除的内容包括肿瘤实体及包膜。③广泛切除：在正常组织中进行切除，切除的范围包括肿瘤实体、包膜和反应区。④根治性切除：在间隙外进行切除，切除范围包括肿瘤实体、包膜、反应区及正常组织在内的整个间室内容物。

无论是采取截肢还是采取保留肢体的治疗方法，切除范围达到了所须的外科边界就可能彻底治疗局部病变；如果未达到所须的外科边界，即使采用截肢方法亦不能控制局部病变的复发。正是基于对疾病的认识，近期报道表明，采用局部的根治性保留肢体治疗与采用截肢方法治疗，其局部复发率并无明显差别，一般为15%左右。肿瘤局部复发倾向与肿瘤组织类型无关，与肿瘤组织学分级及肿瘤体积大小有直接关系。

对于恶性软组织肿瘤来说，只有根治性切除才能达到外科治疗目的。但在某些情况下（例如肿瘤发生在腹股沟、膝关节、腘窝、踝、足、腋、肘、腕、手及颈部），如果进行根治性切除，则意味着要切掉许多重要的血管、神经、肌腱及骨骼，患者将遗留严重的功能丧失及缺损。如主要神经受累，像坐骨神经，则可将神经和肿瘤组织一起切除。一根主要神经受累不一定进行截肢手术治疗，因为切除一根神经带来的功能损失要比损失一个肢体好处理得多，患者也更容易适应。

　　为了不但能够完全消灭肿瘤而又得以保留有功能的肢体，这就须要应用其他方法消灭实体肿瘤的卫星灶及跳跃灶，从而缩小治疗肿瘤所须的外科边界。对于恶性软组织肿瘤来说，其他治疗辅以边缘切除即可达到未用辅助治疗的根治性切除的目的，可达到此种效果的辅助治疗有放疗及局部动脉化疗。术前放疗、术后放疗或术前、术后放疗均可以达到此种目的，术后复发率约为 16%，与未用放疗的根治性外科治疗结果基本一样。采用这种治疗方法后，大多数患者肢体功能良好，无痛、无或轻度水肿、正常或接近正常关节活动度。

　　在软组织肿瘤的外科治疗中，骨科医师不仅要与放射科医师、病理科医师及化疗放疗科医师密切合作，还要具有充足的肿瘤学知识。实际上，外科治疗方案的制订实施须要对各种影像学（包括 CT、MRI、骨扫描、血管造影等）的仔细研究及正确解释；须要正确地实施活体检查术及确定的组织学诊断；须要具有在术中对大体标本的识别能力；须要充分了解肿瘤的生物学行为及疾病的预后情况；如果须要辅助治疗，则还须要能够使手术结果更利于放疗及化疗的实施。

　　在保留肢体的外科治疗中，其主要切除方法如下。

　　第一，肌肉组切除。当肿瘤位于某个肌肉或某组肌肉中时，要将此肌肉或此组肌肉自起点至止点完整切除。切除的范围包括肌肉上及肌肉间的软组织和神经、血管。

　　第二，间室切除。将肿瘤所位于的整个间室内所有组织一并切除，这种治疗往往要遗留很大的功能障碍及创面覆盖问题。

　　躯干恶性软组织肿瘤的外科治疗也要遵循上述的外科治疗原则。躯干恶性软组织肿瘤的外科治疗有其特点：由于肿瘤位于躯干，所以大多数肿瘤的切除范围很难达到外科分期所要求的外科边界，特别是当肿瘤位于头、颈及纵隔时更是如此。因此，外科治疗的主要目的在于尽可能多地去除实体肿瘤及其周围正常组织。所有发生于躯干的高度恶性肿瘤均应行术后放射治疗。

　　发生于胸壁及腹壁的肿瘤，要切除皮肤以外的全层组织，用合成材料修复的胸壁、腹壁并不影响术后放射治疗的实施。

　　发生于腹膜后的软组织肉瘤的外科治疗相当棘手。由于此部位发生的肿瘤造成的症状轻，当诊断时往往肿瘤已相当大并侵及了相当广泛的范围，最常见的肿瘤是脂肪肉瘤及平滑肌肉瘤。如诊断为腹膜后肿瘤，应行 B 超、CT 及消化道造影检查。血管造影术是很重要的手段，一方面可以明确肿瘤的血供情况，另一方面可以判断下腔静脉是否受侵。

　　完整切除腹膜后肿瘤不遗留显微病灶的外科治疗几乎是不可能的，但应尽量切除肉眼所见的实体肿瘤及受侵的肾和腹腔内脏器。腹膜后肿瘤患者切除后应用放射治疗的结果现在尚无定论。此类患者在外科治疗后的 5 年存活率为 0% ～ 41%，其存活率取决于肿瘤的恶性程度、大小及局部扩散情况。在死亡病例中有 60% 左右是由于局部复发所致。

四、保肢手术的适应证

对于在达到所须外科边界切除后，肢体仍能够有较好的功能（优于义肢）、不存有伤口覆盖问题，而且估计预后较好的病人，可以行保留肢体的外科治疗。保肢手术的相对禁忌证包括主要神经血管受累、肿瘤侵犯多个间室、治疗后局部有高复发危险等。但对于那些仅有单个神经受累且手术切除后能达到满意的外科边界的患者，保肢手术还是可行的。

对于上肢，单个神经的切除比假体置换的术后功能要好，可使用肌腱移位来替代缺失的神经功能所造成的功能影响。对于下肢，坐骨神经的切除对于保留了股四头肌功能的患者来说是微不足道的，而且比髋离断患者的肢体功能要好。

对于血管受累的病例，截肢是首选，因为血管移植后的并发症风险较大。行保留肢体治疗要遵循以下原则。

1. 在肿瘤周围的正常组织中进行切除，在肿瘤的各个方向正常组织厚度均要达到数厘米以上。

2. 切除邻近的皮肤与皮下组织。

3. 切除由于活检所造成的可能有肿瘤污染的区域。

4. 在肿瘤的切除过程中，要在正常组织中进行，不能肉眼见到肿瘤实体。手术中遗留可见的肿瘤实体是非常危险的，即使术后应用放疗也很难达到完全控制局部肿瘤的作用。

5. 现在虽未证实应用止血带可防止肿瘤播散，但在手术中应尽可能应用止血带。术前禁忌对患肢驱血。

6. 对临床怀疑或有淋巴转移倾向的软组织肉瘤要行区域淋巴结清扫术。

7. 在切除肿瘤后应对切除范围用银夹进行标记，这对帮助术后放射方案的制订有重要的意义。

五、外科技术

（一）皮下肉瘤的广泛切除

皮下肉瘤多是低度恶性肿瘤，由于其体积通常较深部软组织肉瘤小，所以其预后也较深部软组织肉瘤好，因而在治疗上首先应该采取广泛切除的手术治疗。

手术切除范围应包括 3～5cm 周径的皮肤、皮下组织和深筋膜，还包括其深面 1～2cm 的肌肉组织，这样才能获得良好的局部控制率。

皮下肉瘤的手术术前皮肤准备范围应尽可能大，最好是整个患肢。手术切口应为肉瘤范围以外 3～5cm 的椭圆形切口，穿刺活检通道必须被一同切除，垂直向下切至皮下组织及深筋膜，而且切除至深面 1～2cm 的肌肉组织。切除皮肤、皮下组织和深筋膜最好用手术刀，而切除肌肉则应使用电刀，有利于止血。组织的分离应尽可能避免，切缘应在术中快速病理证实为阴性即没有肿瘤。切除后的组织覆盖可以用游离植皮或局部转移皮瓣。

（二）大腿前侧间室的根治性切除

大腿的深筋膜是一层致密的包裹层，阔筋膜外侧很厚而形成髂胫束，阔筋膜中部和后侧很薄。肌间隔自阔筋膜至股骨粗线，外侧的间隔很结实，中部的间隔在大腿的下部才形成。大腿肌肉可以分为 3 组。前群肌肉包括股四头肌和缝匠肌，由股神经支配，作用是伸膝。中群肌肉包括内收肌群，由闭孔神经支配，作用是内收大腿。后群肌肉包括后侧的腘绳肌群，作用是屈膝。

位于大腿中部累及股四头肌的肿瘤往往须要施行广泛切除。股四头肌由 4 块肌肉组成，汇合后附着在髌骨上，并延伸形成髌腱，最终附着在胫骨结节上。股直肌起于一条短而坚固的肌腱，这条肌腱分为 2 个头，直头附着在髂嵴上，反折头附着在髋臼上缘。另外 3 块肌肉是股内侧肌、股中间肌、股外侧肌，起于股骨干及相应的肌间隔。因为这块肌肉粗大，所以多数情况下手术能保留部分肌肉并保留神经支配，不影响伸膝功能。

肿瘤如果位于一个肌肉间室可行间室切除，如果累计 2 个肌肉间室通常只能行截肢手术。肿瘤恶性程度越高，须要切除的边界越大。这些原则已经成为标准，只要手术是唯一的治疗方法，这些原则都将适用。

大腿前侧间室的广泛切除适用于肿瘤局限在前侧间室、股骨和股血管未受累的病例。患者仰卧位，术前应做半侧骨盆和患肢的皮肤准备。手术切口宜选纵行切口，以肿块为中心，应该将以前行病理活检的穿刺道切除，可以从髂嵴一直延伸到髌骨附近。皮瓣掀起后，深筋膜应该在缝匠肌上缘的中部切开，显露股神经和股动脉，分开缝匠肌和股直肌肌腱，切断股神经的分支，主干向下延伸。进入股四头肌的股神经分支位于不同的水平，部分在近侧进入肌肉，部分在远侧进入肌肉，有一支分支在大腿下段 1/3 呈直角进入股中间肌。大腿前侧肿瘤行手术切除时，可以在上下和左右方向达到 5 ～ 10cm 的边界，而在前后方向上，边界往往受到限制。股中间肌是一块很薄的肌肉，紧贴股骨，通常不被肿瘤侵犯，可以保留。部分股中间肌起于股骨髁上粗线以及大收肌肌腱，股中间肌下段的平行纤维形成一个隆起，突向髌骨，前侧的大部分肿瘤一般不侵犯此部位。保留部分股四头肌以及神经支配，使其与髌腱连续。因为保留了伸膝功能，所以患者术后能直腿抬高。

某些情况下，整个股四头肌和股神经都要被切除，这种情况下，患者依靠拐杖，也可能具有伸膝功能。将股二头肌和股薄肌转移后缝在髌腱上可以帮助稳定膝关节，同时须要一件从踝关节到膝关节的矫形支具。也有患者在整个股四头肌和股神经被切除后，未做肌腱转移，也不用支具，只用拐杖也能很好地活动。

位于大腿外侧的肿瘤比较容易施行切除。因为外侧肿瘤或者位于肌间隔的前方，或者位于后方，这层肌间隔可以阻止肿瘤的穿透，因此，靠近肌间隔的肿瘤最好施行整块肌肉切除术，并且切除两侧肌因附着结构。位于大腿外侧的肿瘤意味着应该切除阔筋膜张肌、股外侧肌和股二头肌，深部切除应该切至靠近股骨。手术中应该分辨坐骨神经，并使其不被损伤，坐骨神经位于股二头肌和半腱半膜肌之间的深面，在大收肌的后方。

大腿近端前中层的肿瘤须要特别的技术，因为此部位有股血管通过。选择包含以前穿刺道的椭圆形皮肤切口，范围应该大于可触到的肿瘤边缘，中部阔筋膜在股薄肌的前缘切开，外侧的阔筋膜在缝匠肌表面切开，这块肌肉离肿瘤比较远。切口往上一直到腹外斜肌腱膜，在腹股沟韧带上方。通常股动脉位置就在切口内侧 1～2cm 处。切开腹内斜肌、腹横肌、腹横筋膜，进入腹膜后间隙，把腹膜囊朝上移动就可显露髂外血管，最先看到的是髂外动脉。接着将腹股沟韧带往动脉外侧分 1cm，就可以看到旋髂动脉与腹股沟韧带平行排列在一个筋膜鞘里面，在髂嵴的前上方发出分支，在髂外动脉和股动脉的连接处上方可见腹壁下动脉发出分支，再往中间是腹壁下静脉发出分支。当腹股沟韧带被肿瘤侵犯时，下腹部的肌肉包括腹股沟韧带都应该被切除，切除后腹股沟管的重建将不成问题。

切口的下部分可见收肌管，里面有股动脉通过。再往肿瘤外侧更深的地方分离可见股深动脉的分支，肿瘤的中部可见深筋膜，覆在收肌群上，将长收肌和耻骨肌从耻骨支上方分开，就可以看到闭孔神经和闭孔血管的近侧分支（支配长收肌），从外侧紧贴股骨将长收肌和耻骨肌在股骨上的附着点切断。将股静脉近端及远端结扎后切断，做血管置换。行股静脉或者髂外静脉的节段切除，通常不须要重建。如果是下肢某根主要静脉被切除，同时又行淋巴结清扫、大块软组织切除，以及术后放疗，那么这些因素综合起来就可导致严重的下肢水肿。合并这 3 个因素的患者，如果将下肢抬高，并且使用下肢弹性绷带可以有效地缓解水肿。此类患者至少将下肢抬高 2 周，然后就可以只在晚上睡觉时将下肢抬高。

（三）大腿内侧间室的根治性切除

大腿内收肌群包括耻骨肌、长收肌、短收肌、大收肌和股薄肌，它们都是由闭孔神经支配，此神经起源于腰大肌中部实质内，走行在髂血管后方，在真骨盆平面走行在髂外血管的后方，闭孔血管的前方。当闭孔神经穿过闭孔时分为前后两支，前支走行在短收肌的前方、耻骨肌的后方，后支走行在短收肌的后方。

大腿内侧间室的广泛切除适用于肿瘤局限在内侧间室、股骨和股血管未受累的病例。术前做前侧半骨盆和患肢的皮肤准备。患者仰卧位，对侧垫高，患肢位于屈髋、外展外旋和屈膝位。取大腿中部的纵向切口，切除活检道，切口从耻骨结节一直到股骨髁间，肿瘤位于近端时，可将近端切口延成"T"形以达到充分暴露。如果肿瘤位置还靠上，可以将切口斜行延至髂嵴。首先掀起外侧皮瓣，将缝匠肌从近端分离，清晰暴露股血管和股神经。肿瘤越靠近大腿近端，越须要充分暴露以显露血管。当肿瘤靠近闭孔或者耻骨时须要打开腹膜后间隙。当肿瘤侵犯穿过闭孔或者已经累及耻骨时，耻骨须要连同内收肌群一起切除。为了能够切除耻骨，须要充分暴露耻骨联合，上缘的后方有血管束，须要钝性分离，下缘须要锐性分离，直到后方的耻骨弓，直至术者可以用手指摸到耻骨弓韧带。用电锯锯开耻骨联合及病变的耻骨支，同时切除同侧的阴茎海绵体、坐骨海绵体和会阴横肌筋膜。将股动脉和腰大肌拉开后，可以清晰显露出耻骨支前侧，用直角钳和电锯就能轻松地锯下病变的耻骨支，切除后的缺损可以用一个补片填充，然后可以切除内收肌群。

如果肿瘤没有侵犯到骨盆，则可只紧贴股动脉表面进行切除，大隐静脉在注入股静脉前汇合了 5 支静脉，将深的分支静脉结扎切断。将内收肌群在耻骨支前方分开，耻骨肌、长收肌、短收肌和股薄肌仍在其原来位置，将闭孔动脉分支、闭孔神经的前后分支在短收肌的前后侧分别结扎切断。如果肿瘤没有侵犯短收肌后方的软组织，通过进一步分离后，肿瘤就可以活动了，将肌肉连接股骨处切断。大收肌的表面部分附着在坐骨结节处，由坐骨神经支配，所以经由上面的切除后大收肌并非完全没有神经支配。

当然，如果这个区域的肿瘤体积较大，应该切除大收肌，也就把内收肌群全部切除了。切除大收肌时，应该从耻骨支和耻骨结节的肌肉起点开始，一直沿着股骨粗线到内收结节，如此切除可以见到股深静脉的穿支。股血管经过内收肌腱裂孔后就变为腘血管，分离大收肌时要注意其后方的坐骨神经。

切除内收肌群后，患者的内收功能将丢失，其要将大腿由旋后变为内收时，只能靠手帮助。尽管如此，患者在没有任何帮助的情况下，步态不会有明显跛行。

术后患者须要留置引流管 7 ~ 10d，手术时通常可见股血管发生骨化，这时须要行淋巴结切除术并进行活检。如果不切除淋巴结，引流的时间就可以缩短。

当肿瘤位于大腿后内侧时往往是肿瘤累及后群肌肉，向前生长到内侧群肌肉，这时最好让患者处于外旋位。通常使用中部切口，将股血管充分暴露，然后切除肿瘤，如果股动脉离肿瘤太近，则可切除动脉，并使用人工血管置换。

坐骨神经与大收肌深面的解剖关系是很重要的。当肿瘤侵犯后内侧大腿，须行内收肌及后侧腘绳肌切除时，可以采用前方入路。内收肌群及后侧腘绳肌切除后，患者的行走功能不会受到影响。

肿瘤位于大腿内侧远端时，可行缝匠肌、股薄肌、半腱肌、半膜肌切除，这几块肌肉的止点离得很近。

（四）大腿后侧间室的根治性切除

大腿后侧间室的广泛切除适用于中等大小、局限于间室内且未累及股骨的软组织肉瘤。大腿后侧间室的肿瘤可以进行广泛切除，因为即使切除大量的后群肌肉，患者的下肢功能也未受到明显影响。

患者取俯卧位，切口采用包括穿刺道在内的纵行、椭圆形切口，便于显露和切除肌肉。肿瘤距离皮肤比较深，因此切开皮肤不会碰到肿瘤，再切开阔筋膜，便可显露股二头肌长头和半腱肌、半膜肌，它们都起于耻骨结节。为了更好地显露肿瘤近侧，可以将臀大肌的下缘切断。在腘窝上方分离腘绳肌，就可以显露肿瘤下方的股二头肌外侧面和半腱肌、半膜肌。坐骨神经在腘窝上方分支成腓神经和胫神经，腘血管在更靠前的地方分支。当分离股二头肌与半腱肌、半膜肌时可以显露坐骨神经，如果这些肌肉受侵犯或者离肿瘤太近，就应该切除这些肌肉。在更高的平面，可见坐骨神经位于耻骨结节和股骨大转子之间，股二头肌的外侧。将阔筋膜从外侧切开，可以显露部分股外侧肌和股二头肌短头，短头与长头的深面组成肌腱。因为离股骨很近，股二头肌短头通常可以保留。将中间的阔筋膜切开可以将半腱肌、半膜肌从大收肌的前方分离开。这时可以将坐骨神经与肿瘤分离开，尽管坐骨神经与肿瘤之间只有几毫米距离，但这个间隙可以让二者分离开。若患者的坐骨神经未受累，则可以保留；如果肿瘤来源于坐骨神经或肿瘤累及坐骨神经，则应行坐骨神经切除以得到满意的边界。这样的结果优于截肢。即使将股二头肌、半腱肌、半膜肌全部切除，患者的屈膝功能和步态也不受影响，这些患者的屈膝功能主要由缝匠肌、股薄肌和腓肠肌代偿。术后须留置伤口引流管。

这个区域的肿瘤切除难度不大，因为距离股血管和坐骨神经以及股神经都比较远，因此这个区域可以充分暴露，并且获得安全和广泛的手术边界。

上外侧大腿可能累及的肌肉有阔筋膜张肌、臀中肌、臀小肌，外侧可能累及股外侧肌、股直肌、股中间肌以及股二头肌。须要指出的是当肿瘤位于大腿外侧、前后肌群边界处时，往往须要两个肌间室的联合切除，以获得一个满意的边界。

通常采取椭圆形的切口以切除穿刺道，如果影像学显示肿瘤位于肌肉内，则可以在深筋膜深层掀起皮瓣，阔筋膜应该在距离肿瘤较远的地方切开。

六、预后与随访

无论是采取截肢还是保留肢体的治疗方法，切除范围达到了所须的外科边界就可能彻底治疗局部病变；如果未达到所须的外科边界，即使采用截肢方法或者诸如放化疗等辅助治疗手段亦不能控制局部病变的复发。正是基于对疾病认识的深入，近期报告表明，采用局部的根治性保留肢体治疗与采用截肢方法治疗，其局部复发率并无明显差别，一般为15% 左右。肿瘤局部复发倾向与肿瘤组织类型无关，与肿瘤组织学分级及肿瘤体积大小有直接关系。

对于经过不恰当手术治疗及局部复发患者，局部治疗的原则与原发软组织肉瘤相同。

对于本应以外科手术为主要治疗手段但却不能做手术的肿瘤其预后很差。所以在这些病例中，我们有理由去运用各种辅助治疗使其部分缓解，从而使其由不能做手术转变为可以手术，甚至只是达到边缘切除的水平再加用术后辅助放疗也可以提高患者的生活质量。在某些病例中，对于个别患者甚至可以行半体截肢，至少可以改善生活质量。

有30% ～ 40% 高度恶性软组织肉瘤患者出现血行转移，其中约80% 患者的远处转移首先表现为孤立肺转移，不到3% 的软组织肉瘤患者出现淋巴转移。出现转移后中位生存期约1 年，这与转移部位无关。对于出现肺转移病例，如果胸科医师认为CT 显示的肺病灶可以完整切除，那就应该努力去手术切除。无论是应用胸骨正中切开术还是双侧开胸术，双侧手术探查都是必要的。完整切除肺部转移灶的手术也因此成为标准治疗方式。经过肺部转移瘤的切除，60% ～ 80% 患者可以获得无瘤生存，其5 年生存率为20% ～ 40%，长期生存病例虽有报道但极少见。尽管进行了成功的肺部转移瘤的切除，大多数患者仍将出现单侧或双侧的再次转移，因此须要第2 次或第3 次手术，这些手术仍能使患者达到无病生存。淋巴转移患者行淋巴结清扫后的5 年生存率大于30%。淋巴结清扫可以切除局部肿块，取得局部控制，从而提高患者生存质量。因此对于转移瘤的治疗，最主要的治疗仍然是手术。

手术并发症往往与手术范围及患者接受的辅助治疗有关。近期并发症主要是伤口感染和伤口不愈合。远期并发症主要与患者术后接受放疗有关。并发症常发生在切口张力大，特别是局部组织条件差、有纤维化的患者。因此对于此类患者，在活检及手术过程中须要有整形外科参与，进行肌肉血管的重建，并进行皮瓣转移植皮以覆盖伤口。

通常认为，软组织肉瘤术后中位复发时间为 20 个月，在开始的 2 年内，复发风险最高可达 80%。对于经过充分治疗的低度恶性软组织肉瘤患者，医师主要是发现局部复发的征象。鉴于其缓慢的自然病程，随访一般须要持续至少 10 年。而对于经过充分治疗的高度恶性软组织肉瘤患者，医师则既要发现局部复发，又要发现肺的远处再发。对于高危患者，远处转移的风险要高得多，这取决于肿瘤分级。常规临床体检和可能的 B 超检查可每 6 个月或更长时间进行一次。对于高度恶性软组织肉瘤经过治疗的无症状患者，除了局部临床体检和可能的 B 超检查外，由于肺部病灶再发常是无症状和可治愈的，所以常规胸部 X 线检查要每 2～3 个月做一次，持续 2～3 年后再适当放宽。

七、其他治疗

（一）放射治疗

放射治疗在软组织恶性肿瘤的治疗中是一种有效的治疗方法，但是单独应用放射治疗的效果不如外科治疗或外科治疗辅以放射治疗。放射治疗最主要的应用是作为外科治疗的辅助治疗手段，单独的放射治疗仅在由于技术或其他原因所致不能行外科治疗的病例中应用。

辅助放射治疗的最大优点是给予肿瘤患者可耐受的照射剂量进行照射，可以消灭肿瘤周围正常组织中的亚临床病灶从而缩小其外科边界，使更加保守的外科治疗得以实施。放射生物学资料表明须要灭活肿瘤的照射剂量取决于活性肿瘤细胞的数目。因此，仅用于消灭显微病灶的照射剂量要大大小于以消灭实体肿瘤为目的的照射剂量。现代放射治疗方案中，照射剂量的确定是根据肿瘤细胞数目推算得来的。起始治疗目标包括实体肿瘤及其周围正常组织中的亚临床病灶，这阶段一般须要 50Gy，共 5 个星期，在手术后的放射治疗只是针对残存的亚临床病灶。单独应用放射治疗方法所须总量为 75～80Gy，而与外科治疗联合应用，所须总量仅为 64～68Gy。应用手术和放疗联合治疗的优点在于可以避免因根治性手术切除或超高剂量照射所带来的并发症。在某些情况下，不能手术切除的肿瘤经过放射治疗后可具备手术治疗的条件。

术后放疗可以巩固术前放疗及手术的效果，进一步消灭可能残存的亚临床病灶。也可以仅在术后应用放射治疗，其作用与术前应用基本相同，只是肿瘤周围正常组织中的亚临床转移灶仅依据术后的放射治疗进行消灭。其优点为：①无须延期外科治疗；②不存在放射治疗所致伤口不愈合问题；③放射治疗可对肿瘤标本进行仔细的组织学检查；④可以确定实际的肿瘤体积及侵袭方式。

（二）化学治疗

1. 播散性软组织肉瘤

（1）自 20 世纪 70 年代阿霉素（ADR）被用于临床后很快就发现并确认其为治疗播散性软组织肉瘤最有效的药物。虽然长春新碱（VCR）、放线菌素 D（DACT）及环磷酰胺（CTX）的联合应用（VAC）也可有 47% 的有效率，但其中大部分都是部分有效，而这在临床中并无重要意义。每 3 周应用一次 ADR 其有效率为 13% ～ 34%，完全有效率为 1% ～ 8%。应用 ADR 的剂量越大，有效率也就越高，存活率的提高程度也就越显著。但 ADR 有终身剂量限制，不能超量。

（2）氮烯咪胺（DTIC）也是对软组织肿瘤有效的药物，其有效率为 17%，但完全有效率不足 1%，仅对平滑肌肉瘤效果显著。但 DTIC 与 ADR 联合应用时，两药均可全量应用而不出现毒副作用叠加。两药联合应用治疗播散性软组织肉瘤总有效率可达到 34%，完全有效率为 9%。

（3）基于 ADR-DTIC 联合应用的基础上加用其他认为有效药物构成新的方案，以期提高有效率是人们不断努力的方向。现在临床应用的方案有 VADIC（ADR+DTIC+VCR）、CY-VAGIC（ADR+DTIC+VCR+CTX）和 CY-VADACT（ADR+DTIC+CTX+DACT）。但在应用的过程中人们发现 VCR 的加入并不提高生存率，VCR 及 CTX 的加入似乎仅在儿童肿瘤中表现出效果的提高。CY-VADACT 的效果还有待于临床观察。但有一点可以证明，ADR 是治疗软组织肉瘤中最有效的药物，与其他药物联用而致必须降低 ADR 的用量可能是影响疗效的原因。近年亦有学者在 ADR 的基础上加用异环磷酰胺（ifosfamide，IFO），取得了较好的效果，认为两者联用要优于 ADR 的单独用药，但 ADR+DTIC+IFO 的联合应用是否能取得更好效果，还有待于临床观察结果。

疾病的部分缓解在临床上是无意义的，只有疾病在化疗后的完全缓解才有可能提高患者的生存率。

2. 辅助化疗

尽管对高度恶性软组织肿瘤实施了适当的外科治疗，但仍会出现局部复发及远隔转移（最常见的是肺转移）。全身化疗是治疗恶性肿瘤的有效手段之一，人们寄希望于配合外科及放射治疗的辅助化疗可以消灭亚临床病灶提高存活率；而且应用新辅助化疗方案还可以加强对病变的局部控制，提高保肢率及减少远隔转移率。

软组织肉瘤可以发生在身体的任何部位，而不同部位的肉瘤有不同的预后；不同的组织学类型亦对化疗有不同的敏感性；软组织肉瘤的发病率较低，很难施行大规模的有计划的研究。因此，对软组织肉瘤辅助化疗效果的评估进展缓慢。虽然如此，但现有的临床资料结果仍是令人鼓舞的。

（1）前瞻性随机研究表明肢体恶性软组织肿瘤应用辅助化疗可使无瘤生存率由单纯外科治疗的 46% 提高到 71%，5 年实际存活率由单纯外科治疗的 51% 提高到 86%。在肢体软组织肉瘤治疗中，辅助化疗明显降低了局部复发率，由单纯外科治疗的 47% 降至 21%。

（2）在头、颈及躯干部的软组织肉瘤治疗中，结果不像在肢体软组织肉瘤治疗中那样明显。3 年实际无瘤生存率虽有改变，由 49% 提高到 77%，但实际总存活率在化疗与非化疗组中未见区别。这可能主要是由于此类患者发病部位的解剖特殊性，对病变很难进行彻底外科治疗所致。在单纯体壁发生的肿瘤，辅助化疗可以提高 3 年无瘤存活率，由原来的 45% 提高到 90%，但 3 年总生存率化疗组（85%）与非化疗组（73%）差异并无统计学意义。

（3）在腹膜后软组织肉瘤的治疗中，辅助化疗既不能提高生存率，也不能降低复发率。

应该注意，辅助化疗在软组织肉瘤治疗中的结果是初步的，各治疗中心所得出的结果也不完全相同，有时甚至是相互矛盾的。只有在今后不断研究中，才能更加明确辅助化疗在治疗软组织肉瘤中的作用，摸索出最佳的化疗方案。

第九章　皮瓣移植术

第一节　肩胛皮瓣

肩胛皮瓣是以旋肩胛血管为蒂的轴型皮瓣。旋肩胛动脉恒定，部位表浅，易于显露。皮瓣切取较容易，切取后无供区功能影响。肩胛区皮肤无毛，真皮较厚，质地良好，皮下脂肪组织较薄，厚度适中，是临床上应用较为广泛的皮瓣供区。

一、应用解剖

肩胛下动脉从腋动脉发出后延续为两个终末支：胸背动脉和旋肩胛动脉。旋肩胛动脉沿小圆肌下缘走行，经由小圆肌、大圆肌和肱三头肌长头构成的三边间隙，在肩胛骨腋缘分为深支和浅支。深支为肌支，浅支为纯皮动脉即旋肩胛皮动脉。旋肩胛皮动脉旋绕肩胛骨腋缘后分为升支、横支和降支，供养肩胛背区皮肤。升支向内上斜行，横支横向脊柱中线，降支沿肩胛骨腋缘下降。旋肩胛皮动脉各分支间相互沟通，并与胸背动脉、肩胛上动脉及邻近的肋间动脉的皮支广泛吻合，构成丰富的皮下血管网。旋肩胛动脉始端口径平均 2.5mm，皮动脉始端口径平均 1.1mm，蒂长平均 49mm。伴行静脉有 2 条，管径平均 2.0mm。旋肩胛血管为蒂的肩胛皮瓣带蒂转移，其旋转弧可达同侧肩、颈、腋窝、侧胸壁及臂上中部。

二、适应证

（1）带蒂转移可用于同侧腋窝、颈部、侧胸壁瘢痕挛缩畸形的修复，上臂上中部单纯皮肤软组织缺损的覆盖，以及携带肩胛骨形成皮骨瓣做上臂上中段骨和皮肤软组织缺损的修复。

（2）形成游离皮瓣或骨皮瓣吻合血管远位移植修复肢体皮肤或骨 - 皮肤软组织缺损。

三、手术方法

（一）旋肩胛血管为蒂的肩胛骨腋缘骨瓣切取法

侧卧位，供骨侧在上，上肢置于托架或自然放置胸前。切口起自腋后皱襞顶部向肩胛冈中点延伸 5～6cm，再由腋后皱襞顶部斜向内下，沿肩胛骨腋缘，止于下角或下角下方 2～3cm 处。切开皮肤，先显露三边间隙，找出旋肩胛血管。在肩胛骨腋缘与小圆肌下缘处，可见到旋肩胛血管分为深、浅两支，浅支出三边孔入皮肤，深支进肩胛骨背侧面肌肉与骨膜之间，小心予以分离。若只切取肩胛骨腋缘骨瓣，可将浅支结扎，如果切取肩胛骨腋缘复合瓣，则须保留浅支，此时再沿腋缘向肩胛下角做一梭形皮肤切口，切断小圆肌、肱三头肌长头和肩胛下肌的附着部，保留 1cm 左右的肌蒂。从骨膜下剥离肩胛骨腋缘，在盂下 1cm 至肩胛下角之间，根据须要切取骨瓣，骨瓣带 0.5cm 的肌肉，以保证骨瓣的血供。并用骨凿将骨瓣取下，为确保肩关节的正常活动及肩胛骨的稳定性，必须保全肩胛盂、大圆肌及其在肩胛骨的附着部、肩胛下角。

（二）胸背血管为蒂的肩胛骨腋缘骨瓣切取方法

1. 操作步骤

体位同上。切口有以下几种方式可供选择：①取单纯骨瓣：切口起自腋后皱襞顶部，沿三角肌后缘向上延伸 6～7cm，再由腋后皱襞顶部斜向内下止于肩胛骨下角下方 2～3cm 处；②取骨肌皮复合组织瓣，在上述切口的基础上，于肩胛骨腋缘中部开始向下做菱形切口；③骨瓣移位行肩关节融合，切口起自肩峰，顺肩胛冈内行 7～8cm 后，弧形折向下外，沿三角肌后缘至腋后皱襞顶部，继之向下内斜行止于肩胛骨下角下方 2～3cm 处；④骨瓣移位行肱骨上、中段植骨，上臂切口视病情选择，截取骨瓣的切口同前述。切开皮肤，钝性分离大圆肌与背阔肌，然后将背阔肌上缘在与肩胛骨下角纵行延长线交叉处向下切开 3～5cm，并向外拉开背阔肌，可见自胸背动脉发出的肩胛骨支斜向内侧，贴近肩胛骨腋缘中部下行。沿肩胛骨支进行小心分离并向胸背血管延伸，在此过程中须切断结扎前锯肌支。如只须切取单纯骨瓣，则将胸背血管在其分出肩胛骨支之远端切断并结扎。此后将根据所须血管的长度，沿胸背血管向腋顶分离，也可结扎切断旋肩胛血管。在肩胛骨腋缘中下部背侧，肩胛骨支进入大圆肌的上方斜行切断大圆肌，以确保肌骨支不被损伤，在前外侧注意保护从肩胛下肌前外侧分布到肩胛骨腋缘前外侧面的分支，故须带少量肩胛下肌前外侧肌束。尔后，切断附着于肩胛下角的前锯肌下方肌束。此时，可根据受骨区须要截取肩胛骨腋缘外侧的骨瓣。如施行肩关节融合术，应将血管蒂分离至肩胛下血管，骨瓣经大、小圆肌深面转至肩关节后方。须移位至肱骨上、中段者，可穿三边孔后，经皮下隧道引入。

2. 注意事项

①分离肩胛骨支血管时宜带其附近的前锯肌表面筋膜，这样有利于保护血管蒂，此时，要注意防止损伤距血管蒂前方 1 ～ 2cm 的胸长神经；②要将与胸背血管伴行的胸背神经仔细分离开，以免损伤；③如须切取肩胛骨腋缘骨瓣宽为 2cm，长为受区所须长度，最长可达腋缘的全长（肩胛骨下角的外 1/2 已连同骨瓣被取下），但要保留肩胛骨上角和下角。术毕须将切断的大圆肌缝合到冈下肌的外侧部，将前锯肌与肩胛骨下角残端缝合。

以胸背血管肩胛骨支为蒂的肩胛骨骨瓣具有血管位置恒定，管径粗，蒂部长，易于解剖的特点。供区可根据受区的须要设计成单纯肩胛骨瓣或肩胛骨背阔肌皮复合瓣，如以肩胛下血管为蒂，则可携带肩胛皮瓣和腋下胸外侧皮瓣，并可利用肩胛下血管系的其他主要分支与另外组织瓣构成并联式组合瓣。本骨瓣不仅可作为吻合血管的游离骨移植，也适用于局部移位以修复肱骨中、上段的骨不连、骨缺损和施行肩关节融合。

（三）颈横血管深支为蒂的肩胛骨脊柱缘骨瓣的切取法

以颈横动脉深支血管为蒂的肩胛骨内侧骨瓣移位适用于颈椎管"开门"成形术植骨。患者取俯卧位，沿脊柱缘内侧纵行切开皮肤。切开斜方肌在肩胛冈上附着部的中、下部，保留 1cm 左右的肌蒂。在肩胛上角处辨认肩胛提肌，根据肩胛提肌与颈横动脉深支的关系寻找并分离颈横动脉深支的起端，妥加保护。在脊柱缘的前后纵行切断菱形肌、前锯肌、肩胛下肌及冈下肌的附着部，菱形肌和前锯肌须保留 1 ～ 2cm 的肌蒂，以保证血管蒂的安全，做骨膜下剥离，用骨凿截取脊柱缘骨瓣。为保证肩胛骨的稳定性，肩胛上角和下角有肌肉附着的部分要妥善保全。

肩胛骨脊柱缘骨瓣的优点是较直，长约 17.0cm，位置较浅表，手术暴露方便，神经血管恒定。其缺点是比较薄，可取骨量较小，在临床应用受到限制。

旋肩胛动脉浅支的水平支分布到肩胛骨内侧缘的组织，并与颈横动脉的深支有吻合，冈下肌及深筋膜附着于肩胛骨内侧缘，可以设计以旋肩胛血管为蒂的肩胛骨内侧缘中部骨瓣，部分冈下肌及肩胛皮瓣，称为肩胛骨皮瓣。

（四）颈横血管浅支为蒂的肩胛冈骨瓣切取方法

1. 操作步骤

体位同上。切口以肩胛冈为纵轴（上缘或下缘）做横向切口。由肩胛冈内侧基底与肩胛上角方向适当延伸，再沿其脊柱缘下行至肩胛冈内侧三角隆起下方 2 ～ 3cm 处。切开皮肤及皮下组织，显露出斜方肌。在肩胛冈下缘切断斜方肌，保留 1.0cm 的肌蒂。小心地将斜方肌向内上方翻开，细心地辨认颈横动脉浅支、肩胛冈支或颈横动脉冈上支，保护之。如须更长的血管蒂，可向近端分离至颈横动脉背段。沿肩胛冈的上下缘，冈上肌、冈下肌和三角肌的附着部，保留一薄层肌组织，按受区须要凿取骨瓣。被断离的冈上、下肌及斜方肌的中、下部各自相互缝合，三角肌后部起始处与肩胛冈及肩峰残端缝合。

2. 注意事项

①在凿骨时必须保留肩胛切迹与肩胛冈外侧端肩峰的骨性联系，以保留肩锁关节的完整，不影响肩部功能；②术中如须要有较长的血管蒂或有更粗的血管口径，则可改用倒 T 形切口。先沿肩胛冈做横向切口，后在肩胛冈中点稍偏内侧做上方的纵行切口，据手术所须血管蒂长度可达斜方肌前缘处。这样则可充分游离其主干血管颈横血管浅支，甚至延伸至颈横血管的背段。

第二节　背阔肌肌皮瓣

背阔肌肌皮瓣是身体上可供游离移植或带蒂移植范围最广，功能最多的皮瓣之一。该供区可制成移植的皮瓣、肌皮瓣、肌瓣、骨肌皮瓣、分叶肌皮瓣、复合肌皮瓣或复合骨肌皮瓣以及管状肌皮瓣等，是整形外科最常选用的移植皮瓣的供区。

一、应用解剖

背阔肌肌皮瓣是移植背阔肌及其表面的皮肤及皮下组织。胸背动、静脉是该皮瓣的供养血管；运动神经是与血管伴行的胸背神经。

（一）肌肉

背阔肌是背部扁平宽阔的三角形肌肉，起于下部 6 个胸椎，全部腰椎及骶椎和棘上韧带，以及髂嵴的后部，背阔肌起于胸椎部分的腱膜为斜方肌所覆盖，背阔肌前缘下部与腹外斜肌及前锯肌交锁，中下部附着在前锯肌表面及下 4 根肋骨，背阔肌中部以上的前缘下方，为疏松的结缔组织，易与前锯肌分开，并构成腋后线的隆起，肌肉前缘向上只有疏松结缔组织与胸壁相连，并构成腋窝后壁，肌腹继续向上呈一束肌肉及肌腱，止于肱骨。

（二）血管

1. 胸背动脉及其伴行静脉

肩胛下动脉在腋动脉下方约 3cm 处分出旋肩胛动脉及胸背动脉两个终末支，胸背动脉的外径为 1.6 ～ 2.7mm。有两条伴行静脉，外径 3 ～ 4mm。胸背动、静脉位于背阔肌的内表面肌膜下行进，位于肌腹前缘后方 2 ～ 3cm 处下降。分为外侧支、内侧支，内侧支及外侧支各有 2 ～ 3 分支，在背阔肌肌腹中部的内表面的肌腹下前进，该血管称为胸背动脉的节段动脉，与伴行的节段动静脉，构成背阔肌内既独立又互相吻合的血供系统。有学者根据此解剖特点，制成背阔肌分叶肌皮瓣移植及节段背阔肌瓣游离移植。胸背动、静脉及其内外侧支在背阔肌内表面肌膜下有数十条可见的小分支进入肌腹，并穿过肌腹进入皮下，供养皮肤。这是制成背阔肌肌皮瓣的解剖基础。

2. 胸背动、静脉的吻合支

胸背动脉与胸外侧动脉、旋肩胛动脉、胸肩峰动脉、颈横动脉的降支、肋间动脉、腰动脉、腹壁上下动脉、旋髂浅深动脉、腹壁浅动脉的分布区所供养的皮肤、皮下组织、筋膜、腱膜组织及肌肉和骨组织之间有互相交叉的供养关系，这种血供结构使背阔肌肌皮瓣移植时，可联合上述动脉供养的组织块一并移植，构成范围广阔、种类更多的联合组织移植供区。背阔肌还直接接受来自肋间动脉及腰动脉的供养，特别是第9、10、11肋间后动脉的外侧支及肋下动脉，这是外径较粗的皮动脉，有时可达1mm以上，可应用此动、静脉，制成吻合血管的侧腹壁游离皮瓣供移植。因此，以肋间后动脉的外侧支的穿出处为轴心，制成逆行旋转的背阔肌肌皮瓣，修复胸腹壁或乳房的组织缺损。

3. 胸背神经

背阔肌的支配神经是来自臂丛后索的胸背神经，在肩胛下肌表面下降，在胸长神经的后方，位于胸背动脉的后外侧，在背阔肌的内表面肌膜下方，与动、静脉紧紧伴行下降，胸背神经也同样分出内侧支及外侧支，内、外侧支又分出2～3支背阔肌节段神经，支配背阔肌各个部分。由于神经紧随动、静脉分布于肌肉内，因此，在手术过程中只要保护好动静脉不受损害，也可使神经受到保护，制成带血管神经的节段肌瓣供移植。

二、适应证

（一）带蒂移植

（1）胸腹壁缺损的修复；压疮及骶尾部创伤的修复。
（2）屈肘、伸肘功能重建。
（3）乳房再造。
（4）慢性脓胸空腔的充填。
（5）面部、颈部皮肤及皮下组织缺损的修复。

（二）吻合血管的游离移植

（1）上、下肢或躯干部、皮肤皮下组织缺损的修复。
（2）头皮撕脱伤等头皮皮肤缺损的修复。
（3）面、颈部肿瘤切除或外伤后皮肤缺损的修复。

（4）肢体运动功能丧失的肌肉移植运动功能重建。

（5）面部瘫痪肌肉动力重建。

（6）骨肌皮瓣移植可用于面部、胸部、四肢的骨、皮肤缺损的修复。

三、手术步骤

（一）皮瓣或肌皮瓣的设计

1. 血管和神经的体表投影

于腋窝后壁下方，扪及背阔肌前缘，在背阔肌前缘后 2.5cm 处画一平行于背阔肌前缘的垂线，该线即是胸背动静脉、神经及其外侧支的相对体表投影。

2. 后背阔肌肌皮瓣的设计

以背腰部皮肤为主要供区的背阔肌肌皮瓣，称为后背阔肌肌皮瓣（图 9-1），这是最常选用的背阔肌肌皮瓣术式。皮瓣主要部分位于背部。皮瓣设计如下：在腋窝下方 2.5cm，与背阔肌前缘后方 1.5 ～ 2.5cm 垂直线的交叉处，设计点 a，即胸背动静脉及神经蒂的体表投影点；于骶髂关节上缘设计点 b，ab 两点之间的弧形连线构成肌皮瓣的纵轴，根据受区的须要决定皮瓣的大小及形态。皮瓣的宽度在 6 ～ 8cm，供区可拉拢缝合。皮瓣的设计宜略大于受区皮肤缺损范围，增加 1 ～ 2cm 宽度及长度，在皮瓣纵轴两侧，用亚甲蓝绘出要切取皮瓣的范围，切取的范围可达 15cm×35cm。该皮瓣多用于游离移植，也可带蒂移植，用于修复胸腹壁组织缺损。

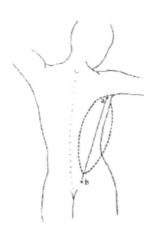

图 9-1　后背阔肌肌皮瓣的设计

3. 横行背阔肌肌皮瓣

横行背阔肌肌皮瓣是上半背部横行的背阔肌肌皮瓣，可用于乳房再造或胸壁缺损的再造。利用此肌皮瓣制成管状背阔肌肌皮瓣，用于修复食管癌术后部分颈部、胸部食管缺损的再造。该肌皮瓣设计的点 a 如上所述，在腋窝下方 2.5cm、背阔肌前缘后方 1.5 ～ 2.5cm 处；点 b 设计在肩胛下角下方 3 ～ 5cm 处，ab 连线构成肌皮瓣的横轴并向脊柱中线延伸。根据受区的须要，在横轴上、下用亚甲蓝绘制出肌皮瓣切取的范围及形态（图 9-2）。

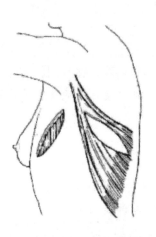

图 9-2　横行背阔肌肌皮瓣

4. 逆行背阔肌肌皮瓣

逆行背阔肌肌皮瓣是以腰动脉或肋间后动脉为滋养血管，带蒂移植的背阔肌肌皮瓣移植，用于修复腹壁缺损，或骶尾、髂区的压疮，或其他原因造成的皮肤大范围缺损。皮瓣设计方法：以腋中线第 10 肋间设计点 a；上述肌皮瓣设计的点 a 为本皮瓣的点 b，即腋窝下方 2.5cm、背阔肌前缘后 1.5 ～ 2.5cm 处。本皮瓣的点 a，实际上不是一点，而是一个区域，即第 9、第 10、第 11 肋间及肋下动脉穿出的区域。ab 连线构成皮瓣的纵轴，肌皮瓣设计在皮瓣轴的两侧。先做蒂部血管探查，如果在腋中线与第 9、第 10、第 11 肋下交界处有外径为 0.6 ～ 1.0mm 的动脉，选择其中条件最好的血管做移植皮瓣的蒂部，即可制成长 200 倍、宽 100 倍于血管外径的皮瓣移植，而不会发生移植皮瓣坏死，即移植皮瓣的长 =200D，移植皮瓣的宽度 =100D（D 为血管外直径）。如外径 1mm 的血管蒂，可制成的移植皮瓣的长度至少可达 20cm，宽度可达 10cm，这样移植后不会发生移植皮瓣坏死。

5. 前背阔肌肌皮瓣

前背阔肌肌皮瓣是以侧胸部及侧腹壁的皮肤作为供区的背阔肌肌皮瓣。实际本肌皮瓣为背阔肌肌皮瓣及下腹部皮瓣的联合移植，可制成人体上最大的皮瓣供区之一。皮瓣的点 a 也是腋窝下方 2.5cm、与背阔肌前缘后方 1.5 ～ 2.5cm 垂直线交界处；点 b 位于腹股沟铺带下方 2.5cm 的股动脉搏动处。ab 连线构成该皮瓣的纵轴，皮瓣设计在皮瓣轴的两侧。该皮瓣游离移植时，应吻合胸背血管及腹壁浅或旋髂浅两套血管；也可制成带蒂移植，以胸背血管为蒂，或以腹壁浅血管或旋髂浅血管为蒂，进行旋转移植。为保证移植皮瓣全部成活，在蒂远端的皮瓣宜做血管吻接。很有经验的医师，在皮瓣制作及设计上做精确处理，皮瓣远端血管有时不吻接也能使移植皮瓣全部成活。前背阔肌肌皮瓣也可将点 b 设计在耻骨联合上方白线外侧 3cm 处，即腹壁下动脉的投影区，制成背阔肌、腹直肌联合肌皮瓣移植（图 9-3）。

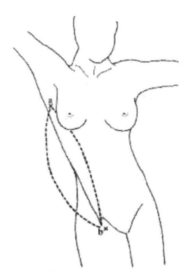

图 9-3　前背阔肌、腹直肌联合肌皮瓣移植

6. 分叶及节段背阔肌肌皮瓣

根据背阔肌的内在血管解剖，用一血管神经蒂制成 2 块或多块皮瓣或肌皮瓣移植，称之串联皮瓣。背阔肌还可制成背阔肌节段肌瓣移植，以及节段分叶肌皮瓣移植，做皮肤缺损和肌肉动力重建。

7. 联合背阔肌肌皮瓣

联合背阔肌肌皮瓣是背阔肌肌皮瓣与相邻近的皮瓣制成一块皮瓣，移植或制成分段或分叶皮瓣进行移植。可以有 1 个神经血管蒂，也可以是 2 个或以上的血管神经蒂。在临床上可选择的联合背阔肌肌皮瓣移植有：背阔肌肌皮瓣＋肩胛旁皮瓣或肩胛骨皮瓣移植；背阔肌肌皮瓣＋腹直肌肌皮瓣移植；背阔肌肌皮瓣＋胸大肌肌皮瓣移植；背阔肌肌皮瓣＋斜方肌肌皮瓣移植；背阔肌肌皮瓣＋下腹壁皮瓣或骨皮瓣移植；背阔肌肌瓣＋前锯肌肌瓣移植等。这些皮瓣根据不同的联合方式进行具体的设计。

8. 延伸背阔肌肌皮瓣

延伸背阔肌肌皮瓣是一种后背阔肌肌皮瓣游离移植的术式，将后背阔肌肌皮瓣完全切取下来，在切断的胸背动静脉间移植静脉，延长胸背动静脉蒂部，使背阔肌肌皮瓣向远端延伸，以修复骶尾部、下腹部或髂股部皮肤缺损。

（二）肌皮瓣的切取

1. 体位

前或后或横行背阔肌肌皮瓣的切取宜采用侧卧位或半侧卧位，臂外展，前屈 90°，并屈肘，将肘及前臂固定在支架上。

2. 血管探查

背阔肌肌皮瓣设计完成后，在肌皮瓣设计线的前上部，即背阔肌前缘，做 6 ～ 10cm 长的切口，切开皮肤、皮下组织，直达胸壁肌肉肌膜表面，暴露背阔肌前缘，用示指及中指在背阔肌前缘下方疏松结缔组织内做钝性分离，此间隙很疏松，当示指深入背阔肌下 2 ～ 3cm 处，即可扪及胸背动脉的搏动。探清动脉搏动情况，通过触诊，手术医师了解胸背动脉的直径及走向，然后切取皮瓣。

3. 皮瓣切取方法及解剖层次

胸背动脉情况探明后，全层切开肌皮瓣设计线的前边缘，用电刀由远向近心端、由前向后在胸壁肌肉表面掀起背阔肌及其附着在表面的皮瓣，在季肋下方及腰筋膜区，背阔肌移行到腱膜，并与腹外斜肌起点交错在一起，此处宜用电刀边切开，边止血，减少术中出血。在第 9 至第 11 肋间处有较为粗大的肋间后动脉的外侧支，后方有腰动脉，宜予以结扎。当肌皮瓣远端解剖完成后，再解剖胸背动脉血管神经蒂，对瘦小的妇女或儿童，用手术放大镜解剖，使手术更为精确。结扎到大圆肌的血管以及旋肩胛动脉，使移植的肌皮瓣有较长的血管、神经蒂。

待受区的血管、神经解剖完成后，即可切下肌皮瓣供移植。

如果是背阔肌皮瓣带蒂移植，则对血管、神经蒂不做精细解剖，保留肌肉止点，或切断肌点均可，根据须要而定。

联合肌皮瓣的切取方法：较为常用的联合肌皮瓣是背阔肌肌皮瓣＋下腹壁皮瓣，以及背阔肌肌皮瓣＋腹直肌肌皮瓣。患者须取半侧卧位，使切取肌皮瓣侧垫高。切取背阔肌肌皮瓣＋下腹壁皮瓣游离移植时，先分离背阔肌肌皮瓣，分离胸背动静脉及神经蒂，予以切断、结扎，并标记之。再向下腹部延伸切口，直达腹外斜肌表面，掀起下腹部皮瓣。待受区准备完成后，切断下腹壁皮瓣的血管蒂（腹壁浅或旋髂浅血管），然后进行游离移植。

切取背阔肌肌皮瓣＋腹直肌肌皮瓣时，可以先分离背阔肌肌皮瓣，也可先分离腹直肌肌皮瓣。为了保证这两块肌皮瓣能联合取下供移植，要特别注意保护好脐周的腹壁下动脉穿支，使其不受损害。为此，一侧脐周的腹直肌前鞘须包括在移植肌皮瓣之内。

四、临床应用

（一）重建屈肘、屈指功能

背阔肌皮瓣移位重建屈肘、屈指功能是以胸背血管神经为蒂，将背阔肌移至同侧上肢与肘部肱二头肌腱止点，或与屈指深肌腱编织缝合。

手术步骤：患者侧卧，患侧在上。自腋后缘沿背阔肌外缘做斜行切口（亦可带一小块菱形岛状皮瓣）。将皮瓣向两侧翻开，显露背阔肌外侧缘。辨清背阔肌与前锯肌间隙，钝性分离并向内侧翻起背阔肌，在肩胛下角水平距外缘约 2cm 处，可见胸背血管神经束位于肌肉深面，妥善保护。辨清血管神经在肌肉内走行，用手指由外向内、由近向远钝性分离，直至所须长度和宽度。为便于缝合，肌瓣远端应连同背阔肌与前锯肌间隙一部分腰背筋膜一起切下，然后提起肌肉向近端游离直至背阔肌肱骨附着处。通过腋后缘至臂内侧的皮下隧道，将背阔肌引入肘部切口，在屈肘 90° 位与肱二头肌腱编织缝合。亦可将背阔肌肱骨附着点切下，缝于喙突，以保持肌肉正常力线。若同时重建屈肘、屈指功能，可根据背阔肌肌肉血管神经分布特点，在内外侧血管神经束之间将肌肉纵行劈开，其短头与肱二头肌腱缝合，以恢复屈肘功能；而长的腰背筋膜延伸部分，缝合成管状，与指深屈肌缝合以恢复屈指功能。术后用石膏托固定屈肘 70°，掌指关节屈曲位，肩关节内收位。3 周后开始功能练习。

（二）重建伸肘功能

背阔肌皮瓣移位重建伸肘功能，是将游离的背阔肌通过皮下隧道引入上臂后侧切口，缝于肱三头肌腱上。

（三）重建肩关节外展功能

背阔肌皮瓣移位重建三角肌功能是以肩胛下动静脉和胸背神经为蒂，将背阔肌倒转移位至肩外侧，按三角肌正常起止点缝合固定。

手术步骤：自腋后线沿背阔肌外缘做斜行切口。切取背阔肌瓣时，上端在靠近肱骨止点处切断，下端在背阔肌外侧缘离止腱约 17cm 处切断，切断处宽度从外侧缘起斜向内下约 18cm，形成与三角肌相似的三角形肌瓣。向近端追踪分离血管神经蒂，分别结扎、切断前锯肌血管和旋肩胛血管，形成以肩胛下 - 胸背血管、胸背神经为蒂的背阔肌肌瓣，其血管神经蒂长度可达 11cm。然后沿锁骨外缘、肩峰、肩胛冈及肩外侧做切口，显露三角肌及其起止点。

将带血管神经蒂的背阔肌肌瓣移至肩外侧有 2 个手术途径可供选择。

1. 经腋后移位

将带蒂背阔肌肌瓣先经大圆肌之下转向前，然后再从前通过三边孔转向后，最后将游离的背阔肌移位倒置于原三角肌处。这种途径所须血管神经蒂长度为 8 ～ 9cm，避免了移位后血管神经蒂张力。

2. 经腋前移位

将带蒂背阔肌肌瓣先经大圆肌下缘转向前端，经三角胸大肌间沟移到三角肌原位。分离时注意勿伤沟内的头静脉。此途径所须血管神经蒂的长度为 7cm，也满足了手术要求。

背阔肌倒转移位至肩外侧后，上端缝于三角肌止腱。术后外展架固定肩关节 90°，前屈 30° 位，保持 4 ～ 6 周。

（四）背阔肌肌皮瓣向后推进移位术

背阔肌肌皮瓣向后推进移位用于治疗先天性脊髓脊膜膨出、后正中线处压疮和放射性溃疡等疾患。

手术步骤：按创面大小、部位设计皮瓣，皮瓣与创面相连。按设计切开皮肤和皮下组织，沿背阔肌外缘切开深筋膜，由外向内钝性分离背阔肌，直至背阔肌在脊柱旁的腱膜起点，将其切断，使背阔肌连同浅层皮肤一起向后正中线推进移位，修复后正中线创面。术中所见背阔肌节断性血管一般不须处理。创面小者，全部切口可一期缝合；创面大者，前方裂开的创面可用中厚皮片覆盖。

（五）倒转背阔肌肌皮瓣移位术

倒转背阔肌肌皮瓣是以第 9、第 10、第 11 后肋间动脉穿支为蒂的肌皮瓣，向下逆行转移，可以修复骶髂部创面。

1. 皮瓣设计

皮瓣旋转轴位于离后正中线 5cm 处，在第 10、第 11、第肋 12 骨下缘穿支血管入肌肉处，皮瓣远端在离该肌肱骨止点 10cm 腋后线处，最大切取范围 8cm×20cm。在这一范围内设计皮瓣，皮瓣内可包含 1 根或 2 根后肋间动脉支。前者切取范围小，但旋转方便；后者切取范围大，但旋转受到限制。可根据临床须要设计不同形状的倒转肌皮瓣，修复骶部创面。

2. 手术步骤

按设计先做皮瓣近侧切口，切取并掀起肌皮瓣，然后向皮瓣远侧解剖，在离后正中线5cm处小心勿损伤穿支血管，待确认血管进入皮瓣后，继续解剖，直至获得足够的旋转弧来修复受区创面。由于皮瓣位于背阔肌外上部，术中应结扎、切断胸背血管。

（六）再造乳房

因先天性乳房发育不全，或乳房根治术后，胸部皮肤、肌肉、乳腺、乳头和腋窝内容物缺失，可用背阔肌肌（皮）瓣行乳房再造。

手术步骤：以对侧乳房大小设计所须再造乳房的形态和大小，以决定所切取皮瓣的面积。如受区皮肤、皮下组织完好，可形成背阔肌真皮脂肪瓣转移填入乳房位置的皮下。如受区皮肤组织量不足或乳癌根治术后皮下组织缺乏，受区不能分离成较大的洞穴时，须用带有皮肤的背阔肌肌皮瓣再造乳房，术中将肌皮瓣远端适当延长，延长部分形成真皮脂肪肌瓣，并将其返折用以增加再造乳房的丰满度。背阔肌肱骨止点切断并另接他处以再造一个腋前皱襞。如背阔肌肌皮瓣再造后乳房仍不丰满，可同时埋入硅胶乳房植入物，从而一次完成乳房再造。

注意事项：

（1）背阔肌靠近腋窝处，肌肉肥厚，界线清楚；而靠下方，肌肉较薄，界线不清。故切取背阔肌肌（皮）瓣时，应先在腋后皱襞寻找肌肉外侧缘，然后自上向下钝性分离背阔肌与前锯肌间隙，该间隙为疏松结缔组织，分离较易，出血少。

（2）背阔肌肌（皮）瓣转移重建肌肉功能时，必须保护胸背神经勿予损伤。如仅修复创面，尤其是头、颈部创面，须切断胸背神经，以免因肩部活动而引起受区部位不自主地活动。

（3）背阔肌移位重建屈肘、屈指功能时，在转移肌瓣下段带一小块菱形皮瓣，可减少肌肉转移缝合时切口处皮肤张力，便于肌肉滑动。

（4）背阔肌通过皮下隧道时，隧道要足够大，这样即使肌肉有些肿胀，也不致压迫血管蒂。

（5）切取倒转背阔肌肌皮瓣，只要确保有一大穿支血管进入皮瓣，就能使皮瓣获得足够血供。皮瓣基部皮肤应切断，便于转移。但基部肌肉一般不须切断，以防止损伤穿支血管，减少出血。

（6）重建屈肘、屈指功能时，在切取背阔肌肌皮瓣时应将胸背动静脉、胸背神经内外侧支均包括在肌瓣内，并在内、外侧支间将肌肉劈开，包含内侧支的肌瓣转移后重建屈肘功能，包含外侧支的肌瓣切取时应尽可能带些腰背筋膜，以获得足够长度，便于移位后能直接缝合于所须重建的肌腱上。

第三节　臀大肌肌皮瓣

　　臀大肌是臀部最大的菱形肌，位置表浅，主要营养血管为臀上动脉和臀下动脉，属双血管蒂型，临床上可根据实际须要形成多种形式的肌皮瓣。臀大肌肌皮瓣邻近骶尾部、坐骨结节和股骨大转子部，带蒂转移主要用于治疗这些部位压迫性压疮，游离移植可用作乳房再造等使用。由于肌皮瓣包含主要血管蒂，血供丰富，抗感染力强，可一期修复巨大压疮创面。术后肌肉起到良好的衬垫作用，减少皮肤与深部结构粘连，是治疗这些部位压疮常用的肌皮瓣。

一、适应证

　　（1）修复骶尾部、坐骨结节和股骨大转子的压疮。
　　（2）修补肛提肌治疗大便失禁。
　　（3）游离移植修补乳房。

二、应用解剖

　　臀大肌肌腹大而厚，肌的主要功能是使大腿伸展外旋。臀大肌起于髂嵴后部、骶尾骨背面和骶结节韧带，肌纤维斜向外下，上半部与下半部浅层纤维止于髂胫束，下部深层纤维止于股骨臀肌粗隆。臀大肌血供主要由臀上动脉和臀下动脉供应。前者经梨状肌上缘进入臀部后即分为深浅两支。深支与臀上神经伴行，走行于臀中肌深面，支配臀中肌和臀小肌；浅支在梨状肌与臀中肌间隙穿出后分成数支呈扇形分布至臀大肌上半部。后者与臀下神经伴行经梨状肌下缘穿出后，肌支支配臀大肌下半部，皮支在臀大肌下缘浅出后供养肌后侧皮肤。两者在肌肉内有丰富的吻合。支配臀大肌的神经来自臀下神经。临床上可根据须要形成臀大肌上部肌皮瓣、臀大肌下部肌皮瓣、臀股部肌皮瓣及全臀大肌肌皮瓣，通过旋转或推进方式修复骶部压疮。从臀大肌功能考虑，最好用其上半部，因下半部在功能方面占主导地位，术后几乎不造成髋关节伸展功能障碍。

三、手术方法

（一）臀大肌上部肌皮瓣

　　以臀上动脉浅支为血管蒂的臀大肌上部肌皮瓣用于修复骶尾部压疮。由于保留了臀大肌下半部，切取后对伸髋功能影响较小。供区创面不能一期闭合、须用游离皮片修复、增加了术后护理的困难等是其缺点。根据须要可形成旋转瓣、岛状瓣和推进瓣。

1. 旋转瓣

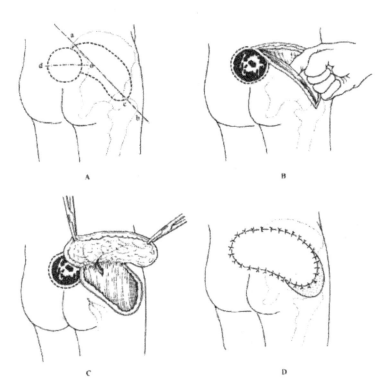

A. 皮瓣设计；B. 臀大肌分离；C. 肌皮瓣的切取；D. 肌皮瓣的转移

图 9-4　臀大肌上部肌皮瓣修复骶部压疮

（1）皮瓣设计

以臀上动脉为轴设计皮瓣，先用甲紫画出髂后上棘与股骨大转子尖端的连线 ab，该线为皮瓣设计轴心线；皮瓣旋转轴 o 位于连线中上 1/3 交点，即臀上动脉出梨状肌上缘处。从 o 点到皮瓣最远点 c 的距离应稍大于 o 点至创面最远点 d 的距离，皮瓣内侧缘与骶部创面相连，皮瓣远端大小与形状在旋转后应能较好地闭合创面（图 9-4A）。

（2）手术步骤

手术在腰麻或硬膜外麻醉下进行。患者取俯卧位；按皮瓣设计先做臀部外上方切口，在相当于髂后上棘与股骨大转子弧形连线上注意寻找臀大肌和臀中肌间隙，两肌之间为疏松结缔组织，用钝性方法很容易将两者分离（图 9-4B）。掀起臀大肌就能清楚见到 3～4 支臀上动脉浅支血管走行于肌肉深面。用手指在臀大肌深面向皮瓣远侧分离，臀大肌上部纤维移行于髂胫束处，与大粗隆间有滑囊相隔，容易分离。远侧皮瓣切开后，根据血管走行情况做内下方切口。对于从臀下神经束来的神经分支应尽量保留，不予切断，并将其向近侧游离至臀下神经出口处。掀起肌上瓣，小心分离臀上动脉浅支血管蒂部，术中不须显露臀上动脉主干，以免损伤而造成难以控制的出血。最后做内侧切口，至此臀大肌上部肌皮瓣已完全游离，形成以臀上动脉浅支为血管蒂的岛状肌皮瓣（图9-4C）。将皮瓣向内旋转150°修复骶部创面，供区创面用中厚皮片覆盖（图9-4D）。

2. 岛状瓣

（1）皮瓣设计

标明髂后上棘与股骨大转子连线中上1/3交点，该点为皮瓣的旋转轴。在连线上方根据骶部创面大小及形状设计皮瓣，注意从轴点至皮瓣最远端距离要大于至创面最远端距离。标明皮瓣与创面间切开线。

（2）手术步骤：先做皮瓣蒂部及上部切口，寻找臀大肌与臀中肌间隙，将两者钝性分离。掀起臀大肌显露走行于肌肉深面的臀上动脉浅支血管，确认血管进入皮瓣区后，切取岛状肌皮瓣。处理蒂部时在肌皮瓣的营养血管周围保留少量臀大肌纤维，形成窄小肌肉蒂，既保护血管蒂，又保护肌皮瓣，皮瓣切取后向中线推进，全部创面呈Y型闭合。将肌皮瓣向内旋转约180°，修复髁部创面，供区创面一期缝合或用中厚皮片修复。

3. 推进瓣

臀上血管和臀下血管出梨状肌上、下缘后，向外走行进入肌肉，使肌皮瓣切取后可采用"V-Y"推进方式修复骶部压疮。皮瓣内压疮可仅包含臀上动脉浅支，亦可包含臀上动脉和臀下动脉两支血管。临床根据压疮创面范围，可切取一侧或双侧臀大肌推进肌皮瓣，全部创面可一期闭合。

（1）皮瓣设计

在骶部创面两侧设计三角形皮瓣，底边位于内侧，与创面相连，大小与创面纵轴等宽，尖端位于外侧。

（2）手术步骤

皮瓣切取方法同臀大肌上部肌皮瓣，皮瓣切取后向中线推进，全部创面呈"Y"形闭合。为增加肌皮瓣推进距离，可在外侧切断臀大肌。

（二）臀大肌下部肌皮瓣

以臀下动脉为蒂的臀大肌下部肌皮瓣，局部转移可修复骶部、坐骨结节与股骨大转子部压疮。

1. 旋转瓣

（1）皮瓣设计

沿臀大肌下缘画出弧形皮瓣切口线。治疗骶部、坐骨结节部压疮，皮瓣位于外侧；治疗股骨大转子部压疮，皮瓣位于内侧。

（2）手术步骤

按设计做皮瓣下部切口，显露臀大肌下缘，用手指在臀大肌深面钝性分离，游离臀大肌至股骨附着处，将其切断后向上掀起肌皮瓣，术中一般不须要显露血管蒂，向内或向外旋转修复骶尾部、坐骨结节部或大粗隆部压疮。供区可一期闭合。

2. 推进瓣

（1）皮瓣设计

标明髂后上棘与股骨大转子连线，在连线下方设计倒三角形皮瓣，三角形底边与骶部创面相连，大小与压疮纵径等宽，尖端位于外下方。

（2）手术步骤

做皮瓣下部切口，显露臀大肌下缘，用手指钝性分离后翻起臀大肌，辨清走行于肌肉深面的臀下血管。做皮瓣上部切口，在臀上血管与臀下血管之间劈开臀大肌，最后做邻近压疮的皮瓣底部切口，将臀大肌下半部的骶骨附着部切下，形成以臀下血管为蒂的臀大肌下部肌皮瓣，呈"V-Y"推进修复骶部压疮。

（三）臀股部肌皮瓣

以臀下动脉及其股后皮支为蒂的臀股部肌皮瓣，切取范围大，皮瓣旋转轴位于坐骨结节上方 5cm 臀下动脉出梨状肌下缘处。皮瓣切取后对臀大肌功能影响较小，供区创面通常可一期闭合。

1. 皮瓣设计

先用甲紫标明股骨大转子与坐骨结节连线中点，以该点至腘窝中点做一连线，此为皮瓣设计的轴心线，在该线两侧 5cm 范围内设计舌状皮瓣，皮瓣远端可达腘窝上 8cm。

2. 手术步骤

先做皮瓣远侧切口，在深筋膜下，由远而近逆行切取皮瓣。至臀大肌下缘时，应在肌肉深面向上解剖，使臀大肌下部包含在皮瓣内，以免损伤在臀大肌下缘浅出的股后血管和皮神经。部分臀大肌由内、外侧切口切断，必要时可显露臀下血管束，形成血管神经束岛状肌皮瓣，局部转移修复骶部、会阴部、大转子部创面。

（四）全臀大肌旋转肌皮瓣

切取全臀大肌肌皮瓣或全臀股部肌皮瓣，结扎、切断臀上动脉浅支，形成以臀下动脉为蒂的全臀大肌皮瓣，向内旋转修复大转子和骶部压疮，全部创面可一期闭合。

1. 皮瓣设计

沿臀大肌上及外缘设计全臀大肌肌皮瓣，皮瓣起于骶部压疮上部，沿臀大肌上缘向外，在大转子上方弯向内，至大转子与坐骨结节之间，用于修复骶部压疮。如同时合并有骶部和大转子部压疮，可将皮瓣向下延伸至股后部，形成全臀股部旋转肌皮瓣。

2. 手术步骤

先做皮瓣外上方切口，在臀大肌与臀中肌间隙钝性分离，由上向下掀起整个肌皮瓣。将臀大肌从其髂后上棘和低骨附着处切下。为增加皮瓣旋转角度，须结扎、切断臀上动脉浅支，形成以臀下动脉为血管蒂的臀大肌肌皮瓣，向内旋转修复骶部创面，或同时修复骶部和大转子部创面。

（五）臀大肌穿支皮瓣

以臀上下动脉供血的臀大肌肌皮瓣因其血供丰富、操作可靠、并发症少成为臀部压疮常规的修复方法。但由于手术操作复杂，出血量大，而且臀大肌切断后会影响伸髋及外旋功能，导致起身困难或步态失调。臀上动脉和臀下动脉穿支是臀区皮肤的主要血供来源，可以设计以这些穿支血管为轴切取保留肌肉的穿支皮瓣。

1. 皮瓣设计

皮瓣设计多呈梭形，臀上动脉穿支皮瓣宜以髂后上棘与股骨大转子连线为纵轴，臀下动脉穿支皮瓣的纵轴宜以臀区中部沿大转子向下方为佳。术前利用多普勒在上述纵轴上探查穿支的位置，尽量使标定的穿支位于皮瓣中央部位。皮瓣大小根据软组织缺损面积以及臀部脂肪组织的厚薄及松弛程度而定。皮瓣的宽度应以保证供区可以直接拉拢缝合为度，一般不超过 10 ～ 12cm；皮瓣的长度可达 20 ～ 26cm。

临床应用表明由单一穿支供血的皮瓣血供丰富，可利用一个或多个皮穿支为血管蒂，转位安全可靠，根据创面部位、大小和形状，可设计成双叶、三叶、菱形或长方形旋转皮瓣，供区大多可直接缝合，不须植皮。

2. 手术步骤

①臀上动脉穿支皮瓣：按术前设计切开皮肤及皮下组织，皮瓣的外侧多位于髂胫束、臀肌膜，以及阔筋膜张肌的浅面，远离血管，故由外向内沿深筋膜层掀起皮瓣较为方便。当到达术前多普勒探查体表标记点附近时，仔细寻找分离由臀大肌肌膜穿出的臀上动脉穿支，通常选择粗大穿支血管束，结扎周围细小的穿支血管。循穿动脉向肌束间深入分离血管蒂至臀上动脉起始部，即可获得长度为 7 ～ 12cm 的血管蒂，此时将整个皮瓣掀起用于旋转或游离修复软组织缺损，供区创面直接缝合。②臀下动脉穿支皮瓣：皮瓣切取方法与上述类似，不同点在于循穿动脉向肌束间深入分离血管蒂至臀下动脉起始部时，须打开骶筋膜，此时应注意保护坐骨神经及阴部内动脉。皮瓣游离后的血管蒂长度可达 10 ～ 14cm。

四、注意事项

（1）术中应严格按解剖层次切取肌皮瓣，臀大肌与臀中肌之间为一层疏松结缔组织，在此间隙内很容易将两者分离，不易损伤营养血管，出血也少。

（2）切取肌皮瓣时应小心分离臀上动脉浅支，术中不应暴露臀上动脉主干，以免损伤造成难以控制的出血。

（3）切取臀大肌上部肌皮瓣时，注意保护进入皮瓣的臀下神经分支；切取臀股部肌皮瓣时，注意保护股后皮神经，以使皮瓣旋转后有良好的感觉功能。

（4）臀大肌是髋关节的巨大伸肌，切取整个臀大肌作为供肌，对非截瘫患者不宜选用，以免切除后造成较大的功能障碍，宜选用部分臀大肌肌皮瓣作为供区，术后对髋关节功能影响较小。

第四节　肱桡肌皮瓣

以桡侧返动脉和桡侧副动脉为蒂的顺行肱桡肌皮瓣主要用于局部移位修复肘部软组织缺损，方法简单安全。若将桡动脉包含在皮瓣内，不仅可携带前臂皮瓣一起切取，而且显著增加肌皮瓣营养血管的长度和外径，便于进行吻合血管的游离移植，扩大了肱桡肌皮瓣的应用范围。

一、应用解剖

（一）肱桡肌的形态解剖特点

肱桡肌是前臂桡侧最表浅的肌肉，为一长而扁的梭形肌，起于肱骨外上髁上方和外侧肌间隔，止于桡骨茎突基底。其近侧部形成肘窝的外侧缘，其内侧缘自上而下分别与肱肌、旋前圆肌和桡侧腕屈肌相邻，深面为桡侧腕长伸肌。肱桡肌肌腹于前臂中下 1/3 交界部移行为肌腱。近端深面有桡神经浅支、桡动脉及伴行静脉经过，远端肌腱的浅面有拇长展肌和拇短伸肌腱斜行跨过，其深面有桡动脉及伴行静脉、桡神经浅支走行，桡神经浅支在腕上 5.0cm 处转至腕背桡侧。

（二）肱桡肌的营养血管

肱桡肌的主要营养血管为桡侧副动脉、桡侧返动脉及肱动脉和桡动脉的肌支，以桡侧返动脉最为主要。

1. 桡侧副动脉

桡侧副动脉为肱深动脉的终末支，伴桡神经行于肱三头肌外侧头深面的桡神经沟内，在三角肌止点下方分为前支和后支。前支穿过臂外侧肌间隔，伴桡神经行于肱肌和肱桡肌之间，沿途发出 1 ～ 3 个肌支进入肱桡肌上段，终支与桡侧返动脉吻合。后支沿臂外侧肌间隔后面下行至肘部，终支与桡侧返动脉吻合。

2. 桡侧返动脉

桡侧返动脉为一短干，本组 20 侧中起始于桡动脉的占 95%，发出后分为升支、横支和降支。升支于肱桡肌、桡侧腕伸肌与肱肌之间，沿桡管向外上走行，并与桡侧副动脉分支相互吻合。升支在上行中可发出 1 ～ 4 条肌支，营养肱桡肌及桡侧腕长伸肌。降支向外下伴随桡神经深支走行，营养旋后肌及桡神经深支。横支几乎水平进入肱桡肌和桡侧腕长伸肌，是肱桡肌血供的最主要血管，营养肱桡肌的绝大部分。

3. 桡动脉的肱桡肌肌支

肱桡肌除上述两组主要营养血管外，尚有来自桡动脉主干发出的横向肌支至肌腹和肌腱，通常为3～5条，平均4条，且与桡侧返动脉横支相平行，动脉外径和入肌点较恒定。

桡侧副动脉、桡侧返动脉、桡动脉的肱桡肌肌支均有两条静脉伴行，外径略粗于伴行动脉。

（三）肱桡肌内微血管的显微解剖学特点

桡侧副动脉供应中、上段肱桡肌肌腹，且与桡侧返动脉分支在肌腹内形成广泛吻合，形成明显的吻合弓。血管终末支经肱桡肌表面垂直穿出，形成皮支，营养其表面皮肤。桡侧返动脉营养肱桡肌的绝大部分，除与桡侧副动脉有广泛的吻合外，且与其远侧的桡动脉发出的肱桡肌肌支也有广泛的吻合，形成明显的吻合弓。因而，桡侧副动脉、桡侧返动脉、桡动脉的肱桡肌肌支在肱桡肌内形成了广泛的吻合网，相互代偿，重叠供血，形成网状血管结构。

（四）肱桡肌的神经支配

肱桡肌的肌支由桡神经在桡管内发出，有 1 ～ 2 支，走行 2 ～ 3cm，斜行进入肌内。

二、适应证

（1）顺行肱桡肌皮瓣主要应用于以下两方面：①以桡侧返动脉或桡侧副动脉为蒂，局部移位修复肘部软组织缺损；②以桡动脉为血管蒂，可切取较大面积的肱桡肌皮瓣进行游离移植，修复受区较大范围的软组织缺损。

（2）逆行肱桡肌皮瓣主要应用于各种原因所致前臂、腕部软组织缺损。

三、体位

仰卧位，患侧上肢外展位。

四、麻醉

臂丛麻醉。

五、皮瓣设计

（一）顺行肱桡肌皮瓣

在肘外侧桡骨小头平面标明皮瓣营养血管，即桡侧返动脉进入肌肉的位置。根据受区要求，沿肱桡肌范围设计皮瓣，皮瓣可较肌腹宽 1 ～ 2cm。若设计以桡动、静脉为蒂的肌皮瓣，则皮瓣应用范围可包括前臂桡侧。

（二）逆行肱桡肌皮瓣

以桡动脉的体表走行线为皮瓣的轴心线；皮瓣的旋转轴点位于皮瓣轴心线上、肱骨外上髁下方 6cm 处；皮瓣切取平面为肱桡肌与桡侧伸腕长肌之间的肌间隙。皮瓣的切取范围上至肱骨外上髁上方 7.0cm，下至肱骨外上髁下方 6.0 ～ 8.0cm，宽可达 8.0cm；旋转范围可达腕横纹水平。

六、注意事项

（1）桡神经浅支位于肱桡肌深面，切取肌皮瓣时注意勿予损伤。

（2）肱桡肌皮瓣移植时，为增加血管长度，可将肌肉营养血管游离至桡动脉，必要时游离一段桡动脉，以桡动脉为营养血管蒂可获得更大旋转弧。

第五节　前臂桡动脉皮瓣

一、适应证

（1）手部大面积软组织缺损，伴有肌腱、骨骼外露，植皮难以成活的。

（2）手部各种严重畸形及瘢痕挛缩，切疤矫正畸形后，有大面积软组织缺损并伴有骨骼、肌腱等组织裸露者。

（3）手部感染创面的修复。

（4）手指再造。

二、应用解剖

（一）前臂桡动脉皮瓣的血供

来源于桡动脉及其分支。桡动脉在平桡骨颈水平由肱动脉发出，起点位于肘横纹下1cm。桡动脉发出后，走行于肱桡肌和旋前圆肌之间，继而位于肱桡肌与桡侧屈腕肌之间，至腕上方斜向腕背第 1 个伸肌腱鞘管（拇长展肌腱、拇短伸肌腱）的深面进入解剖鼻烟窝，沿舟骨和大多角骨背面下行，穿第 1 掌骨基底间隙进入手掌深部。发出拇主要动脉后，主干与尺动脉掌深支吻合形成掌深弓。桡动脉自起点到桡骨茎突，这一段的长度平均为 21cm，依据桡动脉与肱桡肌的位置关系，桡动脉可分为两部分：

1. 掩盖部

桡动脉的近侧段被肱桡肌肌腹所掩盖，故称为掩盖部，平均长度为 11.7cm。

2. 显露部

桡动脉远侧段位于肱桡肌肌腱与桡侧腕屈肌肌腱之间，位置表浅，直接位于皮下，为浅、深筋膜覆盖，故称为显露部，平均长 10.1cm。桡动脉的外径在前臂上部平均为 2.7mm，在前臂中部和下部为 2.3mm。桡动脉在其上 1/3 段发出 1 ～ 3 条肌皮支，中 1/3 段发出 2 ～ 3 条皮支，下 1/3 段发出 3 ～ 7 条皮支，中下段的皮支较粗大。

（二）桡动脉的伴行静脉

桡动脉有两条伴行静脉，其起点外径 2.0mm；同时前臂桡侧皮下有头静脉走行，外径 2.5 ～ 3.3mm，在行皮瓣移植时，是皮瓣的回流静脉。桡动脉逆行岛状皮瓣的静脉回流方式如下：

（1）在皮瓣肿胀、组织压和静脉压增高的情况下，静脉充血、扩张，发育不良的静脉瓣相对关闭不全而直接逆流。

（2）通过两条伴行静脉间的交通支做迷宫式逆流。

（3）通过深、浅静脉间的交通支逆流。

三、体位

仰卧位，患侧上肢外展位。

四、麻醉

臂丛麻醉。

五、手术方法

（一）游离皮瓣移植

1. 皮瓣设计

在肘窝中点与腕部桡动脉搏动点做纵轴线，由于桡动脉在显露部的分支明显多于掩盖部，因此前臂皮瓣游离移植时，应以桡动脉下段为皮瓣纵轴。皮瓣切取范围根据受区创面大小，可以包括整个前臂皮肤，并可延至肘上。

2. 皮瓣切取

手术在气囊止血带下进行。根据设计线，在皮瓣的桡、尺侧做适当的纵行切口。循深筋膜与肌膜之间向中线做锐性分离。尺侧分离至桡侧腕屈肌腱，桡侧分离至肱桡肌腱，注意勿损伤自桡动脉发出的细小分支。必须从桡动静脉深面掀起皮瓣。仔细结扎桡动脉发出的肌支。切断、结扎皮瓣远端的前臂正中静脉、头静脉、桡动脉及其伴行静脉，此时已形成带返侧桡动静脉和头静脉蒂的前臂皮瓣。放松止血带后，观察皮瓣血液循环，确定皮瓣血供良好无误时，再切断血管蒂，确切结扎供区血管。

（二）逆行岛状皮瓣转移

1. 皮瓣设计

修复手部创面行逆行岛状转移时，皮瓣的旋转轴应位于桡动脉搏动处。根据创面大小设计网球拍状皮瓣。前臂皮瓣在桡动静脉近端切断之前必须用血管阻断夹阻断血供，观察手与前臂逆行皮瓣的血供情况。无异常时即可将桡动静脉血管束近端切断并妥善结扎。皮瓣就可以通过皮下隧道行至受区进行修复。如果皮瓣体积过大，通过隧道有困难时，可以直接切开皮肤，并做适当分离以减少蒂部张力。供瓣区取中厚皮片修复。

2. 皮瓣切取

手术在气囊止血带下进行，先做皮瓣蒂部切口，在桡侧腕屈肌的桡侧，显露桡动静脉。辨清桡动脉走向，按皮瓣设计切开皮肤，直达深筋膜下，并由两侧向皮瓣中心做锐性分离，在接近肱桡肌与桡侧腕屈肌间隙时，应在肌膜下分离，以防止损伤自桡动脉发出的细小分支，结扎桡动脉至深层组织分支。将整个皮瓣完全游离后，用血管夹夹住皮瓣近端桡动静脉，松止血带，观察手部及皮瓣血运、远端桡动脉搏动情况，如无异常，即在皮瓣近侧缘结扎并切断血管束，形成以远侧桡动静脉为蒂的岛状皮瓣，逆行旋转可修复手部创面。

（三）前臂桡侧骨皮瓣再造拇指

桡动脉除发出皮支供应皮肤外，还发出肌支及骨膜支供应深部肌肉和桡骨，以远端桡动静脉为蒂，切取带桡骨片的前臂桡侧皮瓣逆行转移可再造拇指。

1. 皮瓣设计

在腕横纹上约 3cm 处，以桡动脉为中心设计上部基底为 5cm、下部基底为 6cm 的梯形皮瓣，皮瓣长度大于再造拇指的长度。

2. 手术步骤

先做皮瓣蒂部切口，显露桡动静脉，按设计切取皮瓣，向桡侧牵开肱桡肌，显露桡骨，确定桡骨片的切取范围。术中注意保护桡动脉进入桡骨的营养血管。切取桡骨片时骨膜不做剥离，以保证骨瓣 - 骨膜 - 皮瓣的完整性，在皮瓣近侧结扎、切断桡动静脉，形成以远侧桡动静脉为血管蒂的前臂骨皮瓣。逆行翻转骨皮瓣，一期再造拇指。将皮瓣内皮神经与拇指残端的指神经吻合，以恢复再造拇指的感觉功能。供区创面用游离皮片修复。

六、注意事项

（1）该皮瓣切取后要牺牲桡动脉主干，对手部血供有一定影响，而且术后供瓣区留下明显的瘢痕，影响美观，尤其对年轻女性，选择时应慎重。特别要强调的是，不能轻易切取前臂皮瓣去修复下肢等次要部位的皮肤软组织缺损。

（2）在进行逆行岛状皮瓣移植前应检查掌部动脉弓是否通畅（Allen 试验），避免因切取桡动脉而影响手与前臂的血运。

（3）临床实际应用时，皮瓣上界不应超过肘窝下 2cm。同时保留贵要静脉及其表面皮肤，不予切取，以利于手部的静脉回流及保证前臂的功能。

（4）前臂桡侧逆行岛状皮瓣的静脉回流主要靠桡动脉两条伴行静脉，保留头静脉不能增加皮瓣回流，反而将手部静脉血倒流入皮瓣内，造成术后皮瓣肿胀，因此术中应将头静脉从中分离出去，若皮瓣较大无法分离时，则可将远近端结扎。

第六节　指侧方皮瓣

一、适应证

（1）创伤致手指部骨、关节、肌腱暴露者。

（2）手指瘢痕挛缩畸形，切除瘢痕、矫正畸形后有深部组织裸露，且不能用皮片修复创面。

（3）切除手部瘢痕，同时行骨、关节和肌腱手术，须同时覆盖创面。

（4）无法再植末节断指，去皮后固定远节指骨，用该皮瓣转移覆盖创面，以增加手指长度。

（5）陈旧性拇或手指部分缺损，行再造或延长拇、手指。

（6）拇、手指套脱伤采用随意皮管修复后重建指腹感觉。

二、应用解剖

在掌指关节平面附近，指总动脉分 2 支成邻近手指掌侧固有动脉，在手指侧面偏向掌侧向前走行，有同名神经位于动脉掌侧伴行。在指掌侧固有动脉行走过程中，发出多支指腹侧支及指背侧支，并与对侧支互相吻合，其中有 3 ～ 4 条较粗的吻合支，统称指横动脉或指环状动脉，指固有动脉在指端（指腹）形成丰富的毛细血管网与对侧吻合。指掌侧固有神经在近节指骨基底部平面恒定发出 1 支粗大的指背分支，斜行走向近侧指间关节背面，支配同侧指背皮肤感觉。自近节指骨基底掌侧部向近指间关节背外侧画一线，即为该神经分支的体表投影线，在临床设计皮瓣时，很有价值。若皮瓣内携带该神经，与受区神经吻接，有利恢复皮瓣感觉，而可以不影响供指指端侧感觉。也可在手术中将指掌侧固有神经自指固有动脉分离出来，保留在原位，形成不包含指掌侧固有神经的指动脉皮瓣，而供指侧和指腹，感觉不受影响，若皮瓣覆盖范围较远，血管蒂部张力过大，或血管蒂不够长，可切断结扎邻近指掌侧固有动脉，再向近侧分离血管形成以指总动脉为蒂血管的岛状皮瓣，可扩大指侧方皮瓣旋转弧范围。须要注意：临床解剖发现大约 3% 指固有动脉缺如或闭塞，7% ～ 12% 未发现有伴行静脉或至近节指的近侧才形成可见静脉而其远侧为弥散状静脉丛，因此在切取包含指掌侧固有神经的手指侧方皮瓣时，应注意保护皮瓣血液循环即动脉供血血管和静脉回流通路。

三、手术方法

（一）手指血管神经皮岛

手指各部位感觉都很重要，尤其是拇指、示指、中指桡侧和小指尺侧，是重要的感觉区。一旦这些部位感觉丧失，将严重影响手的持物功能。采用中指或环指尺侧血管神经岛状皮瓣转移可重建上述重要感觉区的感觉功能。

1. 皮瓣设计

以中指尺侧皮岛重建皮管再造拇指感觉功能为例。在中指尺侧设计皮瓣，以皮瓣远侧不超过末端指节的一半为宜。再在手指侧方做"之"字形切口直至手掌，另在再造拇指的皮管远端画出与皮瓣等大的切口，拇指指根部画出横切口。

2. 手术步骤

先做蒂部切口，小心分离指根部和掌部血管神经束，其周围脂肪结缔组织应尽量保留，所见血管和神经分支予以切断、结扎，在指总动脉分叉处，切断、结扎供应邻指的固有血管。若神经移动幅度不够大，可在掌部劈开指总神经。由近而远分离指部血管神经束，连同指腹的皮瓣一起切取下来，形成血管神经皮岛。在拇指远端切除一块皮肤，在拇指根部掌面做 2cm 长横切口，以便皮瓣和蒂经此处移至患指指腹。在掌部和患指间用弯止血钳潜行分离造成皮下隧道，用止血钳夹住皮瓣上预穿的牵引线，通过隧道时，应避免蒂部扭转或受压。皮瓣和其他创面缝合后，供皮指创面利用患指切下的皮肤做全厚皮片移植。

（二）不包含指掌侧固有神经的手指侧方皮瓣

该皮瓣特点是皮瓣内不包含指掌侧固有神经，皮瓣切取后不损害供指指端感觉功能，但皮瓣缺乏感觉是其缺点。适用于修复手部对感觉功能要求不高的中、小范围创面。

1. 皮瓣设计

皮瓣选自受区邻近手指的侧面，皮瓣可取的范围由指背根部至甲根近侧，两侧至背、掌侧中线。以指动脉为蒂画出皮瓣轮廓。皮瓣旋转轴位于指总动脉分叉处。皮瓣大小应稍大于受区面积，使皮瓣转移后能无张力地覆盖创面，避免血管蒂受牵拉。

2. 手术步骤

手术在充气止血带下进行。在手掌远侧，伤指与供指间做一纵行小切口，暴露供指的血管神经束，沿血管走行方向做手指侧方"之"字形切口，直至皮瓣近侧缘。然后做皮瓣掌侧切口，在指屈腱鞘浅面，向背侧锐性分离皮瓣。由于指掌侧固有神经位于指动脉的掌内侧，当皮瓣从掌侧掀起时，很容易暴露指神经。纵行切开包裹神经的一薄层软组织，为避免损伤伴行的血管，游离神经时应紧靠神经进行锐性分离。待神经从皮瓣中游离出来后，在指动脉深面继续向背侧分离，直至皮瓣完全游离。术中应防止血管与皮瓣分离，在皮瓣远端结扎切断指动脉，然后提起皮瓣向近端游离血管蒂部，直至指总动脉分叉处。操作中应尽量多保留指动脉周围的疏松结缔组织，以免损伤与动脉伴行的回流静脉。皮瓣形成后通过皮下隧道转移修复创面。若创面位于手背面，转移时必须切断深部掌骨间横韧带，以减少对血管蒂的牵拉。供区创面用全厚皮片覆盖。

（三）包含指掌侧固有神经背侧支的手指侧方皮瓣

该皮瓣特点是皮瓣内包含指掌侧固有神经背侧分支，而将神经主干留在原位，使皮瓣切取后既不损害供指指端感觉功能，又使转移皮瓣具有良好的感觉功能。适用于修复指端创面、手指加长和拇指再造。

1. 皮瓣设计

皮瓣设计同不包含指掌侧固有神经的手指侧方皮瓣。由于指动脉位于手指侧面稍偏于掌侧，而指掌侧固有神经背侧支自指根部发出后斜向指背侧，两者并不在一起行走，设计时必须将两者均包含在皮瓣内。

2. 手术步骤

皮瓣切取方法与不包含指掌侧固有神经的手指侧方皮瓣基本相同，但术中必须保护进入皮瓣的指掌侧固有神经背侧分支，并进行神经束间分离，将其从指掌侧固有神经中小心分离出来，形成血管神经蒂岛状皮瓣。

（四）指侧方逆行岛状皮瓣

切取近指侧方岛状皮瓣，以远侧指掌侧固有动脉为蒂，逆行转移，可修复同指远端创面。若将指神经背侧分支包含在皮瓣内，并与伤指残端指神经吻合，则使转移皮瓣具有良好的感觉功能。

1. 皮瓣设计

在指近节侧方以指固有动脉为轴设计皮瓣，示指选择尺侧，小指选择桡侧，中指和环指桡尺侧均可。皮瓣长不超过近指横纹，宽不超过指掌及指背的正中线，按样布大小设计，轴血管一般在皮瓣中轴偏掌侧，旋转点不超过指中节远 1/4。

2. 手术步骤

在臂丛麻醉下，上止血带，常规清创。先在设计皮瓣近端做切口，解剖见到指血管神经束后再在指腹侧及背侧做切口，于腱鞘浅层游离皮瓣，切开皮瓣远端，在手术显微镜下，将指动脉、静脉与指神经分离。血管夹阻断指动静脉，松开止血带，如皮瓣红润，渗血良好，指动脉搏动存在，则结扎并切断指动静脉近端，向远侧解剖至旋转点。以皮瓣旋转点为中心，将皮瓣旋转，覆盖创面，检查旋转后血管蒂，一般逆转角度在 160°左右，无受压、扭曲，缝合皮瓣。若将皮瓣中包含的指神经背侧支与受区残端指神经吻合，则可恢复皮瓣良好的感觉功能。供区以全厚皮瓣移植。

四、注意事项

（1）游离指掌侧固有神经主干时，应紧贴神经干锐性分离，尽量多保留指动脉周围疏松的结缔组织，以免损伤与动脉伴行的回流静脉，防止血管与皮瓣分离而影响皮瓣血运。

（2）切取皮瓣时必须妥善保护指掌侧固有神经背侧支，有两种方法：①在指根部暴露血管神经束时，小心寻找指掌侧固有神经背侧支，并沿该分支向远侧分离，确认其进入皮瓣区后再切取皮瓣；②由远而近逆行切取皮瓣时，在皮瓣深面将指掌侧固有神经主干由远侧向近侧游离，在接近指根部时可见到一大的神经分支斜向指背部，妥为保护。前者较为安全、稳妥。

（3）皮瓣通过皮下隧道时，隧道要宽松，血管蒂要够长，防止牵拉、受压或卷曲。

（4）如皮瓣旋转时血管蒂受压，导致皮瓣静脉回流障碍，宜拆去部分缝线减压，并用生理盐水肝素液擦拭皮瓣缘，使其渗血，可避免皮瓣胀死，2～3d 后，皮瓣逐渐建立侧支循环，皮瓣逐渐红润、成活。

（5）采用手指逆行岛状皮瓣修复指端创面时，应将指神经背侧支包含在皮瓣内，并与手指残端指神经缝合，以重建皮瓣感觉功能。

第七节　股前外侧皮瓣

一、应用解剖

（一）皮瓣的血管

股前外侧皮瓣的血供主要来自旋股外侧动脉降支，占 80% 以上。

1. 皮瓣的血管蒂 - 旋股外侧动脉降支

旋股外侧动脉自股深动脉或股动脉发出后很快分为升支、横支和降支，其中降支最粗大、行程最长。降支在股直肌与股外侧肌之间行向外下方。由髂前上棘与髌骨外上缘连线（髂髌线）中点与腹股韧带中点做一连线，这一连线的下 2/3 段即为降支的体表投影。股神经的股外侧肌支伴行在旋股外侧动脉降支的外上方。降支大约在髂髌线中点稍上方、于股直肌与股外侧肌之间分为内侧支和外侧支。内侧支继续下行并沿途分支供养邻近肌肉。外侧支行向外下分支供养股外侧肌及股前外侧部皮肤。降支在肌间隙中可以作为皮瓣血管蒂的长度为 8～12cm，在发出第 1 个股外侧肌皮动脉穿支上方约 10cm 处，是截断和吻接的常用部位，此处降支的外径平均为 2.1mm（1.1～2.8mm）。

2. 皮瓣的血管穿支

旋股外侧动脉降支主干末段（分叉前）及其外侧支逐渐发出皮动脉穿支供养股前外侧部皮肤，其中以肌皮动脉穿支为主（约占 80%），少数为肌间隙皮支。肌皮动脉穿支即从降支或其外侧支发出血管分支，穿过股外侧肌、阔筋膜后至皮肤，肌间隙皮支是血管分支从股直肌与股外侧肌间隙浅出后穿阔筋膜至皮肤。

3. 皮瓣的静脉

旋股外侧动脉降支多数有 2 条伴行静脉（94.3%），外径分别为 2.3mm 和 1.8mm。所有肌皮动脉穿支都有伴行的静脉，多数为 1 条；皮瓣区浅层，相当于旋股外侧动脉降支附近，还有股外侧浅静脉干，外径为 3.5～5.5mm，必要时也可利用。

4. 股前外侧皮瓣的血管变异

典型的股前外侧皮瓣血供来自旋股外侧动脉降支，包括其主干、内侧支和外侧支，占 80%～90%，另有 10% 左右血供来源于旋股外侧动脉横支、主干、股深动脉和股动脉。

（二）皮瓣的皮神经

股外侧皮神经是该皮瓣的感觉神经，它自腰丛发出后，在髂前上棘内侧 1cm 处穿经腹股沟韧带深面至股部，分为粗长的前支和较短细的后支。前支在缝匠肌与阔筋膜张肌之间的浅沟内下行，继而沿阔筋膜张肌前缘、深浅两层阔筋膜之间走行，在髂前上棘的前下方 7～10cm 处穿出深筋膜、向下分布于股前外侧中下部。后支在髂髌线内外 1cm 范围下行，进入股前外侧皮肤。在髂髌线中点，即第 1 皮肤穿支血管浅出点附近，可见纵行的股外侧皮神经，呈扁平状，横径为 1.0～1.5mm。以髂髌线上 1/3 段作为定位标志，可找出此神经近端，并作为皮瓣神经蒂而制备带感觉的皮瓣。

二、适应证

股前外侧皮瓣被广泛应用于全身各部位的修复，适应证非常宽广，因而也被冠为"万能皮瓣"。

（一）大面积皮肤组织缺损

因创伤、肿瘤切除、瘢痕松解等所致大面积皮肤组织缺损均可采用股前外侧皮瓣修复。股前外侧皮瓣最大修复面积可达到400cm²。如在解剖皮瓣时，保留1支以上肌皮穿支，则皮瓣血运更得以保障，设计皮瓣下缘甚至可达髌骨上方。外伤性四肢大面积皮肤组织缺损、皮肤撕脱伤、胸壁缺损、腹壁缺损常用股前外侧皮瓣修复。岛状股外侧肌皮瓣修复腹壁缺损面积可达20cm×24cm，血管蒂长达20cm。

（二）深层组织缺损和洞穿性缺损

股前外侧皮瓣皮下脂肪厚，又可携带阔筋膜及部分股外侧肌，皮瓣厚度有时可达1.5～2cm，因而对较深的组织缺损或须大量组织充填的凹陷性缺损尤为适用。颌面部洞穿性缺损也常采用。

（三）感染性皮肤组织缺损

股前外侧皮瓣血供丰富，皮瓣面积大，组织量充足，适用于感染创面，尤其是慢性、大面积感染创面的修复。如带蒂转移修复髂部、股骨大转子部压疮，游离移植修复头部、下肢慢性溃疡以及颈胸部放射性溃疡等。

（四）组织器官再造

如阴茎再造、阴道再造、眼窝再造和舌再造。由于股前外侧皮瓣游离移植成功率高，并且携带部分股外侧肌制成肌皮瓣，因而既可修复浅层缺损，又可修复深层缺损，在舌和口底缺损的修复中尤为合适。较之前臂皮瓣，再造舌更为丰满。

（五）超薄移植修复组织缺损

股前外侧皮瓣也可修剪其皮下脂肪而制成超薄皮瓣。以穿支为中心，把直径3cm以外的皮下脂肪和深筋膜修除，保留真皮下血管网层，即制成带轴心血管的超薄皮瓣，可用于颈、肩、手掌、手背、足背等部位缺损的修复，超薄皮瓣移植后外形和功能恢复较满意。

（六）负重及感觉要求部位组织缺损

携带股外侧皮神经的股前外侧皮瓣，可以修复足底、足跟、手掌等负重或感觉恢复要求较高部位的缺损，使皮瓣耐磨，避免因过冷、过热造成皮瓣损伤。

（七）特殊部位的皮肤组织缺损

携带强韧的阔筋膜的股前外侧皮瓣，可用于同时修复组织缺损部位的其他组织结构。

如头皮缺损的修复，可利用阔筋膜修复帽状腱膜；足踝部伴肌腱、韧带的损伤，可利用阔筋膜重建足踝部的韧带和肌腱。利用阔筋膜增厚的髂胫束部分，也可以代替跟腱、重建拇指或指的屈腱和伸腱，还可以用作足底跖腱膜的修复。

（八）联合应用

股前外侧皮瓣和髂骨瓣或腓骨瓣联合移植可用于下颌、颊部全层缺损的修复；股前外侧皮瓣和阔筋膜张肌肌瓣联合移植可修复巨大腹壁缺损；股前外侧皮瓣与足背皮瓣及髂骨、股前外侧皮瓣和甲瓣联合应用可用于手部缺损的修复。

（九）携带应用

通过腕部、踝部或其他部位血管携带皮瓣，以修复腹股沟区、小腿或其他部位皮肤组织缺损。

（十）双血供游离移植

同时吻接旋股外侧动脉降支和膝上外侧动脉供血，如足外伤致足背动脉和胫后动脉同时毁损，可将上述血管分别吻接。

三、手术方法

（一）皮瓣设计

患者取平卧位，自髂前上棘至髌骨外上缘做一连线（髂髌线），在连线中点附近用多普勒血流仪先测出旋股外侧动脉降支发出的第一肌皮动脉浅出皮肤点的位置，多数在以髂髌线中点为圆心、3cm 为半径的范围内，外下象限居多。设计皮瓣时使此点落于皮瓣的上 1/3 部中央附近，再以髂髌线为轴根据缺损部位的形状和面积，标出皮瓣边界，上界可达阔筋膜张肌的远端，下界至髌骨上 7cm，内侧达股直肌内侧缘，外侧至股外侧肌间隔或略大。皮瓣可设计成椭圆形、菱形或半月形，面积在 15cm×25cm 以内。

逆行岛状皮瓣：用多普勒血流仪先测出第一肌皮动脉浅出点和膝上外侧动脉的起始点。皮瓣尽可能向下设计，并使第一肌皮动脉穿支点设计在皮瓣中央，皮瓣的旋转点位于髌骨外上缘上 5～6cm，皮瓣逆行翻转可达膝下 10cm 处。如以膝上外侧动脉起始点为旋转点，旋转轴可达 26cm。面积为 15cm×15cm 大小的皮瓣，包含第一肌皮动脉即可满足皮瓣供血；若设计较大面积皮瓣，则尽可能保留第二、第三穿支。

（二）手术步骤

（1）按术前设计，沿皮瓣内侧缘，切开皮肤、皮下组织及深筋膜，并将切口向下延长。将上述软组织临时缝合固定，以防分离而损伤肌皮血管。

（2）在阔筋膜深面找到股直肌与股外侧肌之间隙，钝性分开股直肌与股外侧肌，即可发现旋股外侧动脉降支，顺降支向内上方分离至起始部，暂不显露旋股外侧动脉。

（3）沿降支由上而下解剖分离，向内侧牵开股直肌，寻找降支向外侧发出的分支，如为肌间隙皮支，则易于分离；如为肌皮穿支，则追踪直至进入股外侧肌点为止。

（4）将皮瓣的上、内、下面完全切开，在阔筋膜深面向外掀起皮瓣，越过股直肌表面后，在股外侧肌与阔筋膜之间仔细寻找进入筋膜的穿支。由于筋膜下仅有少许疏松结缔组织，穿支辨认不难。

（5）找到穿支后，沿穿支逆行追踪，逐步切断其穿行的股外侧肌，直至穿支全部暴露并与降支有明确的连续为止。

（6）将皮瓣外侧缘切开，并根据受区须要解剖游离降支干，完全游离皮瓣。

第十章　显微外科技术在骨科中的应用

第一节　血管损伤

肢体的血管损伤较为常见，某些重要的血管损伤可能导致肢体严重的血液供应障碍，甚至发生肢体坏死等严重后果。血管外科的历史虽久，但在很长时间内仅限于结扎止血以挽救生命。近 20 年来，血管修复技术发展较快，断肢再植的成功使外科医生对血管损伤有了进一步的认识，结扎止血挽救生命已不是主要治疗手段，首先应尽可能修复损伤的血管，重建正常的血液循环，这不仅能挽救病人生命，而且保留了肢体的完整性。目前，不仅对直径大的血管能进行修复，甚至对直径在 1mm 以下的小血管吻合也能成功，血管损伤已不应是难题。

一、病理

（一）血管损伤的病理变化可分为 4 种类型

1. 完全断裂

血管在完全断裂后均出现断端的收缩反应。即使为较大的动脉，在完全断裂后也不一定因失血而死亡，这是因为血管两断端收缩和痉挛，同时伴有血压下降，促使血栓形成而使管腔闭塞。

2. 部分断裂

这是一种更严重的损伤，血管壁发生裂伤或部分缺损时，由于血管壁的收缩反而使裂口扩大，出血常比全断时多，即使出血能暂时停止，有时也难免再度继发出血。

3. 血管挫伤

血管挫伤后内膜与中层受到损伤，可产生血栓形成而导致血液循环中断。由于无外出血情况，常被忽视。血管挫伤后也常引起广泛性的继发性痉挛，在后期还可能形成动脉瘤。

4. 血管受压

多由于骨折与脱位，血肿和不适当地使用止血带所致。长时间严重受压也可使血流中断，导致肢体严重缺血损伤。

（二）血管损伤后的病理生理改变

1. 血管痉挛

这是由于创伤引起的，主要是血管充盈不良以及血管壁受到机械性刺激而引起平滑肌持续性收缩的结果，神经因素不是主要的。血管痉挛可局限于损伤部位几厘米的长度，也可累及远端血管、小动脉与毛细血管。临床上可见到四肢大动脉损伤时，不仅损伤部位血管痉挛，常可延及其所有分支。最易发生痉挛的动脉，上肢为肱动脉，下肢为股动脉下1/3 段，腘动脉和胫后动脉。血管痉挛持续时间较长时，管腔闭塞，血流中断，导致肢体缺血性坏死。

2. 伤肢肿胀

受伤肢体肿胀，在静脉损伤时更为严重。血液循环恢复后所出现的肿胀，其程度与缺血时间以及静脉回流畅通与否有关。肿胀在1周内达最高峰，第2周随着侧肢循环的建立而逐渐消退。某些情况，如肿胀的肌肉被筋膜紧紧包裹，压迫静脉回流，进一步影响细胞与组织间的微循环，久之可发生组织细胞的变性与坏死。神经组织对缺血的反应虽不及肌肉，但较敏感，可出现肢体麻木、疼痛等症状。因肢体缺血、水肿导致组织变性与坏死，其代谢产物入血也可影响血液净化程度，有时可出现肌红蛋白尿，甚至产生肾功能障碍。

3. 动静脉瘘

如果彼此伴行的动脉与静脉同时被刺刀、枪弹和骨端损伤时，以动脉破口流出的血流压力较高，可沿阻力较低的途径流入静脉的破口，彼此互相沟通，形成瘘管，即成外伤性动静脉瘘，特别是当动静脉共同包在一层鞘膜内时，这种动静脉瘘则更易形成。

4. 假性动脉瘤

动脉损伤时，如软组织伤口小，出血不能流至体外而停留在肌肉和筋膜间隙中，形成血肿。此后血肿外层机化，形成纤维组织包囊，内壁光滑似血管内膜，腔与原来裂口的动脉相通，血肿中央的血液仍呈液状，在动脉壁撕裂处来回流动，使血肿的中央传导性搏动，是为假性动脉瘤，又称搏动性血肿，可触及震颤及听到收缩期杂音，假性动脉瘤可逐渐增大，并随时可发生破裂。

二、临床表现

较大的血管损伤时，因出血过多，常伴有休克，如不及时抢救，可危及生命。动脉损伤时，伤肢呈苍白色或花斑状，肢体温度下降。静脉损伤时，伤肢呈暗红色或青紫色。动静脉瘘扪诊时有明显的持续性震颤，听诊可闻及持续性杂音，杂音在心脏收缩期增强，并沿血管的近侧和远端传导。如果将近侧静脉压住，搏动虽仍存在，但杂音消失。

假性动脉瘤一般为球形或卵圆形肿块，表面光滑，扪之有弹性，常伴有与心脏收缩同期和向各方向放散的搏动。若以手按住肿块，可以明显地感觉到此特征。听诊有与心脏同期的收缩期杂音，并沿动脉向远端传导。动脉瘤远侧的动脉搏可有减弱，血压变较低。体积大的动脉瘤会压迫静脉，使血流受阻。也可压迫邻近的神经干，引起肢体的疼痛，麻木，感觉异常或不全瘫痪。

三、诊断

血管损伤时，往往有出血和肢体远端的血液循环障碍，或有逐渐扩大的血肿，诊断一般不难。诊断急性动脉损伤的主要根据有：伤口的入口和出口经路是否有重要血管，伤后伤肢的皮肤色泽改变和温度降低，感觉和肌力减退，远端动脉搏动减弱与消失。伤肢往往较健侧增粗，若皮肤苍白提示动脉损伤；如呈青紫则提示动静脉同时受伤。值得注意的是有时动脉损伤虽很严重，而远侧动脉搏动不一定减弱或消失，这是由于侧支循环丰富所致。假性动脉瘤常可听到收缩期杂音。收缩期加强且与舒张期相边缘的杂音则是动静脉瘘的特征。动脉因损伤而发生部分性血栓形成时，偶尔也可听到血管杂音。

四、治疗

（一）急救处理

1. 止血

止血是大动脉损伤最重要的一个急救措施。大血管的损伤，失血量较多，可能迅速采取措施紧急止血。最简单有效的止血是局部用手指压迫。应少用止血带，一般可用无菌敷料填塞伤口，再用绷带加压包扎并抬高患肢超过心脏平面。紧急情况下可不必顾及无菌，直接使用止血钳和血管夹阻断血管，尔后重新清洗及消毒处理。如须用止血带必须记录时间，每隔 1 小时左右放松一次。

2. 输血补液

血管损伤时病人常有休克情况，应及时检查血红蛋白和血红细胞等情况，并注意尿量变化。早期因代偿血压可能并不低，没有必要使用血管活性药物。估计病人的出血量立即输血。未能输血前可先予补液，常用液体有右旋糖酐、葡萄糖盐水等，或补充血浆代用品，维持足够的血容量。

3. 预防感染

损伤严重，无菌操作疏忽，或严重伤口污染，常导致局部感染。因此，必须认真做好清创，早期使用抗生素，以预防感染的发生。

（二）修复血管

血管修复的方法很多，过去曾有套接法和血管吻合器法等。随着血管外科技术的进展，目前多用缝合法修复。缝合采用无损伤缝合针线，将血管断端或端侧吻合，以及必要时进行血管的移植。直径大的血管多采用连续缝合法，对 3mm 以下的血管应采用间断缝合法。吻合前须将血管断端彻底清创，如有血管缺损，可做血管移植，不可姑息保留有严重损伤的部分。

1. 连续缝合法

在血管清创后经 12.5U/mL 肝素等渗盐水冲洗后，在血管断面上相隔 180°的部位先缝合两点作为定点，然后以针距 0.1mm、边距 0.3mm 的距离做连续金属缝合，缝合至定点处打结，将血管再翻转 180°继续缝合后壁。放开血管夹后，若血管处于痉挛状态，可将痉挛段的两端夹住，用细针头在吻合口的远端刺入血管并注入肝素盐水和 2% 普鲁卡因，加压扩张以解除痉挛。连续缝合法多用于 3mm 以上血管的缝合。

2. 间断缝合法

找到两断端稍做分离，在远、近两端放置压强适当的血管夹。修整断面，进行血管清创，并将断口附近的血管外膜组织做适当修剪，然后用合拢器将两断端合拢并重叠 0.5 ～ 1.0mm。用小针头注射肝素盐水，冲净断口内的血液或血块。严格选择适合的缝线。直径 1mm 以下的血管，用 11-0 号无创针线；直径 1.0 ～ 1.5mm 的血管，可选用 9-0 号针线；直径 2.0 ～ 3.0mm 血管，一般多用 7-0 号针线。通常采用两定点缝合法，先在血管的上、下方各缝一针，然后在两针之间平均地缝 1 ～ 2 针。完成前壁缝合后，将血管翻转 180°，用同样的方法缝合 1 ～ 2 针。这条血管总共缝 4 ～ 6 针。稍粗的血管可缝 8 ～ 12 针。缝针不宜过多，针距应为 0.3mm，边距为 0.2mm。缝合完毕后开放血管夹，检查有无漏血，必要时加针缝补。缝合时要求一针见效，入针角度与血管壁平面垂直，贯穿管壁全层，但注意不可刺伤对侧壁。两定点间断缝合法较易掌握。

3. 血管移植

当血管有较大缺损和缝合时有较大张力时应采用自体血管移植，以提高血管修复的成功率。一般均采用静脉移植，应注意：①静脉被游离后有不同程度的收缩，所以选择移植的静脉应比所代替的血管稍粗。②移植的静脉段充盈后，因血管压力使血管比断离时长度延长 10% ～ 15%。③具有静脉瓣的静脉段移植，瓣的方向必须顺血流的方向。

无论连续缝合、间断缝合还是血管移植，术后都有血栓形成的可能，或可能出现血管的痉挛。因此术后均应采用"三抗"治疗，即抗感染、抗痉挛和抗血栓，使用抗生素预防感染。对血管痉挛可采用血管扩张药物，如妥拉苏林、罂粟碱等。常用抗凝药物有肝素、双嘧达莫（潘生丁）、阿司匹林、低分子右旋糖酐等。

（三）假性动脉瘤和动静脉瘘的治疗

极少数动脉瘤会由于囊内血液完全凝结机化，引起囊腔闭合而自愈。大多数动脉瘤逐渐增大，有引起破裂出血，远侧动脉栓塞，压迫周围神经和器官等严重并发症的危险性，均须采用手术治疗。手术的目的不但为根治动脉瘤避免其复发，并应尽可能保持肢体的完整和血液循环充足。假性动脉瘤的手术方法是切除动脉瘤，对端吻合或血管移植等。由于动静脉瘘动静脉间压差很大，形成血栓而使动静脉瘘自愈的可能性几乎不存在。治疗方法是手术切除或闭合动静脉间不正常的交通。主要血管的动静脉瘘，应争取切除瘘孔后缝合管壁或行血管移植。有时可切开静脉腔，缝合瘘孔。如动静脉瘘存在已久，已有充分的侧支循环形成，可将动静脉在瘘的两端皆行结扎。

第二节　断肢（指）再植

肢体的离断性损伤，以往只能将离断部分抛弃，修复残端，待创面愈合后装配假肢，试图代替其部分功能。尽管假肢也能做到外观逼真，但其功能仍无法与原有肢体相比，特别是上肢，装配假肢更不可能得到原有的功能。近年来，我国的断肢、断指再植有了较快的发展，全国许多大、中医院先后开展此项技术，再植技术有了很大提高，已有几千例临床成功的报道。随着显微外科技术的广泛应用，操作技术明显提高，目前已有十指再植，四肢再植的报道，这标志我国在断肢断指再植方面居世界领先地位。

断肢（指）分为两类：①完全性断离。凡断离肢（指）体远侧部分完全离体，无任何组织相连或只有极少量软组织相连，但清创时必须将这部分软组织切断者称为完全性断离。②不完全断离。凡伤肢的断面有骨折或脱位，残留相连的软组织少于断面总量 1/4，主要血管断裂，或伤指断面只有肌腱相连，残留皮肤不超过周径 1/8，其余血管全部断裂，而伤肢（指）的远侧部分无血液循环或严重缺血，不接血管将引起坏死的称为不完全断离。

一、现场急救与转运

急救时应对伤员做全身检查，因为肢体断离时常并发其他损伤，如颅脑或内脏损伤。

转运应在现场对伤员整体急救，以免在转运中发生意外。在转运时，应对断离的肢体宜先用肥皂水与等渗盐水刷洗，用无菌巾包好，外层塑料袋，以防止冰水渗入，然后在周围放置冰块冷藏，以降低断离肢体的细胞代谢。断肢的近端经清洗后采用无菌纱布与棉垫加压包扎，对有搏动性动脉出血者应将此血管单独结扎，或应用弹性止血夹将动脉断端夹住，切不可盲目地用血管钳乱夹以免损伤邻近的重要神经，亦不宜不恰当地应用止血带。对大部断离的肢体经过刷洗用无菌巾包好后，可以根据须要在伤肢的周围放置数个冰袋以降温。应用肥皂水或其他消毒剂洗时，应将血管断口用无菌纱布覆盖，以免液体流入血管腔而引起内膜损伤。断离的肢体不应浸泡在低渗、高渗或对组织有损害的消毒剂中。

二、急诊室处理

病人转入急诊室后，应迅速了解受伤的病史，何种创伤引起的肢体离断，受伤与入院间隔的时间，现场急救与断离肢体的保存方法。对断肢创面做初步检查和处理，如有搏动性出血应以血管钳或弹性血管来止血，出血较多可用无菌敷料加压包扎。同时迅速而全面地进行全身检查，特别要注意是否并发创伤性休克，颅脑或主要脏器损伤。应在最短时间内做好下列工作。

1. 检验血型，做血常规，配血。有休克或尿路损伤时宜留置尿管并做尿常规检查。

2. 通知手术室与麻醉医生做好准备，特别是清创与再植手术的准备。

3. 如病人有休克，应立即输血，补液。在血尚未配好前，可用10%右旋糖酐、10%葡萄糖或血浆代用品补充血容量，呼吸困难，乏氧病人应给予吸氧处理。

4. 常规使用破伤风抗毒血清，早期应用抗生素预防感染。

5. 若伤员同时存在危及生命的并发症，应首先请有关科室医生会诊处理。当病情危重而不能立即再植时，应将断肢刷洗灭菌，无菌巾包好，送入4℃冰箱中，择期做再植手术。

三、再植手术指征

断肢（指）再植有一定的适应证，这不仅影响再植肢体的存活，有时直接关系到病人的安危。在确保伤员安全的条件下，尽最大努力为伤员保留一个有用的肢体和手指。目前认为，凡符合下列条件者应予再植。

（一）病人全身情况

全身情况许可，能接受再植手术，肢体断离时，尤其是断离平面较高的常并发创伤性休克与重要脏器损伤，应首先积极处理危及病人生命的并发症，在全身情况许可时，再进行再植手术。

（二）断离肢体应有一定的完整性

较整齐的切割伤与碾轧伤引起的断离相比，前者再植较易成功。对撕裂性损伤伴有血管床部分破坏或合并多发骨折，以及伴有电击伤，烧灼伤的断肢，只要在不影响功能的前提下，切除损伤组织，做较长的缩短，对合并血管破裂及多发骨折者进行血管修复和骨折内固定，仍可使再植成功。对于爆炸伤，广泛严重的挤压伤以及合并严重烧伤的肢体不能再植。对于手指断离的伤员，则适应证相对要更加严格一些。如断离手指多发性骨折，挤压伤后断指毛细血管床破裂，指动脉因撕裂性损伤有长段缺损或血管床严重损害，手指又不宜做较长段缩短，此种情况多使再植手术不易成功，故不宜再植。

（三）再植有一定时限

再植时限是指肢体断离至血液循环恢复之间相隔的一定时间，经过这段时间，肢体还可能再植存活。过去一般认为肢体断离超过 6 小时就不宜再植。事实上断离肢体经过合适的保存，即使超过 6 小时进行再植，肢体仍可存活。此外，如在组织没有死亡之前，给予一定的措施，在再植手术后，又进行高压氧治疗，促使肢体的变性向好的方面转化，仍可延长断肢再植的时限。例如有一例前臂完全断离的病人，自断离至血液循环恢复之间隔时间长达 36 小时，通过以上措施，也获得成功，而且再植肢体还恢复了较好的功能。

（四）再植肢体能恢复一定的功能

断离肢体不仅要接活，更主要是恢复其功能。如果接上去的肢体对功能不利，就不应再植。例如下肢被汽车轮碾断，小腿因碾碎必须切除，以致须将肢接在股骨下端，这样不但不能有良好的功能，反而引起装配假肢的困难，对于这种情况就不应进行再植；又如果肢体的重要神经严重损伤，再植后肢体虽有可能存活，但神经功能不能恢复者，如上肢的高位撕断，臂丛神经的神经根均自椎间孔被拉出，这种神经损伤，目前尚缺乏有效的修复方法，即使再植存活也没有功能，故再植意义不大。对于单独的小指或环指断离，由于目前接断指的技术要求较高，病人须忍受较大的痛苦，而再植成功后对手功能的改善帮助不太大，如无工作上的特殊须要，是否再植还值得考虑。然而随着对断指再植认识的不断提高和普及，这种创伤性断指还是应该再植的。

（五）断离肢体须得到良好急救与保存

不适当的现场急救，常导致肢体受到人为的再度创伤，如病人的肢体被卷入机器，应立即停止机器的运转，把机器拆开，将病人搬离机器，切不可用倒转机器的方法移出伤肢或急躁地将卷入的肢体撕拉出来，以致造成无法弥补的血管或神经损伤。有的急救人员因缺乏这方面知识，为了保护断肢，而将其浸泡在苯扎溴铵（新洁尔灭）、青霉素水溶液、乙醇等溶液中，使血管内膜损坏或其组织变性，断肢就会失去再植存活的可能。

四、清创术

断肢（指）被送入手术室后立即进行清创处理。根据断端组织面是否出血及组织的色泽决定取舍，在操作时须由外而里、由浅入深地进行，在切除失活组织之前最好先找出主要的神经和血管。严重污染的骨端应用咬骨钳切除，未全断离的骨片，如果没有明显的污染，仍应保留，不可轻易舍弃。对于大部离断，虽然相连接的软组织不多，应注意保留，因为这些软组织中的毛细血管及淋巴管对断肢的存活起一定的作用。因此，只要是健康组织绝不能随意切除。由于断肢远端已无血液循环，所以不能以有无出血来断定局部组织是否有活力。凡皮肤有广泛而严重的撕脱，皮肤呈紫褐色，有皮内血肿，或由于重物碾轧，皮肤被压得很薄，且与皮下组织脱离者，则应视为失去活力的皮肤，应予切除。在切除这类失去活力的皮肤时，应保护没有损伤的浅静脉，以待以后吻合。血液循环恢复后，注意观察皮瓣和肌肉的出血情况，对失活组织再做处理。清创中应注意了解血管床的情况，找到血管断端，插入细平头针，接上微型冲洗器，低压灌注肝素盐水溶液。如果远端肢体组织张力正常，静脉断端迅速地有液体流出，说明离断的肢（指）体组织血管床是完整的，因而适宜再植。如冲洗后液体回流不畅，说明血管床不完整，再植存活率将会受到影响。如冲洗后静脉无回流情况，而离断肢体和手指迅速增粗肿胀，说明组织挫伤明显，血管床破坏严重，此类情况下不适宜再植。

五、断肢再植

其处理程序为骨、静脉、动脉、肌肉（腱）、神经和皮肤。清创和皮肤修复是再植成功的基础；血管的缝接是再植后断肢（指）存活的关键，肌肉、骨关节与神经的修复是功能恢复的重要保证。

（一）骨支架的重建

重建骨支架是软组织修复的基础。肢体离断后，离断肢体的软组织有某种程度上的回缩，清创时又必须切除失活组织，使骨骼相对增长，再植中必须做适当缩短，在进行内固定时必须决定出骨缩短的合适长度。应综合考虑血管神经吻合后有无张力，肌肉与肌腱缝合后的张力是否合适以及皮肤覆盖等。但是，骨缩短不是无限制的。上肢功能主要是操作，即使缩短较多，只要能发挥手部主要功能即可。在下肢若缩短15cm时，不仅影响负重和行走，而且妨碍假肢安装，再植则无任何意义。断肢再植手术中内固定的要求是：简便迅速，确实稳固，愈合快和功能恢复好。一般经骨干的离断，可将两个骨端咬成相对阶梯形，用1～2枚螺丝钉贯穿固定或用不锈钢针做交叉固定以及钢板、钢丝固定。经关节的离断、关节面破坏，可早期行关节成形术或融合术。

（二）血液循环的重建

恢复断肢的血液循环是再植肢体存活的关键，必须尽快接通主要的动静脉，既保证有足够流量的动脉血供应组织，又能维持相同流量的静脉回流，保持相对的血流平衡。血液循环重建时应注意以下几个问题：

1. 动静脉的比例

肢体静脉回流不足，这是导致肢体再植后进行性肿胀的主要原因，严重时也将会影响动脉血流而导致再植肢体的坏死。因此，在血管缝接时应注意动静脉的比例，必须多接静脉，动静脉的比例至少1：1.5，以保持动脉血供与静脉回流的平衡。

2. 深浅静脉的比例

在手足部，静脉血的流向主要是以深静脉流向浅静脉，而腕关节或距小腿（踝）关节以上，静脉的流向还经过交通支，使静脉血由浅入深而不易反流。因此，在腕或踝水平的断离，主要缝合浅静脉，如单纯缝合深静脉，因静脉血不易倒流，常引起浅静脉的淤血而致皮肤坏死。如在小腿或前臂的中段离断，除了缝合主要浅静脉之外，必须同时缝合1～2条深静脉，如深静脉不能对端缝合，可将远端深静脉与浅静脉吻合。

3. 动静脉吻合顺序

先缝合静脉还是先缝合动脉应视具体情况而定。一般情况下应先缝静脉，后缝动脉，这样大部分血由静脉回流，减少了出血量，术野也清晰。但在个别缺血时间很长的情况下，为使肢体较早得到血供，可先缝一条静脉、一根动脉，然后再缝合其他血管。

4. 血管吻合的方法

对直径超过 3mm 的血管可采用连续缝合法，直径小于 3mm 的血管应采用间断缝合法，缝合前要进行血管的清创，切除血管断口处的外膜。对有血管痉挛者可用 2% 普鲁卡因溶液逆行加压扩张解除，同时冲洗出血管断口的小血栓。若清创后有血管缺损，可采用下列方法：直径大于 2mm 的血管缺损，如缺损段不超过 2cm，而又在关节附近，可凭借关节的屈曲，做到对端吻合。血管缺损大，可用自体小静脉或小动脉的移植来修复。血管吻合后，松开血管夹，血供良好应出现以下现象：

（1）动静脉充盈良好，通过勒血试验证实。

（2）可感到再植肢体远端的动脉搏动。

（3）再植肢体皮肤红润，毛细血管充盈时间不超过 2 秒。

（4）再植肢体皮温逐渐上升。

（5）上述征象不能肯定时，可在指（趾）端用粗针头或尖刀刺一小口，如有鲜血溢出，则证明动脉血供是良好的。

（三）肌肉与肌腱的修复

早期修复肌肉与肌腱，解剖关系比较清楚，操作也较为简便，而且有利于肢体功能的恢复。缝合肌肉前，肌肉断面要注意止血，避免术后形成血肿，影响肢体血运及肌肉愈合。有些肌腱功能不重要，可不缝合，以免增加粘连机会。如前臂下 1/3 或经腕、掌部的断肢，其屈肌腱的修复，主要是恢复屈指深肌腱的功能，可将屈指深肌腱的近、远端缝合；亦可将屈指浅肌腱的近端与屈指深肌腱的远端缝合，并将屈指浅肌腱远端做部分切除，以减少断端与缝合肌腱粘连机会。肌腱集中的部位，尽可能不要把肌腱缝合在一个平面，缝合处相互错开。对粗细不等的肌腱断离，可采用鱼口式缝合。肌肉、肌腱缝合中重要的是分辨解剖关系，以免交叉误缝。

（四）神经的修复

应争取在再植手术时一次修复神经。早期神经的修复不仅解剖清楚，且可借助骨缩短，使神经在无张力下进行良好的对端缝合。严重撕裂伤所致肢体离断，神经损伤严重，不易确定切除的长度，则不宜早期修复，可将神经两端用黑线做标记固定于适当的部位，准备二期修复。肢体的主要神经，如正中、尺、桡神经和坐骨神经较大分支，应尽一切可能早期修复。一般不影响肢端感觉的皮神经，如桡神经浅支、隐神经等，如不易缝合则可不缝。神经缝合可采用神经外膜、神经束膜等方法。一般在肢体的近端只缝神经外膜，在肢体的远端可采用神经束膜或神经束膜外膜联合缝合法，神经缝合时应在无张力条件下进行。如有较大神经缺损可用自体神经移植修复。

（五）皮肤的覆盖

皮肤缝合应按整形外科的原则，避免环绕肢体一周的缝合。预防后期的环形瘢疤挛缩，可做几个斜形小切口，做"Z"形皮瓣整形缝合，缝合时有张力可做减张切口，皮肤缺损时可用游离皮片移植覆盖创面。撕脱性损伤，存在大块倒转皮瓣，这种情况下应根据皮瓣在血液循环重建后的血供情况来决定其存留。如皮瓣渗血好，应尽量采用。

六、断指再植

断指再植的程序为骨、屈肌腱、伸肌腱、指背静脉、指背皮肤、指神经、指动脉和指掌皮肤。其顺序与大的肢体再植不完全相同。

（一）指骨固定

指骨缩短至少 2cm，固定最好采用单根克氏针髓内固定。通过关节的断指可切除关节面，将关节融合于功能位，但远侧指间关节应融合于伸直位。

（二）肌腱缝合

以细丝线按 Bunnel 法对端缝合屈指伸肌腱，已断离的浅肌腱应切除一段。尽可能一期修复伸肌腱。以细丝线做间断褥式缝合。肌腱缝合后将有助于骨内固定的稳定性。

（三）指背静脉

为减少失血量，必须先吻合指背静脉。近侧指背静脉寻找并不困难，远侧指背静脉寻找比较费力。指背静脉口径一般在 1.2mm 以上，可用肝素盐水冲洗，扩大口径后用 11-0 无创缝线对端吻合。原则上缝合一根指动脉必须同时缝合 2 条指背静脉，缝合两条指动脉必须缝合 3 条指背静脉。末节断指再植时能否缝合静脉取决于断离的平面，远侧指间关节至甲根间的断指只能缝合 1 条指背静脉和指动脉，甲根至半月线间的断指无指背静脉和指动脉，甲根至半月线间的断指无指背静脉可缝接，只须缝合 1 条指动脉。半月线以远的断指只能原位再植，不能缝合血管。指背静脉长度不足时可取邻指指背一段静脉移植。断指再植中至少吻合 1 条质量很好，能保证回流通畅的静脉，这是再植指体存活的关键之一。

（四）指背皮肤

指背静脉缝合后为防止静脉暴露和血管痉挛，应立即缝合指背的皮肤。

（五）指神经的缝合

指神经在指动脉的侧方，找到之后以 9-0 缝线在显微镜下对端吻合，最好两侧指神经都吻合。指神经的二期修复在技术上有困难，效果亦差。

（六）吻合指动脉

动脉的断端必须彻底清创。指动脉的口径在 1mm 左右，显微镜下可用 11-0 无创缝线对端吻合。原则上吻合一条指动脉已足够。如欲保证断指的多量血供，可以缝 2 条指动脉，但须遵照动、静脉比例为 1：1.5 ～ 1：2 这一准则。指动脉长度不足时，可游离邻指指背静脉移植，也可在废用处取一段指动脉移植。指动脉易发生痉挛，此种情况可局部滴注罂粟碱，2% 的利多卡因或用温盐水湿敷，必要时还可以施行管腔内液压扩张。动脉吻合后应见到远端血液循环恢复，指端皮肤转为红润，指甲毛细血管充盈良好，远端皮缘有血液外溢。如无血液外溢，但指腹高度肿胀，说明血管床有严重破坏，应放弃再植。

（七）修复掌面皮肤

缝合不宜过紧、过密，以防压迫血供和不利于引流。

七、断肢（指）再植的术后处理

断肢（指）再植的成败，固然取决于手术中是否能成功地吻合血管，但是，如不重视术后处理，再植的肢体仍不易获得存活。

（一）注意全身状况，及时补充血容量

伤员经受创伤和长时间的再植手术后，失血较多。低血压容易使吻合的血管堵塞，贫血容易使再植的肢体缺氧，两者均直接影响肢体的存活。所以，术后要抓紧时间补充血容量，矫正贫血，并密切注意有无毒血症发生及急性肾衰竭症状。

（二）应用抗生素预防感染

断肢再植术后局部若发生感染，可以使吻合的血管栓塞，吻合口破裂或发生败血症等。因此，手术时除要做到彻底清创和严格遵守无菌操作外，术中及术后应及时应用广谱抗生素以预防感染。如已出现感染，应及时引流，以减少感染病灶对创面的破坏。

（三）抗痉挛药物的应用

常用的抗血管痉挛药物有罂粟碱，成人剂量 60 mg，每 6 小时肌内注射一次。托拉苏林成人剂量 25mg，每 6 小时肌内注射一次。两者可以联合应用，一般应用 5 ～ 7 天后逐渐减量，不宜突然停药。如伤员有溃疡病等，应用抗痉挛药物时应酌情减量，以免造成消化道出血。

（四）抗凝药物的应用

一般应用低分子右旋糖酐（平均分子量为 41 000），以降低红细胞之间的凝集作用和对血管壁的附着作用，并可增加血容量，减低血液的黏稠度，利于血液的流通。每日静脉输入 500 ～ 1 000mL，应用 4 ～ 6 天。至于肝素，由于全身应用后容易引起局部和身体其他部位的出血，又能延长伤口愈合时间，因此，在一般情况下不主张使用，而在吻合直径 2mm 以下的小血管时可考虑使用。一般均用静脉注射，将肝素 12 500U 加入 5% 葡萄糖注射液 1 000mL 内做静脉点滴，利用点滴速度将凝血时间延长到正常人的 2 倍左右，可维持在此标准，持续给药 3 ～ 5 天后停药。

（五）局部的处理

术后应适当地抬高伤肢，以利静脉回流，防止和减少肢体的肿胀。应有 60W 或 100W 照明灯，距离 30 ～ 40cm 照射局部，使局部的血管扩张，以改善末梢血运。然而在伤肢血运较差的情况下，则不宜使用烤灯，否则会增加局部组织的代谢。术后 3 ～ 4 天内进行持续照射，以后可以在早晨、夜间室温较低时照射，术后 1 周左右即可停用，在室温接近 30℃时可免用烤灯。

术后须密切观察局部血运。一般通过观察再植肢体的皮肤或甲床颜色，或看毛细血管充血反应来了解血运情况。但这种方法常不够准确，当有阻性充血或局部组织内有淤血存在时，局部颜色或毛细血管反应可有假象发生。应用半导体皮温计进行局部皮肤温度的测定，利用伤肢与健肢同一部位的皮温与室温之间的差别变化进行比较，对了解肢体血运情况，比较客观准确。在测量皮温时，应关闭烤灯，将伤侧与健侧放在相同条件中片刻后再

测量，以免环境条件不同造成误差。在术后 2 天内，应每小时测量一次，2 天后改为 2 小时测量一次，以后看情况逐渐延长测温间隔时间。如果在观察过程中发现伤肢的皮温逐渐下降，与健侧皮温差距逐渐增大，而皮温与室温逐渐接近，表明肢体血运发生障碍，应及时处理。

八、再植术后的功能恢复

再植手术中应从恢复功能出发，对神经、肌肉、骨骼与皮肤等尽可能争取在一期完成。但部分病例则须行功能重建手术。二期神经修复应在术后 1 个月进行，此时血液循环危象完全消除，创面已有良好愈合。充分显露神经断端后，切除神经瘤，在无张力、无扭转情况下缝合外膜。如神经有较大缺损，不能采用神经游离、松解、移位、屈曲关节和骨缩短来代偿其长度不足时，可采取神经移植的方法。若神经损伤已无法修复，可考虑肌腱移位、关节融合等，或采用支具，以代偿丧失的功能。对骨不愈合与骨缺损，应根据缺损的长度、部位及骨端情况，进行不同类型的骨移植术。关节平面的骨缺损，在软组织条件好的情况可采用人工关节置换术。肌肉与肌腱的二期修复应在骨临床愈合时进行，如肌腱粘连的松解术。如屈肌腱近侧回缩不能找到，在术后 6 ～ 8 周行游离肌腱移植术。

再植术后的各种康复治疗十分重要。随着显微外科技术的普及与推广，断肢（指）再植的存活率已大为提高。但是再植存活一个肢体和一个手指并不意味着功能的恢复，更重要的是各种后期的物理疗法与功能的训练，这是术后疗效的重要保证。如在早期应用轻手法按摩和适当的被动运动与理疗将有助于改善局部血液循环，消除水肿和防止粘连，以及消除肌腱粘连和软化瘢痕。特别是神经功能尚未恢复之前，被动按摩，被动训练，直流电刺激等能减轻神经性肌萎缩的程度，为神经恢复后的功能训练创造条件。当神经功能恢复后，应嘱病人加强各种主动训练，包括作业疗法训练（OT）和运动疗法训练（PT），这些训练将有助于功能的全面恢复，使病人早日重返工作岗位。那种只注意到手术而忽视后期康复的医生应当说是不称职的。因此要求外科医生在掌握再植技术的同时，加强康复训练的意识。

20 世纪 80 年代国际会议曾对断肢（指）再植功能评定提出方案。这个方案按照 4 方面评价，并分为 4 度的功能恢复：①工作能力；②关节活动度；③感觉能力的恢复；④肌力情况。

Ⅰ级（优）：应用再植肢体能恢复原工作，合计的关节活动度（包括再植平面近侧的一个关节）超过健侧的 60%，神经恢复良好，且能耐冷，肌力恢复达 4 ～ 5 级。

Ⅱ级（良）：能恢复合适工作，关节活动度超过健侧的 40%，正中神经、尺神经的恢复接近正常并能接受寒冷，肌力达 3 ～ 4 级。

Ⅲ级（可）：能满足日常生活须要，关节活动度超过健侧的 30%；感觉恢复不完全（如只有单一的正中神经或尺神经恢复较好，或正中与尺神经只恢复保护性感觉），肌力恢复只到 3 级。

Ⅳ级（差）：肢体存活，但无实用功能。

第三节　吻合血管的骨骼及骨膜移植

吻合血管的骨或骨膜移植，有良好的血液供应，移植骨不产生骨的坏死和取代过程，缩短了愈合时间，成功率高。此外，它具有较大的组织量和远距离移植的特点。这些优越之处是传统游离骨移植或带肌蒂骨移位等方法所难以比拟的。

一、吻合血管的腓骨移植

（一）腓骨及腓骨营养血管解剖

腓骨位于小腿外侧，比胫骨长而细。腓骨的上端是腓骨小头，其内侧有关节面与胫骨上缘的腓关节面构成胫腓关节。腓骨的下端向外突出为外踝，外踝的内侧面与距骨相接构成外距小腿（踝）关节面，其稍上的骨面与胫骨的腓骨切迹借胫腓韧带相连，两骨之间有骨间膜。

腓总神经循股二头肌的内缘下行，经腓肠肌外侧头的表面到腓骨颈，在腓骨长肌的肌腹内，绕过腓骨颈到它的前面，分支成腓浅及腓深两神经。

腓骨营养动脉来自腓动脉的分支，腓动脉于腘肌下缘的前方为 2 ～ 3cm 处起自胫后动脉，沿腓骨后面与长屈肌之间下行，至外踝部终于跟外侧支，在其下行过程中，分出腓骨营养动脉，该血管自内上方斜向外下方，在腓骨的中上 1/3 处，相当于骨间膜附着处的后面进入腓骨的营养孔，据统计，我国 200 例腓骨，共 245 个滋养孔，位于腓骨中 1/3 者占 96%。如果将中段分为中上、中中及中下 3 部分。在中上部者 48%，中中部 19%，中下部 29%。其中距腓骨头 16.54cm 者为最多。滋养孔居其后面者占 86%。除营养动脉外，还有骨周围肌肉和骨膜的血管也供应腓骨。多数标本为 1 条（74.0%）营养血管，也有两条者（21%），少数为 3 条（2.5%），无营养血管者为 2.5%。两条营养血管之间的距离为 2 ～ 3cm。营养血管细而短，不能用于血管缝合，腓血管长而粗，是用于血管缝合的好材料，据统计腓动脉平均外径为 2.0 ～ 2.5mm，两条伴行静脉则为 2.0 ～ 3.0mm。

（二）手术指征

1. 因先天性、外伤性或瘤段切除后的四肢长骨干骨缺损者。

2. 某些长骨干血源性或外伤性骨髓炎引起的骨缺损者，可以考虑应用此手术，但必须要求炎症完全控制。手术应在伤口愈合后半年以上进行。

3. 某些关节固定，或脊柱融合须同时进行传统植骨者。

（三）手术步骤

1. 体位

切取腓骨、解剖血管均以侧卧位较为方便。如为照顾受区的血管缝接，必须仰卧位时，可将供区下肢处于大腿内收，屈膝及小腿内旋位；或先取半侧卧位。腓骨切取后再改为平卧位。

2. 切口

手术切口从腓骨小头后侧起，向前至腓骨颈，顺沿腓骨外侧下延伸至所须的长度（不超过下 1/4）。当移植骨须包括腓骨小头时，则切口可延伸到腘窝部。

3. 显露血管和神经

切开皮肤及小腿筋膜，首先在股二头肌腱内后缘找到腓总神经予以保护，将腓长肌与比目鱼肌之间隙分离开，在腓骨小头及腓骨后面切断比目鱼肌的起点，必要时可切断腓肠肌外侧头，肌肉拉向内侧，在腱弓处即可找到发自胫后动脉的腓动脉及其伴行静脉。顺沿腓血管向下分离，注意保留到腓肠肌、比目鱼肌及腓骨的血管支，分辨出腓骨营养血管予以标记。

4. 切取腓骨

在腓骨近、远端选好截骨平面，用线锯（或电锯、气动锯）切断腓骨。若骨段须包括腓骨小头时，可将腓骨小头从胫骨的关节处离断。这样处理后，腓骨可被推向后方或前方，便于暴露腓骨的周围组织，有利于切断肌肉和骨间膜的操作。为保证腓骨移植骨段的血液循环，应保留骨膜及附丽其上的部分肌肉，使游离之腓骨有 0.5～1.0cm 厚的一层"肌肉鞘"。切断的肌肉包括附着在腓骨小头及腓骨外侧面的腓骨长肌、部分腓骨短肌、腓骨前侧面的拇长伸肌及腓骨后的拇长屈肌。若游离移植骨段包括腓骨小头时，也应切断附着其上的股二头肌腱。当腓骨游离后，于腓骨下端截骨平面处切断结扎腓血管，待受骨区条件准备就绪后再切断上段腓血管。未断血管之前，可观察游离的腓骨上的肌肉断面、骨膜及骨髓腔有否出血，以检验腓动脉血流及腓骨的血液循环情况。切取的带血管腓骨不进行任何液体灌洗，供骨区的小腿切口可直接缝合。皮下置橡皮片引流。

（四）术中注意事项

切取腓骨时，最好不用气囊止血带，这样有利于血管的解剖，因为血管特别是静脉，在无血液充盈时，容易误伤；切取腓骨时上段可包括腓骨小头，但腓骨下段的远侧 1/4 必须保存，以保持距小腿（踝）关节的稳定性。腓骨切取长度成人可达 26cm；腓总神经必须首先仔细游离，并保护之，特别是在切取包括腓骨小头的游离腓骨时，当切断腓骨外侧的腓骨长肌时，应注意保护腓总神经的腓浅神经支；离断胫腓关节时，注意不要损伤胫前动静脉。因胫前血管正从胫腓关节稍下的骨间膜孔穿出达小腿伸侧，并沿骨间膜前面下行。必要时可先显露出胫前血管，予以保护后再离断胫腓关节。

二、吻合血管的肋骨移植

（一）肋骨及其周围组织血液供应

人体肋骨的形态上下不一，可供移植用的肋骨后段以 7、8、9 肋骨为宜，此 3 肋骨的形态比较接近。用肋骨前段以 4、5 肋骨较为适合。

在 7、8、9 肋间的肌肉，有肋间外肌、肋间内肌、最内肌及肋下肌。在肋间后段外侧面有背阔肌、下后锯肌、提肋肌、髂肋肌及最长肌等附着；在其前段外侧面为前锯肌、腹直肌、腹外斜肌及腹内斜肌等起点，肋骨前段附着的肌肉较少而薄，可根据须要选择。

肋骨及其周围肌肉皮肤的血液供应来源有三：

1. 肋间动脉

下 9 对肋间动脉行走于第 3 至第 11 肋间隙，分布于肋间肌。这些肋间动脉都直接源于主动脉的背侧壁，左侧直接进入肋间隙，右侧的先横过椎体前方，再进入右侧肋间隙，每对动脉都有静脉和神经伴行。各肋间动脉在脊柱两侧都分出前后两支。后支穿过横突韧带于两椎体之间，分出肌肉支到脊旁肌和脊支，前者入脊旁肌，后者经椎间孔入椎管，供应脊髓和脊膜。前支即固有的肋间动脉，穿过胸膜和肋骨下缘进入肋间内肌与最内肌之间然后分为上下两支。上支斜向肋骨角，在该处进入上一肋骨沟；下支沿下一肋骨的上缘前行。两支血管的行程中都分别与胸廓内动脉的肋间支吻合，前支还有许多分支分布于内、外肋间肌及胸壁的皮肤。前支是肋骨的主要营养血管，它通过恒定的小孔进入肋骨内侧面。

2. 胸廓内动脉

胸廓内动脉起于锁骨内下动脉，过锁骨内端的内侧，沿着胸腔前壁的内面下降，在胸骨缘外侧 1 ~ 2cm。动脉伴随 2 条同名静脉，但在第 3 肋软骨平面合为一条静脉。动脉和静脉在第 3 肋软骨以下有胸横肌于其后面。因此，在第 4、5 肋软骨处从壁层胸膜上可比较容易分离出此血管，胸廓内动脉有肋间支供应肋骨和该区皮肤血运，并与胸主动脉的肋间动脉相吻合。

3. 骨膜和肋间肌的小动脉

肋骨血液供应的第三个来源是来自骨膜和肋间肌肉的小动脉。起源于肋间动脉的穿通支（肌皮动脉），向上进入覆盖其上的肌肉（背阔肌）和皮肤。

许多作者研究发现，肋骨的主要血液供应来自后侧肋间动脉；前侧肋间动脉是胸廓内动脉的分支，它主要供应肋骨骨膜。但由于取肋的位置不同而血供主流来源亦不同。

（二）手术指征

肋骨属于扁平骨，具有松质骨的优点，可做带皮肤的肋骨皮瓣移植。适用于修复四肢骨缺损及局部皮肤缺损病人。肋骨的自然弧形弯曲，适合于修复下颌骨的缺损。切取肋骨可分后段及前段两种，手术各有优缺点，后段骨质和血液循环较好，但血管口径小，血管蒂短；前段最大优点是供区血管口径粗，为 2～3mm，血管蒂长，易于吻合。

（三）麻醉和体位

切取带血管的肋骨须用封闭式气管插管全身麻醉，有利于一旦胸膜不慎穿破后的处理。切取肋骨后段时，病人取侧卧位，供区侧朝上，待肋骨切取完毕之后，可根据受骨区情况，调整适当体位。切取肋骨前段时，病人为仰卧位。

（四）手术步骤

1. 肋骨后段切取法

切取肋骨后段进行移植时，一般常取第 8、9 肋骨，可在该两肋骨之后部距脊柱中线 2～3cm 处做横切口。皮肤及皮下组织切开后，切开软骨膜，切取肋骨的肋软骨，显露胸廓内动静脉及其分出的肋间支，将胸廓内血管从壁层胸膜上分离出。在保护好血管与肋骨的相连关系下，行皮下分离，横形切断肋骨外侧端，钝性分离壁层胸膜，切断肋骨上下肌肉，注意保留肋骨周围组织，带有血管蒂的包括有部分肌肉组织的肋骨段完全游离，待受区准备就绪后再切断血管蒂。

2. 肋骨前段切取法

在胸骨外侧第 4 肋间隙上按须要长度做横切口。为显露胸廓内血管，可在胸骨外的肋骨上做纵切口。皮肤及皮下组织切开后，切开软骨膜，将准备切取的肋软骨切除，显露胸廓内动静脉及其分出的肋间支。将胸廓内血管从壁层胸膜上分离出。在保护好血管与肋骨的相连关系下，行皮下分离。切断肋骨外侧端，钝性分离壁层胸膜，切断肋骨上肌肉，注意保留肋骨周围组织。此时带血管蒂的包括有部分肌肉组织的肋骨前段完全游离。待受区准备就绪后，再切断血管蒂。

如果受骨区同时有皮肤缺损，须做肋骨皮瓣移植时，可在肋骨之上划出所须切取皮肤之范围。注意宽度不可超过 6cm（除非同时切取两条肋骨），并与切取肋骨段等长即可。在肋骨与皮肤之间的肌肉层应予保护，不可分离。为保护肌皮血管，每切开一段切口时，都须将肌肉筋膜与皮下组织间断缝合，保证肋骨、肌肉和皮肤的整体性。待受区准备就绪后，再切断血管蒂。供骨区切口可直接缝合，若为肋骨皮瓣移植，皮肤缺损区可用游离皮片覆盖。

三、吻合血管的髂骨移植

（一）髂骨的解剖和血液供应

髂骨翼的主要血液供应是由滋养动脉而来。它从髂骨的骨盆面进入，为髂腰动脉的髂峰。在临床上作为髂骨移植的髂峰前部，大多由下列几处血管所供应，这些血管在髂前上棘内后侧面的周围形成吻合支。这些血管主要有：

1. 臀上动脉的深支

臀上动脉沿臀小肌的上缘从后向前走行至髂前部。

2. 旋髂深动脉

该动脉发自髂外动脉的前外侧（与腹壁下动脉同起于一个平面），或发自腹股沟韧带下方的股动脉。沿腹股沟韧带之深面斜向外上方达髂峰内侧的前面一半。

3. 旋股外侧动脉的上升支

该上升支在阔筋膜张肌之下向上走行至髂前部。

4. 旋髂浅动脉、从股动脉外上方走行到髂前上棘的部位并跨越其上

尸体解剖研究结果显示：臀上动脉不适合进行吻合血管的髂骨移植。旋股外侧动脉上升支有一半以上在髂前下棘附近终止。旋髂深动脉的血管外径粗大（2～3mm），血管蒂长（8～9cm），适合于吻合血管的髂骨移植。旋髂浅动脉既滋养髂前骨质，又有肌皮血管供应局部皮肤，适合进行吻合血管的髂骨皮瓣移植。

旋髂深动脉有40.5%起于股动脉，其余发自髂外动脉，起始处有在腹股沟韧带之上（36支），也有在韧带之后（38支）。起始处的旋髂深动脉的外径为1～5mm，伴行静脉为2～6mm。旋髂深动脉由其起始部发出后，向外方斜行走向髂前上棘，此段长约7cm，位于较腹股沟韧带稍深处，几乎呈直线状，可称为直段或腹股沟段，有腹横筋膜与髂筋膜汇合而成的纤维性管包绕，至髂前上棘附近分为终支与升支，升支上行至腹横肌及腹内斜肌之间，营养腹前外侧壁肌肉，外径达1mm以上，勿误认为旋髂深动脉的终支。终支经过髂前上棘内侧，在髂筋膜与髂肌之间，沿髂峰内侧缘弧行向后，称为弧形段或髂段，至髂前上棘后方3～5cm处，穿入腹横肌，弧行后行于腹横肌及腹内斜肌之间，最后与髂腰动脉及第四腰动脉相吻合。髂段长为3.8～12.5cm，平均长度为7.5cm。髂段起

点到髂前上棘的距离为 0.5 ～ 2.7cm，平均为 1.5cm。

旋髂深动脉除供应附近肌肉的血液外，其终支可见有许多小分支穿过肌层进入髂骨前部，在髂骨前部内侧及髂嵴内唇骨骼标本中可见到许多小骨孔。

（二）手术指征

髂骨具有良好的骨皮质和骨松质，移植后易于存活和愈合，是移植骨的常用材料。吻合血管的髂骨移植，对治疗大骨块缺损则更为有利。如外伤性小腿皮肤和胫骨缺损者，骨肿瘤侵犯周围组织和皮肤者，均可考虑应用这一手术方法。若受区不须皮瓣，切取有旋髂深动脉的髂骨块是比较理想的。

（三）麻醉和体位

应用硬膜外麻醉。如受骨区在上肢，则加用臂丛或高位硬脊膜外麻醉。病人仰卧位，如受骨区肢体须特殊位置时，可调整适当位置，以利进行血管吻合。

（四）手术操作

1. 旋髂浅动脉供应的髂前上棘部的髂骨皮瓣切取步骤

以髂前上棘为中心，其周围划出所须切取皮肤的范围。在腹股韧带下辨明并标明股动脉的位置。于股动脉之内侧，腹股沟韧带之下，做纵行切口，长 6 ～ 7cm，小心切开皮肤及皮下组织，找到旋髂浅静脉及腹壁浅静脉，予以保护。在股静脉的外侧分离出股动脉，在股动脉外壁上找出旋髂浅动脉。先切开皮瓣外侧切口，注意保护皮肤与皮下肌肉筋膜的连续性，不要分离，可边切开，边间断缝合肌肉筋膜和皮下组织，避免因皮瓣与肌肉滑动而损肌皮血管。切断髂前部的周围肌肉时，应保留附着在髂嵴上有 1cm 厚的肌肉，以保证骨块的血液循环。由于旋髂浅动脉从髂前上棘附近的缝匠肌筋膜下通过，切断皮瓣及肌肉时，必须包括缝匠肌的肌筋膜和部分肌肉，小心切断缝匠肌，不可损伤旋髂浅动脉。当皮瓣四周切开及肌肉切断后，可切取所须髂骨块，连同骨膜和腹股沟韧带。此时应反复检查移植组织的血液循环，确认无误后，再进行受区的准备。最后断蒂移植，若旋髂浅动脉血管口径较小时，可切取一部分股动脉壁，形成盘状动脉瓣，以利吻合。

2. 旋髂深动脉供应的髂骨切取步骤

自髂嵴中点至腹股沟韧带中点沿髂嵴做斜形切口。在腹股沟韧带中点再向下做 3 ～ 4cm 长的纵向切口。在靠近腹股沟韧带的股三角处，显露股动脉和静脉，为便于操作，在切口内可暂时切断腹股沟韧带（缝合皮肤之前再修复），显露髂外动静脉。在腹股沟韧带平面的上下寻找发自股动脉或髂外动脉上的旋髂深动脉，凡在此处斜向外上方走行的动脉及其伴行的静脉应予保护。确认旋髂深血管后，按其走向的一般规律，向髂嵴方向分离，辨认其升支和经支，结扎切断进入腹肌的升支，保护入髂骨的终支，为此，保留沿髂嵴内唇上走行的旋髂深血管主干及其上的部分软组织。找出在髂前上棘内下方穿出的股外侧皮神经及位于腹横肌与腹内斜肌之间的髂腹下神经及髂腹股沟神经，如果有碍旋髂深血管对骨块的血运，则可切断神经，保护血管。根据受区须要设计切取骨块。先在髂嵴外唇切开髂骨外侧面的肌肉附着处，在保护部分骨膜的情况下，显露髂骨外侧面。然后显露髂骨内侧面，保护旋髂深血管的终支，在该分支之内侧，切断肌肉，保留在髂嵴内唇及髂骨内侧面附着的肌肉，以保证旋髂深血进入髂骨的小分支完好无损。用骨刀从髂骨外侧皮质向内侧凿取所须大小的骨块，凿骨时不可用力太猛，以刚能凿透内侧皮质骨为度。将凿断的髂骨块连同其内面的肌肉及软组织游离，小心保护由旋髂深血管主干构成的血管蒂，此血管蒂的长度可达 8～10cm，一般在 6～8cm 之间。检查骨块的髓腔、骨膜及周围软组织的血循情况，待受骨区准备就绪后，再在靠近髂外动静脉或股动静脉处切断旋髂深血管。供骨区皮肤创面可以直接缝合，皮下置引流条。

四、吻合血管的第二跖趾关节移植

（一）第二跖趾关节营养血管及解剖

第二趾跖关节由第二跖骨头与第二趾的近节趾骨基底构成，关节囊薄弱，囊的两侧有副韧带。跖骨小头两侧有足底深横韧带与其两侧邻近跖骨小头相连。关节周围有伸屈趾肌腱和足内小肌。关节的血供来自跖背动脉到第二跖趾关节的关节支，并有跖底动脉和足底深支的关节支与之形成侧支循环。但可供吻合血管之用者，为第一跖背动脉及跖背静脉支。

（二）手术指征

凡因外伤、肿瘤或类风湿关节炎所引起的掌指关节损伤而有功能障碍者，皆可进行切除掌指关节，同时进行吻合血管的第二跖趾关节移植术。

（三）手术操作

于一、二跖骨之间做纵切口，远侧达趾蹼及第二趾胫侧面，近侧到足背动脉搏动处。血管的显露过程参考第二趾移植。在保护第一跖趾背动脉和跖背静脉到第二跖趾关节支的前提下，行皮下分离，小心解剖关节囊背侧的趾背腱膜，将关节外周的伸肌腱拉开，分离切断足内肌，当分离跖侧屈肌腱时，为保护跖侧关节囊，须切开屈肌腱鞘，然后将屈肌腱推向足底侧。显露跖骨和趾骨的近关节段。根据须要长度，用线锯切断跖骨和趾骨，保护好带有血管蒂的第二跖趾关节，用温生理盐水纱布包裹，待受区准备就绪后再断血管蒂。供区骨缺损处，可用硅胶人工趾关节置入。第二跖趾关节移植时，注意将该关节的背侧放在掌侧，跖侧向手背侧。骨端可用小钢板或克氏针交叉固定，忌用髓内穿针。

五、吻合血管的骨膜移植

（一）骨膜的解剖和血液循环

骨膜有骨外膜和骨内膜，在临床上所进行骨膜移植是指骨外膜而言。骨外膜为一层结缔组织，覆盖于骨的大部分表面。骨膜的厚度不同，位于皮肤下面的骨膜较厚，且与骨贴合疏松。肌肉附着处的骨膜较薄，且与骨贴合紧密坚固。肌肉肌腱抵止处，以结缔组织穿入骨内成为沙氏纤维（骨膜的纤维组织一部分穿入骨外层与骨紧密结合，这部分纤维称为沙氏纤维），此处没有骨膜。骨外膜又分为两层，外层为富于血管神经的致密的纤维组织，为纤维层；内层为疏松而富于细胞的新生层，具有生骨作用。骨内表现的生长及骨折后的修复均有赖于新生层。幼年的骨膜厚，血管丰富；壮年以后，骨膜逐渐变薄，血管减少；到了老年，新生层的成骨细胞几乎完全由扁平形细胞代替。

骨的血管主要有二：滋养动脉和来自骨膜的动脉。两者又以微细的交通支相吻合。骨膜动脉可由骨滋养动脉的主干血管发出分支或由骨膜外周组织毛细血管网供应。切取带有骨滋养血管并保留骨膜外周组织的骨膜，其血液循环可以获得保证。

（二）手术指征

骨膜可以通过人为的方法塑制成各种不同的外形。除参考本节第一部分所述指征外，吻合血管的骨膜移植术可治疗先天性、外伤性或骨肿瘤切除后的骨不连接或骨缺损病人。但骨膜血管因人的年龄增长而减少，故高龄者不宜应用此法。

（三）麻醉和体位

可参考前述的各部位带血管骨移植。

（四）手术步骤

1. 切口及显露血管

根据所选供区的部位，切取带血管骨膜的切口和显露血管方法同切取该骨的带血管骨骼移植一样。保护好滋养血管，保留在骨膜上的部分肌肉或其他软组织，使之有 0.5～1.0cm 厚的一层"肌肉鞘"。

2. 切取骨膜

根据受区须要，以滋养血管进入处为中心，选定切取骨膜的范围。不要在滋养血管进入处切开骨膜。骨膜纵向切开，骨膜下分离。若切取方便，可带一薄层骨质在骨膜上。骨膜完全切取后，暂不切断血管蒂，可观察骨膜、肌肉断面及周围组织的出血情况。待受区准备就绪后再切断血管蒂。作为缝接用的血管蒂，与切取同类骨骼移植一样。移植的骨膜不灌洗。供区皮肤切口，可直接缝合，伤口皮下置引流条。

六、受骨（关节或骨膜）区的准备及组织移植

（一）受区的准备

受区的病变组织，如为外伤后骨不连接，除了切除局部瘢痕外，应切除一段硬化骨质，打通骨髓腔。先天性胫骨假关节者，务必切除假关节周围之病变瘢痕组织和硬化的胫骨端（包括腓骨段的病变组织）。对于低度恶性的骨肿瘤，必须在距肿瘤组织 3 ～ 5cm 处切除骨段。受区血管的选择和处理与一般显微外科原则相同。

（二）骨（关节）或骨膜固定

移植骨（关节）或骨膜的位置，必须与血管蒂的方向一致，勿使血管扭曲成角，血管的缝接处应置于创口的浅面，以便于操作。同时，注意骨固定的方法，应尽量避免损伤骨质内的血管网。口径相似的骨端衔接，可制成阶梯状，重叠处用螺钉固定。口径悬殊的骨端，可将细的骨端插入粗的骨端髓腔内，也可在插入段钻孔旋入螺钉，增强牢固。亦可在两个骨端凿成骨槽，将移植骨块嵌入固定，再加螺钉使其稳定。如为吻合血管的骨膜移植，将骨膜展开，包绕于受骨不连接处的周围，骨膜周边缝线固定，或将骨膜缝成管状，内置碎骨块，嵌于骨缺损间，两端骨膜与受区骨端组织缝合固定。

（三）血管缝合

根据供骨（关节）或骨膜区血管剪裁情况及受区血管条件，可进行端对端吻合，端侧吻合或"T"形插入或端对端吻合。如吻合血管的腓骨或腓骨骨膜移植，可切取"T"形血管，进行插入式端对端吻合，即将腓骨动脉的近端与受区动脉的近端吻合，腓动脉的远端与受区动脉的远端吻合，使腓动脉如为一移植血管。吻合血管的髂骨或髂骨骨膜移植和吻合血管的肋骨或肋骨骨膜移植，切取的血管端或带血管盘者，可进行端侧血管吻合或端对端吻合。血管口径不一致时，可将口径小的血管剪成斜面。

血管缝合顺序，一般先缝合一条静脉，然后缝合一条动脉，再缝合其他血管。血管缝合方法一般做 180° 的两点固定支持线，然后间断加针外翻缝合。当移植的骨骼或骨膜血运重建后，在吻合后的静脉应有血液回流，骨髓腔或骨膜有出血，附在骨或骨膜上的肌肉断面有渗血。对于明显的出血点，应予结扎。

（四）缝合皮肤

血管缝合完毕，冲洗创口，彻底止血，分层缝合。如皮肤缝合有张力，为避免术后肿胀，影响移植骨或骨膜的血液循环，可在切口两侧做减张切口，安置负压吸引或皮下置橡皮片引流，防止术后发生血肿。

七、术后处理

供区要妥善包扎，取腓骨肢体或尺骨远侧段的肢体用石膏托固定 3 周。受区的肢体须牢固的石膏托固定，术后 2 周拆线，改用管型石膏，至骨骼临床愈合、骨膜完全、新骨形成为止。

应用抗生素预防感染，如治疗外伤后或炎症性骨缺损，应根据细菌培养及药物敏感试验结果选用合适的抗生素。

观察植骨或骨膜血运情况：

（一）若为吻合血管的髂骨皮瓣移植

可通过皮肤颜色、温度及毛细血管充盈速度，了解血液循环情况，如果发生血液循环障碍，应及时手术探查。

（二）X 线摄片检查

一般传统自体植骨必须经过坏死过程，骨的坏死在 X 线片上表现为密度增高，如移植骨的血循通畅，骨的密度与受骨密度是一致的，4 ～ 6 周后，移植骨周围可见大量骨质增生反应，受骨的骨膜下也有新骨形成。如吻合血管的移植骨的血液循环中断，则 X 线片表现与一般传统自体植骨过程是一致的。如为吻合血管的骨膜移植，定期 X 线片早期可见新骨形成，并新骨逐渐增多而出现新骨的正常骨骼。

（三）血管造影

这是检查吻合血管的骨或骨膜移植后有无血液循环存在的可靠方法。用血管造影剂注入动脉吻合处之近侧主干动脉内，如上肢可行肱动脉或锁骨下动脉造影，下肢行股动脉造影，以观察吻合口是否通畅，了解移植骨或骨膜的血液循环情况。

第四节　吻合血管的皮瓣移植术

皮瓣移植是修复软组织缺损的一种重要方法，也是修复外科进行整复、重建和再造的主要手段。传统的带蒂皮瓣移植，须分期做手术，疗程长，费用大，病员要忍受固定体位的痛苦。随着显微外科技术的发展，采用吻合血管的皮瓣移植，不仅能一次完成手术，而且能克服上述缺点。但手术要求较高的显微外科技术及精细的术后护理。经许多学者研究设计，人体可供吻合血管的皮瓣有 10 余处之多。在选择移植皮瓣时既要考虑皮瓣的供区部位是否隐蔽，皮肤的颜色、质量、有无毛发等因素，又要衡量各皮瓣本身的优缺点。下面介绍几种常用皮瓣，供临床选用。

一、吻合血管的胸外侧皮瓣移植术

（一）胸外侧皮瓣的血管解剖

胸外侧部及腋部的皮肤和皮下组织主要由发自腋动脉的 3 条长轴走行的动脉所营养，这 3 条动脉是：

1. 胸背动脉

该动脉外径为 1.6 ～ 2.0mm，蒂长为 8 ～ 10cm，是肩胛下动脉的终末支，肩胛下动脉经背阔肌内缘时分出旋肩胛动脉后，即为胸背动脉。在胸背动脉发出到背阔肌的肌支之后，向下分出到前锯肌的肌支和皮肤的直接皮肤支，在大多数病例中，这个直接皮肤支很细，有时缺如。

2. 胸外侧动脉

直接发自腋动脉，位于胸小肌后面或下缘附近，下行到胸廓外侧壁，分出到胸大肌和前锯肌的肌支，并滋养胸外侧部皮肤。在女性，可见一粗大的分支到乳房，称为乳房外支。胸外侧动脉在部分病例也有变异。

3. 直接皮肤动脉

直接发自腋动脉的前侧，其起点可能有变异，但常位于上述两条动脉之间。靠近腋动脉处的直接皮肤动脉外径为 1.2 ～ 1.5mm，滋养腋部和胸外侧部。它有一个主要分支走向乳头，供应乳腺外上象限区的皮肤，也有分支到上臂的内侧面，滋养该区的皮肤和皮下组织。有人认为直接皮肤动脉是副胸外侧动脉。

上述 3 条动脉，前 2 条是胸外侧部皮肤的主要滋养支。但 3 条动脉又可分别供应不同的游离胸外侧皮瓣。各动脉都有伴行的静脉可利用，静脉汇入腋静脉。

（二）手术指征

1. 因外伤或肿瘤切除使深部组织如肌肉、肌腱、神经及骨骼等裸露的创面，不适合采用皮片或邻近转移皮瓣修复者，可考虑此手术。

2. 因胸外侧皮瓣隐蔽，具有良好的色质，也可用于修复面颈部的皮肤缺损。胸外侧皮瓣还可切取包括背阔肌、肋骨或腋毛等组织，以适应受区的不同须要。其血管蒂可在靠近腋动脉处切断，故蒂较长，且血管外径大（可大于 1.5mm），吻合较易，成功率高。因此可广泛应用于临床。

3. 受区附近必须有完好的知名动、静脉，或其外径可供缝合的小血管。阻断此动静脉的血液循环后不影响肢体或其他组织的血液供应。此外，其血管外径最好与移植皮瓣血管接近或一致。

4. 由于胸外侧皮瓣无明确的皮神经可切取，不适合修复手部皮肤缺损。如果包括上臂内侧面皮瓣，则可切取一个神经皮支。幼儿血管直径小，操作困难，采用吻合血管的皮瓣移植要慎重考虑。高龄病人因血管硬化，血管缝合后失败的机会较大，且对长时间手术的耐受性差，也要慎重。

（三）麻醉和体位

病人在全身麻醉或高位硬脊膜外麻醉下进行手术。取侧卧位，供区朝上，或仰卧位，供区侧的胸背和肩背用沙袋垫起。同侧上肢用支架固定于外展位，使腋窝充分张开。皮瓣切取完毕后，可根据受区的操作方便而适当调整病人的体位。

（四）操作步骤

1. 皮瓣设计

根据受区创面大小，设计稍大于受区面积的皮瓣。胸外侧皮瓣设计的范围，类似一个不等边四边形的区域，上界至腋动脉搏动处，后边为背阔肌前缘，前边为胸大肌的外侧缘，下界位于第 8 肋上。有的作者主张以髂嵴上缘为其下界。除切取胸外侧皮瓣外，还可切取带有腋毛的皮瓣，背阔肌皮瓣和有肋骨的骨皮瓣。皮瓣的设计有时根据血管变异情况，可超过这个不等边四边形的区域。如果胸背动脉没有皮支，皮瓣的设计必须改变四边区域的边界，可切取以背阔肌的外缘为中心的皮瓣，部分背阔肌包括在皮瓣内。这样，皮肤的血液循环是靠胸背动脉的肌肉穿通支（肌皮动脉）所供应。如采用胸外侧动脉，应以胸大肌外缘为中心切取皮瓣。在女性病人，皮瓣前侧部分可能较厚，因乳房部位的皮下组织较多。

2. 显露血管

沿腋动脉搏动处横形切开上边皮肤，根据上述解剖关系，显露胸外侧皮瓣的 3 条营养动脉支。由于该区皮下脂肪薄，直接皮肤动脉位于浅层，应小心分离，以免损伤。位于大圆肌内侧缘附近的肩胛下动脉比较容易显露。继之向深部分离到腋动脉，然后结扎切断旋肩胛动脉，分离出胸背动脉，即可见胸背神经与之一起进入背阔肌。如果直接皮肤动脉位于此神经血管附近，切取皮瓣时应包括这条动脉。胸背神经可予以切断。在胸大肌的外缘与腋动脉交叉处显露出胸外侧动脉，它分出到胸大肌肌支后，即有一条到皮肤的直接皮肤支，故切取皮瓣时可以不包括胸大肌的肌肉。3 条动脉在上界横切口内显露后，选出最合适的血管作为皮瓣的营养管，据此来切取皮瓣。

3. 切取皮瓣

按照计划的范围切开皮肤。在上界横切口的前端，由上而下，先切皮瓣前缘的切口，继之切开下界皮肤，切开皮肤及皮下脂肪组织，直达深筋膜。由皮瓣的远端向近端的血管蒂处进行浅筋膜下分离，注意保护营养血管。皮瓣掀起后，检查营养血管和其血管蒂是否包括在皮瓣内，然后由下向上切开皮瓣后切口。

如无直接皮肤动脉，或胸背动脉皮支过细或缺损时，则应切取胸背血管进入背阔肌的部分肌肉。因此时皮瓣的血液供应是依靠肌皮的穿通支（肌皮血管），必须追寻胸背血管的外侧肌支入口处，辨认清楚后，方可沿背阔肌外缘以内 2～3cm，切取包括外侧肌支血管在内的部分背阔肌。

综上所述，皮瓣在右侧胸外壁时，按顺时针方向切取；皮瓣在左侧胸外壁时，按逆时针方向切取。待受区创面及血管准备就绪后，即可最后切断皮瓣血管蒂。皮瓣不进行灌洗，移植到受区。

4. 供区创面处理

胸外侧壁的供区创面彻底止血后，可直接缝合。切取较大皮瓣的创面，可能须少量的游离植皮。女性病人直接缝合可能引起乳房变形，须移植皮片覆盖创面。创面缝合后，皮下必须放置引流，3～4 天拔除。否则皮下渗血，可形成长时间不愈的皮下积液。有皮下积液时可穿刺抽液和加压包扎，或切开引流。

二、吻合血管的肩胛背皮瓣移植术

（一）肩胛背皮瓣的血管解剖

肩胛下动脉分出胸背动脉和旋肩胛动脉。旋肩胛动脉自起始部的稍下侧弯曲后进，穿三边孔达冈下窝，出三边孔后发出许多分支，上支供应冈上肌和冈下肌的部分血液循环（与肩胛上动脉吻合），下支供应肩胛下角范围的肌肉及皮肤的血液循环，还有些分支供应肩胛区背侧皮肤的血液循环。从旋肩胛动脉的起点到皮肤分支的近端，有 4～7cm 长的血管蒂。旋肩胛动脉有两条伴行静脉，动静脉外径为 2～3mm，少数为一条直径粗大的伴行静脉。血管蒂的长短和血管外径大小可因年龄及体质而有差异。但血管解剖比较恒定，无有变异。

（二）手术指征

除参考本节胸外侧皮瓣的手术指征外，由于肩胛背皮瓣不能切取相应的皮神经，不适合用于修复跟部皮肤缺损。又因皮瓣较厚，覆盖手部创面显得臃肿不适。但用以修复四肢的中小范围的皮肤缺损（6cm×11cm～10cm×24cm），比较理想。因皮瓣切取方便，供区隐蔽，供区缺损创面可直接缝合，不须植皮，不遗留瘢痕及功能障碍。

（三）麻醉和体位

病人在全身麻醉或高位硬脊膜外麻醉下进行手术。侧卧位，供区朝上。同侧上肢用消毒巾包裹，便于肩外展及前屈活动，有利于显露血管。皮瓣切取完毕后，可根据受区的操作方便而适当调整病人的体位。

（四）手术操作步骤

1. 皮瓣设计

皮瓣切取的范围，其外缘距腋纹上 2cm，内缘距棘突 2cm，上缘距肩胛冈 2cm，下缘距肩胛下角 2cm。

2. 显露血管

先在皮瓣的外上缘及外下缘做切口，切开皮肤及筋膜。向上牵开三角肌后缘，辨认小圆肌、肱三头肌长头及大圆肌。为便于向前面较深层解剖，应将肱三头肌长头向外牵开，小圆肌向上牵开，大圆肌向下牵开。这时可见旋肩胛动静脉从三边孔中的纤维脂肪组织内穿出，紧贴小圆肌缘进入皮下组织。可沿旋肩胛血管向三边孔深层逆行解剖至其在肩胛下血管的起点处。没有必要解剖出肩胛下血管，因为其显露是比较困难的。

3. 切取皮瓣

保护好分离出的血管蒂，结扎并切断向上与肩胛上动脉的交通支。沿计划范围切开皮肤、皮下组织及筋膜。如在右侧，可逆时针方向做切口；在左侧，可顺时针方向做切口。在保护好皮肤血管支的情况下，行筋膜下分离。皮瓣完全游离且受区准备就绪后，即可切断皮瓣血管蒂。皮瓣不进行灌洗，可直接移植到受区。

4. 供区创面处理

肩胛背侧供区创面彻底止血，四周皮肤进行皮下潜行分离，然后将皮缘直接缝合。必要时可加三针减张缝线。皮下置引流条。伤口包扎。

三、吻合血管的髂腹股部皮瓣移植术

根据旋髂浅血管营养的髂腹股沟皮瓣与腹壁浅血管营养的下腹部皮瓣在解剖上有变异的特点，为便于叙述，将这两部位的皮瓣统称为髂腹股部皮瓣。

（一）髂腹股部皮瓣的血管神经解剖

髂腹股部皮肤有两对闭合的动静脉系统，即腹壁浅动、静脉和旋髂浅动、静脉。前者动脉系统于腹股沟韧带下 1.5 ～ 3.0cm 处起于股动脉的前侧或内侧壁上，在腹股沟韧带下进入深筋膜后，与其内侧的伴行静脉向上越过腹股沟韧带，于同侧下腹部深筋膜内供应该区皮肤；后者动脉系统于腹股沟韧带下 0.5 ～ 3.0cm 处起于股动脉的外侧壁，于深筋膜下与腹股沟韧带平行走向外上方，在缝匠肌近端内缘入该肌深筋膜，越过缝匠肌后，出该肌外缘，以供应髂股部皮肤。两组血管之间有许多交通支。根据尸体解剖和临床手术所见，这两组血管有不少变异。通过 100 个髂腹股部的两组血管解剖发现：两组动脉共干占48%；腹壁浅动脉缺如，仅有旋髂浅动脉者占 35%；两组血管分别起于股动脉者占 17%。另有 17% 的两组血管不起于股动脉，而发自股深动脉、旋股动脉或会阴动脉。动脉外径一般在 1.0 ～ 2.0mm 之间。如果为共干的血管或一组血缺如而另一组血管代偿性增大者，其外径一般较粗。

髂腹股部皮肤的感觉神经为胸 12 肋间神经的外侧皮支。

（二）手术指征

除参考上述两种皮瓣的手术指征外，此皮瓣供区隐蔽，创面可直接缝合，也可切取较大范围皮瓣。但皮瓣用以修复手部时，皮瓣臃肿，特别对肥胖病人，应该慎重。

（三）麻醉和体位

在切取皮瓣时，一般采用硬脊膜外麻醉，病人仰卧位。受皮区在头颈部者，可用全身麻醉；在上肢者，可加用臂丛麻醉或高位硬脊膜外麻醉。在切取皮瓣完毕后，根据受区方便而适当调整病人体位。因手术时间长，病人须留置导尿管。

（四）操作步骤

1. 皮瓣设计

在计划切取髂腹股部游离皮瓣之前，术者必须熟知该区皮肤的营养血管所供应的范围，以有利于切取较大范围的皮瓣。为切取旋髂浅动脉所供应范围的皮瓣，取皮标准线以腹股沟韧带下 2.5cm 的股动脉上为一点，髂前上棘为一点，两点的连线向外延长为轴线，以此线为中轴设计所须取皮瓣的范围，皮上缘不过脐平线，下缘在髂前上棘之下5 ～ 7cm，内缘在股动静脉处，外缘不过腋中线。为切取腹壁浅动脉所供应范围的皮瓣，研究者设计了一个取皮标准线，即在腹股沟韧带下一横指处扪及股动脉搏动，从此点到脐做一连线，腹壁浅动脉的走行大致与此线相符。以此线作为皮瓣的纵轴，划定所须要的皮瓣大小，但内侧界不应越过腹中线，上界平脐为止，脐上皮肤由胸外侧血管供应，两者之间有交通支，皮瓣须要特别长时，可先做一次延迟术，以后再切取游离皮瓣。

2. 显露血管和神经

切取皮瓣的范围设计后，先显露血管，根据旋髂浅动静脉和腹壁浅动静脉位于腹股沟韧带下 0.5 ～ 6.0cm 及静脉比动脉浅在的解剖特点，先在腹股沟韧带下股动脉搏动稍偏内侧，向下做长为 6 ～ 8cm 直线切口。由于此处静脉浅在，注意切开皮肤时不要太深，以免损伤。一般习惯于先显露大隐静脉及卵圆窝，从此处分离出股静脉，找出腹壁浅静脉及旋髂浅静脉，并保护之。然后在股静脉之外侧分离出股动脉，找出发自股动脉上的向外上或内上的动脉分支，分辨出旋髂浅动脉和腹壁浅动脉。动、静脉一般是伴行的，但旋髂浅静脉有时不与动脉伴行。

皮瓣须要有感觉神经者，可在髂前上棘上方 7～8cm 处作一斜切口，寻找胸 12 肋间神经的外侧皮支，标记后切断备用。

3. 切取皮瓣

血管神经显露后，根据局部血管解剖的特点，结合受区皮肤缺损的范围，划出切取皮瓣的部位和大小。如腹壁浅动脉与会阴外动脉共干，旋髂浅动脉缺如者皮瓣可在同侧下腹部偏内侧（不过中线）切取；如两动脉共干或分别存在者，皮瓣可在同侧下腹部中部切取；如腹壁浅动脉缺如，旋髂浅动脉存在，或两者共干，腹壁浅动脉细小，旋髂浅动脉较粗者，皮瓣可在髂腹部偏外侧切取。为争取皮瓣包括两条动脉或多条静脉，在切取皮瓣时，如发现其中一条动脉的共干不包括在皮瓣之内，而有分支到皮瓣，吻合该动脉后，仍可有充分血液供应皮瓣。切取皮瓣时，如发现静脉分支在皮瓣内，而主干在皮瓣外，也可效仿动脉的处理。另外也可多留皮下组织，与主干血管一起包括在皮瓣范围之内。皮瓣切取范围应稍大于受区皮肤缺损面，以防术后肿胀，影响皮肤血液供应，这对修复足跟部皮肤缺损区尤为重要，因覆盖的皮瓣须包绕其下突起的跟骨，皮瓣肿胀后，无退让的间隙，可因肿胀而压迫血管，招致皮瓣坏死。

根据确定的范围和部位，从上方开始向外、向内沿设计线切开皮肤，由上而下分离皮瓣，紧贴腹外斜肌筋膜，多保留皮下组织，以防损伤皮瓣内血管的分支。在男性病人，应注意勿伤精索。利用旋髂浅动脉时，切取的皮瓣必须包括缝匠肌的肌膜和部分肌纤维，以免损伤穿入该肌筋膜的旋髂浅动脉。血管蒂周围的脂肪不要切除过多。在通过腹股沟韧带时更应小心，防止损伤进入皮瓣的血管。分离皮瓣时，随时检查皮瓣血运情况，有些皮瓣边缘的血管支应注意切断结扎，避免移植皮瓣后发生血肿。用线标志出皮瓣端的动、静脉血管部位。待受区的血管准备完毕，可以进行血管缝合时，才将皮瓣的血管切断。若动脉直径较粗，可自动脉根部切断；若直径较小，可连同直径 3mm 左右的股动脉壁切下，成为动脉盘。股动脉壁的缺口可用大隐静脉壁修补。此种缝合或修补工作必须仔细谨慎，以防术后发生大出血。髂腹股部供皮区缺损，可直接缝合；不足时可取大腿中厚游离皮片移植覆盖。切取的皮瓣不进行灌洗。

四、吻合血管的上臂内侧皮瓣移植

（一）上臂内侧皮瓣的血管神经解剖

上臂内侧皮瓣的血液供应十分丰富，动脉分支及其皮动脉很多。但这些动脉有不少变异，据研究者的 40 例解剖观察，上臂内侧皮动脉分别来自尺侧上副动脉（45.3%）、肱动脉（25%）、肱深动脉（8.7%）、腋动脉（5.4%），以及来自肩胛下动脉、旋肱后动脉、浅肱动脉、尺侧下副动脉、肱三头肌皮支、肱二头肌皮支及大圆肌皮支等。上臂内侧皮瓣有一条皮动脉者占 10%，两条皮动脉者占 5%。根据学者对 32 例上臂内侧皮瓣血管的观察及研究所见，供上臂内侧皮瓣的主要皮动脉是：

1. 肱深动脉

肱深动脉为肱动脉的第二分支，在胸大肌下缘 2 ~ 3cm 处发出，至肱三头肌处，有皮动脉到上臂上部内侧及背侧皮肤。血管直径 2.2mm，主干长 1.35cm。

2. 尺侧上副动脉

肱深动脉是上臂内侧皮瓣的主要皮动脉，多数人发自肱动脉（88.6%），也有的发处在肱深动脉（8.6%）或肩胛下动脉（2.8%）。发自肱动脉者是肱动脉的第三分支，约在胸大肌下缘下方 6cm 处发出。在上臂部行于尺神经的内侧，向下通过内侧肌间隔，沿肱三头肌内侧头到内上髁的背侧。在走行过程中发出 5 ~ 14 条肌支，0 ~ 4 条皮支。

尺侧上副动、静脉与桡神经的肱三头肌内侧头支伴行，共同包在一个血管神经鞘内。尺侧上副动脉在肱动脉起始处的直径为 1.0 ~ 3.0mm，平均为 1.73mm，蒂长为 5 ~ 14cm。皮支大多数自尺侧上副动脉中部发出，向后方或后上方走行，与其他动脉的皮支成弓状或网状吻合。

3. 肱二头肌肌皮动脉

此动脉有 0.7% 的出现率，相当于胸大肌下缘 8cm 处自肱动脉上发出。肱二头肌肌皮动脉有 66.6% 发出大的皮动脉。动脉主干长约 1.31cm，血管直径约为 1.0mm。

4. 肱浅动脉

有 11.0% 的出现率，在上臂部走行于肱二头肌内侧缘皮下组织中，在皮肤表面可触知其搏动，从而可了解其行程。肱浅动脉在走行过程中向两侧发出皮支，滋养皮肤和皮下组织，动脉的外径为 2.0 ~ 2.5mm。

5. 尺侧下副动脉

相当于胸大肌下缘下方 18cm 处发自肱动脉，向下方行走至上臂内侧面的下部。主干长约 1.5cm，其直径为 1.35mm。

根据上臂内侧皮瓣的血液供应情况，以选用尺侧上副动脉较为适合。因该动脉的蒂长、直径粗，较为恒定易长，且供血范围也较广泛。如有肱浅动脉存在也较适用。肱深动脉位置过于高而深，且主要供应上臂外侧皮肤；尺侧下副动脉供应范围较小，且居于上臂下部；肱二头肌肌皮动脉不恒定，时有缺如，切取时须包括部分肌肉或肌间隔组织。在临床上多选用尺侧上副动脉，若有缺如时，则根据当时情况，选用其他较粗的血管。

1. 上臂内侧皮瓣的静脉

供应该皮瓣的皮动脉均有伴行静脉，分别注入相应的静脉。如尺侧上副动脉皮支的伴行静脉注入尺侧上副静脉。除了这些静脉外，上臂内侧皮瓣的主要皮静脉是贵要静脉及其属支，它们口径粗、收集范围广，大部分静脉血由贵要静脉导出，故此静脉可作为该皮瓣的血管蒂。贵要静脉于肘窝部接受肘正中静脉后，与前臂内侧皮神经伴行，并沿肱二头肌内侧沟上升，于上臂中部稍下方穿筋膜入深部，循肱静脉内侧上升，至肱静脉近端才入肱静脉，也有直接入腋静脉者。贵要静脉的末端直径为4.76mm，有 1～6 条属支，大部分互相吻合成为弓状或网状。贵要静脉的属支有的与皮动脉的伴行静脉吻合。贵要静脉和头静脉之间还有直接交通支。

2. 上臂内侧皮瓣的神经

主要为臂内侧皮神经，该神经起自臂丛的内侧束，先经过腋动、静脉之间，行于腋静脉内侧，有的与肋间臂神经相交通，沿肱静脉和贵要静脉的内侧向远侧行，约达上臂中点处穿深筋膜达浅筋膜，分布于上臂内侧部的皮肤。其直径在臂上部为1.24mm。

（二）手术指征

1. 参考上述各皮瓣移植术的手术指征。
2. 上臂内侧皮瓣部位隐蔽，可包含一条皮神经，皮薄有弹性，色泽适中，可用之修复手部或前臂部皮肤缺损。

（三）麻醉和体位

在全身麻醉或高位硬脊膜外麻醉下进行手术。取仰卧位，供区侧上肢外展在手术台旁支架桌上。切取皮瓣完毕后，可适当调整病人体位，以利受区手术操作。

（四）操作步骤

1. 皮瓣设计

根据受区创面大小，设计稍大于受区面积的皮瓣。用龙胆紫画出上臂内侧肱动脉、尺侧上副动脉与贵要静脉的走行方向。以尺侧上副动脉为中心包括贵要静脉在内，划出所须皮瓣的范围。由于上臂内侧皮瓣的血管分支互相吻合成微血管网，遍布整个皮瓣，故须要时可以适当扩大皮瓣的切取范围。该皮瓣上界可起自腋窝皱纹边缘，下界可达肘窝上界，前界为上臂的前正中线，后界为上臂的后正中线。

2. 显露血管和神经

在腋缘下肱动脉搏动处，做一长约5cm的纵切口。切开皮肤及深筋膜，在肱二头肌内侧沟内找到肱动、静脉，以此为标志，在肱静脉内侧找到贵要静脉、前臂内侧皮神经及臂内侧皮神经。循肱动脉下行，约在胸大肌下缘 6cm 处，可找到尺侧副上动、静脉。将各神经血管标志备用。若无尺侧副上动静脉，则可利用肱二头肌肌皮动脉或肱浅动脉。

3. 切取皮瓣

按设计皮瓣的画线，切开皮肤及深筋膜深面，皮瓣切口宜从前后两方面向内侧肌间隔进行。从显露血管神经的纵切口远端起，向后做横（或斜）切口，至皮瓣后缘的画线处，沿皮瓣后缘做切口，并延伸到皮瓣下缘的切口。然后从后向前在深筋膜与肌膜之间进行分离，连同深筋膜一起游离皮瓣，到内侧肌间隔。在分离过程中，注意保护尺神经和尺侧上副动脉，切勿损伤。辨认诸主干动脉发出到皮瓣的皮动脉，保留皮瓣上的主要血管干及其皮动脉。切开上臂内侧肌间隔，将行于肱二头肌内侧沟中的血管神经束与皮瓣分开。若要利用肱二头肌肌皮血管时，可切取小部肌肉，保护肌皮血管，或保护深筋膜和肌间隔及其间神经血管外膜之间的联系不予分离，使肱二头肌肌皮血管（特别是其间的皮支）不受损伤。小心将主要神经血管干的包鞘切开，连同内侧肌间隔组织和皮瓣一起游离，以保证皮瓣的血液循环。切开皮瓣前缘切口，向内后方分离皮瓣到内侧肌间隔。于皮瓣远端切断贵要静脉和前臂内侧皮神经，将皮瓣向近侧三头肌内侧头支与尺侧上副动脉分开。为恢复前臂内侧皮肤知觉功能，将已切断的前臂内侧皮神经从皮瓣的上缘切口内抽出，并做神经吻合。如须要保持皮瓣的感觉功能，应保护臂内侧皮神经。皮瓣全部游离，待受区准备就绪后，最后切断血管神经蒂。切取的皮瓣不进行灌洗。

4. 供区创面的处理

上臂内侧供区创面范围小者，可直接缝合；如面积较大，则用中厚皮片移植，覆盖创面。植皮区加压固定，并用石膏托固定肘关节于功能位。

五、吻合血管的上臂外侧皮瓣移植

（一）上臂外侧皮瓣的血管神经解剖

上臂外侧皮肤的血液来源有很多，有肱动脉发出的直接皮肤动脉及诸肌肉的肌皮动脉。但上臂外侧皮瓣移植可利用做血管吻合的只有肱深动脉的终末支——桡侧副动脉。肱深动脉与桡神经伴行进入桡神经沟，先发出深支（或称三角肌支），在长头及外侧头之间与旋肱后动脉降支吻合。在三角肌粗隆后方发出肱骨滋养动脉入肱骨。肱深动脉于三角肌止点（或其上方）平面，分为桡侧副动脉和中副动脉两终支。中副动脉沿肱三头肌内侧表面或肌质中下降，于外上髁后方与骨间返动脉吻合。桡侧副动脉在三角肌止点下约 4.5cm 处分出前支和后支。前支伴桡神经穿外侧肌间隔走行在肱肌和肱桡肌之间，达肘前部；后支沿外侧肌间隔后方下行，至肘后外侧沟、参与肘关节动脉网。后支发出 1～6 个皮支，分布于上臂外侧皮肤。桡侧副动脉多数(62.5%)起于肱深动脉，也有(37.5%)发自肱动脉，旋肱后动脉和肩胛下旋肱动脉干。桡侧副动脉起端直径 1.7mm，可切取血管蒂长 4～6cm。

上臂外侧皮瓣的静脉，有深浅两组。深组为肱深静脉或桡侧副静脉，分别与其同名动脉伴行，在三角肌止点处的直径为 1.3～1.9mm。浅组为上臂头静脉，位于浅筋膜深面，下接前臂的头静脉，沿肱二头肌外侧沟自下向上行，进入三角肌、胸大肌三角内。在三角肌止点处平均直径为 3.1mm。上臂头静脉下端与肱深静脉之间有交通支。

上臂外侧皮瓣的皮神经是臂外侧下皮神经，约位于三角肌止点处发自桡神经。有时与前臂后皮神经共干发出，于三角肌止点下 2.6cm 处出外侧肌间隔，分布于上臂外侧。

（二）手术指征

本手术的特点是：皮瓣血管解剖位置恒定，变异少，血管直径及长度适合显微外科操作，皮瓣部位隐蔽，皮色及厚度适宜，可包含一条皮神经，有利于修复四肢皮肤缺损，更宜于修复手部及跟部皮肤缺损。

（三）麻醉和体位

在全身麻醉或高位硬脊膜外麻醉下进行手术。取仰卧位，供区侧上肢外展在手术台旁支架上，切取皮瓣完毕后，可适当调整病人体位，以利受区手术操作。

（四）操作步骤

1. 皮瓣设计

根据受区创面大小，设计稍大于受区创面的皮瓣。用龙胆紫画出上臂外侧肱深动脉、桡侧肱深动脉、桡侧副动脉、头静脉及上臂外侧下皮神经的走行。以桡侧副动脉为中心，包括头静脉在内，画出所须皮瓣的范围。由于肱深动脉及桡侧副动脉后支与旋肱后动脉皮支、肱外侧皮动脉及尺侧上副动脉等皮支有吻合，通过这些吻合支（网），可扩大上臂外侧皮瓣的切取范围。皮瓣的上界可达三角肌止点上方 5cm，外界可至上臂后侧中线，内界可至上臂前面内侧缘，下界至肘横纹。

2. 显露血管和神经

沿三角肌后缘切口，自腋缘起至该肌止点处，切开皮肤及深筋膜，切开部分肱三头肌外侧头附着点，显露并分离肱深动、静脉至适当位置，必要时结扎中副动脉。找到桡神经，于三角肌止点上 2～3cm 处分离出上臂外侧皮神经，保护备用。在三角肌前缘切口，切开皮肤，于皮下分离出头静脉。

3. 切取皮瓣

由于供血动脉为桡侧副动脉，位于外侧肌间隔中，较为深在，切取皮瓣时，必须连同深筋膜一并切取，以免损伤。在保护好血管神经蒂的情况下，皮瓣切口宜从前后两方面向外侧肌间隔进行。先切开皮瓣上界切口及外侧切口，沿深筋膜深面剥离至外侧肌间隔，操作中注意使头静脉留在皮瓣内，贵要静脉留在上臂创面上。切开皮瓣下方切口，切断结扎头静脉，皮瓣向上分离，切断结扎桡侧副动脉的前支及每个肌支。小心分离桡神经和前臂后侧皮神经，将它们留在上臂创面内。这时皮瓣只剩有肱深动、静脉、头静脉及臂外侧皮神经的血管神经蒂未断。观察皮瓣的血液循环情况，待受区准备就绪后，再切断血管神经蒂。供区创面行中厚植皮。上肢用石膏托固定于功能位，以利植皮愈合。

六、吻合血管的前臂皮瓣移植

（一）前臂皮肤的血管神经解剖

前臂皮肤的血液供应系来自桡动脉、尺动脉和骨间掌、背动脉的皮支。这些皮支在皮下组织内相互有丰富的吻合支形成血管网，可以滋养整个前臂皮肤。由于这些皮支口径过于细小，难以进行吻合，又由于桡动脉的位置较前臂其他动脉表浅，故前臂皮瓣利用桡动脉为供血动脉较为合适。

桡动脉在肘窝深处，位于桡骨颈平面自肱动脉分出，与桡骨并行下降，先经肱桡肌与旋前圆肌之间，继入肱桡肌腱与桡侧腕屈肌腱之间。在桡骨下端斜过拇长展肌与拇短伸肌的腱下至手背。该动脉除在上、下端发出桡侧返动脉和掌浅支外，在前臂无较大的分支，依据与肱桡肌的位置关系，将桡动脉分为上、下两部。上部被肱桡肌所覆盖，称为掩盖部，长度平均为 11.2cm；下部位于肱桡肌腱与桡侧腕屈肌腱之间，比较浅在，称为显露部，长度平均为 10.1cm。上端血管直径（桡侧返动脉发出处的下方）平均为 2.7mm；中部（掩盖与显露两部交界处）为 2.3mm；下端（掌浅支发出处上方）为 2.4mm。桡动脉干两侧各发出若干皮支和肌支，分别称为桡侧皮、肌支和尺侧皮、肌支。显露部皮支有 4～18 支，平均 9.1 支，直径 0.2～0.4mm。掩部皮支 0～10 支，平均 4 支，直径 0.3～0.5 mn。所以显露部皮支数多于掩盖部皮支、但血管直径前者小于后者。两段的肌支数几乎相等，平均为 7 支，其直径在显露部为 0.3mm，掩盖部为 0.5mm。

在尺动脉干的下 2/3 部，从其两侧发出桡侧皮支和尺侧皮支，其中桡侧皮支约 4 支，发出后即分布于前臂掌侧的皮肤，并与桡动脉的尺侧皮支吻合。尺侧皮支数目较少，约为 2 支，发出后经尺侧腕伸肌腱深面，分布于前臂背侧皮肤，并与骨间背侧动脉的皮支吻合。前臂静脉很多，各动脉干皆有 1～2 条伴行静脉，还有皮下浅层静脉。2 条桡静脉在桡动脉两侧，其间有数量不等的吻合支。相当于掩盖与显露部交界处的静脉直径为 1.3mm。其皮肤属支有的与动脉属支伴行。在腕部及前臂走行中，有的与头静脉属支吻合。头静脉起于手背静脉网的桡侧，至腕关节附近渐达前臂屈侧，沿肱桡肌上升，至肘窝与时正中静脉有吻合支，主干继续在臂外侧上升。前臂头静脉上端（与肘下在中静脉吻合处下方）直径为 3.5mm，中部（在桡动脉的掩盖和显露部交界处）直径为 2.5mm。

前臂皮瓣可利用的皮神经有两条，即前臂外侧皮神经和前臂背侧皮神经。前者由肌皮神经分出，在肱二头肌下端的外缘出现，穿臂筋膜，经肘部到前臂外侧的皮下，其末端到腕部；后者是由桡神经绕肱骨后面时发出，循外侧肌间隔的后侧穿筋膜到皮下，一直下降到前臂背面外侧部而达腕上部。前臂皮瓣常用一种皮神经。

（二）手术指征

前臂皮瓣的血管恒定，蒂长，口径大，易于吻合，皮肤色质好，可切取大面积或各种形状的皮瓣，故在整形外科广泛用于修复面颌颈部皮肤缺损。但由于前臂皮瓣的供区不隐蔽，不能直接缝合，须要厚断层皮片移植覆盖，有损外形美观，且当皮片植皮技术不够熟练时，植皮不理想，常留瘢痕，有碍手部功能，故不应将前臂皮瓣用于修复小腿或足部皮肤缺损。四肢皮肤缺损区须要用吻合血管的皮瓣移植修复者，应首先选择本节介绍的其他各部皮瓣移植。无其他适当皮瓣可切取时，方考虑选用前臂皮瓣。

（三）麻醉和体位

臂丛或高位硬脊膜外麻醉下切取皮瓣，病人仰卧位，供区上肢外展置于手术台旁的支架桌上。皮瓣切取后，根据受区部位皮瓣移植时操作的方便，调整病人的体位并施行适当的麻醉。

（四）操作步骤

1. 皮瓣设计

根据受区创面大小，设计稍大于受区面积的皮瓣。用龙胆紫画出前臂桡动脉，头静脉及前臂外侧皮神经的走向。以桡动脉为中心，包括头静脉及前臂外侧皮神经在内，划出所须皮瓣的范围。由于从桡动脉鼎露部发出的皮支除向桡、尺侧分别和尺动脉、骨间背侧动脉皮支吻合外，还向上和桡动脉掩盖部及肱动脉下端的皮支吻合，故桡动脉借这些吻合支（网）以扩大其供血范围。皮瓣范围在理论上可以包括整个前臂，在实际应用时，则应保留贵要静脉及其表面的皮肤不予切取，以利手部静脉还流。如按桡动脉走行设计，皮瓣形状可不受限制。

2. 显露血管和神经

在设计好皮瓣上界的上方，沿桡动脉向上做纵切口，切开皮肤和筋膜，显露桡动脉及头静脉。皮下分离，在肱二头肌下端的外缘向下找到前臂外侧皮神经。在皮瓣的下界按画线切口，找到桡动脉和头静脉。血管、神经皆予标记保护。

3. 切取皮瓣

沿设计画线切开皮肤，直达深筋膜和肌膜之间，结扎切断皮下小血管，于深筋膜和肌膜之间从桡尺侧两边进行分离，当尺侧分离至桡侧腕屈肌腱和桡侧分离至肱桡肌腱时，宜小心剥离，注意勿损伤自桡动脉发出的微细皮支。保护桡神经浅支，使之完整地留在前臂创面内。切断结扎皮瓣下界的前臂正中静脉、头静脉、桡动脉及其伴行静脉。从桡动静脉血管的深面掀起皮瓣，从远侧向近侧分离，逐个结扎由桡动脉发出的肌支，这时形成只有血管神经蒂相连的前臂皮瓣。观察皮瓣血运。待受区准备就绪后，再切断血管神经蒂。前臂供区行厚断层皮片移植，加压包扎，上肢用石膏托固定于功能位。

七、吻合血管的小腿内侧上部皮瓣移植

（一）小腿内侧上部皮瓣的血管神经解剖

在股动脉下端收肌腱裂孔上方发出膝最上动脉，穿出收肌管前壁，沿缝匠肌下降，分为隐支和关节支。两支共干者占56%，隐支单独起自肌动脉者44%。隐支在大腿下段穿过缝匠肌深面的收肌腱板，伴随隐神经下行，在缝匠肌与股薄肌之间的行程较长，至膝关节平面内侧，从上述两肌间穿出，浅露皮下，分布于小腿内侧上部的皮肤。膝最上动脉起始部的外径为2.9mm，隐支起始处外径为1.7mm。

小腿内侧上部皮肤区，其皮下有大隐静脉经过，可以利用。与膝最上动脉伴行有隐神经，该神经扁平状，横径1.5～2.0mm。

（二）手术指征

小腿内侧上部皮瓣部位隐蔽，可包含一条皮神经，色泽适中，故可利用其修复前臂及手部或是跟部皮肤缺损。由于皮下脂肪厚，也可用于修复组织缺损较多的部位。

（三）麻醉和体位

病人可行硬脊膜外麻醉，取仰卧位。皮瓣切取完毕后，可根据受区方便调整体位及施行适当麻醉。

（四）操作步骤

1. 皮瓣设计

根据受区创面大小，设计稍大于受区面积的皮瓣。用龙胆紫画出小腿内侧上部皮瓣范围，膝最上动脉，大隐静脉及隐神经走向。

2. 显露血管和神经

在大腿下段前内侧做纵向切口，从缝匠肌外侧缘找到收肌管及股动、静脉，小心切开收肌管，找到膝最上动脉及神经，将缝匠肌拉向外侧，沿血管神经下行分离，结扎切断到

肌肉及关节的分支，同时在皮下找出大隐静脉，分离备用，至膝关节平面后，注意保护血管神经蒂。

3. 切取皮瓣

按设计皮瓣的画线，在小腿内侧上部切开皮肤及深筋膜深面，由内向外，由下向上掀起皮瓣。待受区准备就绪后，于膝最上动脉起始处平面切断血管神经蒂。

4. 供区创面处理

小腿内侧上部创面小者，可直接缝合，不能直接缝合时，可取大腿中厚皮片覆盖。

八、吻合血管的小腿内侧部皮瓣移植

（一）小腿内侧部皮瓣的血管神经解剖

胫后动脉自分出腓动脉后（小腿中上 1/3 以下），沿途发出许多细小的分支，除供应邻近肌肉，还有直接皮肤动脉供应小腿内侧皮肤。这些动脉分支经小腿后侧深、浅两层属肌的间隙走向浅部。穿出筋膜后又分为前后两支，每支供应以胫后血管为界的前后皮肤。每支动脉皆有伴行静脉。此外，小腿内侧部皮肤的血液供应，还有来自皮下肌肉的肌支动脉。两系统的血管在皮肤内皆有吻合支（网），切取不带肌肉的小腿内侧部皮肤，可利用直接皮肤动脉。途经皮瓣区的大隐静脉及隐神经都可根据须要而切取。

（二）手术指征

小腿内侧部皮瓣的部位隐蔽，皮瓣厚度适中，胫后动脉及大隐静脉的血管蒂长，口径粗，易于吻合成功，还可包含一条神经，适合用于修复跟部、手部及前臂部皮肤缺损。

（三）麻醉和体位

切取皮瓣可在硬脊膜外麻醉下进行，病人仰卧位。皮瓣切除后，可根据受区须要调整体位及用适当麻醉。

（四）操作步骤

1. 皮瓣设计

以胫后动、静脉为皮瓣的轴，皮瓣长度自小腿上中 1/3 交界至小腿中下 1/3 交界处止。因身材高矮不同，可达 15 ～ 20cm。皮瓣宽度以胫后血管为轴线，向小腿前后延伸，宽为

5～10cm。根据受区须要皮瓣的大小，划出切取的范围。

2.显露血管和神经

在皮瓣上界处，沿胫后血管走行方向，向上做纵切口，切开皮肤，于皮下分离出大隐静脉和隐神经，保护备用。依皮切口方向切开筋膜，从小腿深浅两层屈肌之间找到胫后血管，将其与胫后神经分离，并游离一段血管备用。在皮瓣下界皮肤切开后，分离大隐静脉及胫后血管，分别予以切断结扎，找出隐神经一并切断。

3.切取皮瓣

切开皮瓣的后缘（或前缘），达筋膜的深层。为保护皮肤血管，应边切开，边将筋膜与皮缘缝合固定。在筋膜深层向胫后血管方向游离皮瓣，直至胫后血管的肌间隙处为止。操作中切断结扎至肌肉的分支，保留至皮肤的分支，随时注意观察皮肤，动静脉是否在皮瓣内。然后用同样方法切开皮瓣的前缘（或后缘），在胫骨内缘处，由于筋膜与骨膜之间结合较为紧密，掀起皮瓣时，注意勿损伤皮肤血管分支。当胫后血管的前后两侧皮瓣游离完成后，在皮瓣的下界，将大隐静脉、隐神经及胫后血管，包括小腿深浅两层屈肌之间的肌筋膜组织和胫后血管周围组织，连同皮瓣一并掀起游离，至皮瓣上界的血管蒂为止。分离胫后血管时，应保护胫神经留在原位。这时带有胫后血管、大隐静脉及隐神经蒂的小腿内侧皮瓣完全游离。待受区准备就绪后，再切断血管神经蒂。供区创面用大腿中厚皮片覆盖。

九、吻合血管的足背皮瓣移植

由于足背部的皮肤具有许多优点，目前国内外许多显微外科工作者广泛用于修复足背部位皮肤缺损。

（一）足背皮瓣的血管神经解剖

足背部皮肤的血液供应主要靠足背动脉，其次是足底内侧动脉的交通支。足背动脉是胫前动脉的终末支。但也有5.5%的足背动脉解剖所见为腓动脉的终末支，在胫前动脉在踝上即变细小或消失。足背动脉在距小腿（踝）关节前方穿过伸肌支持带深面到达足背，在深筋膜下方，跗骨及跗前节韧带浅面前行，其内侧是到长伸肌腱，外侧是趾长伸肌腱。在距骨头平面，自血管内侧发出2～3条跗内侧动脉，经过踻长伸肌腱之下，到足内侧缘从血管外侧发出跗外侧动脉，过趾短伸肌之下，到足背外侧缘。

足背动脉在跖趾关节附近向外侧显弓状发出分支，与跗外侧动脉的分支吻合形成弓形动脉。也有部分无弓形动脉。弓形动脉的近侧缘发出多数小分支，与足背动脉和跗外侧动脉的分支结合成网，成为足背网。弓形动脉的远侧缘，发出第二、三、四跖骨背动脉，诸动脉分支到二、三、四和五趾，形成趾背动脉。足背动脉再向前越过第二跖骨基底，在短伸肌深面到达第一跖间隙的近侧部分为足底深支与第一跖背动脉。足底深支与足底外侧动脉吻合构成足底动脉弓。第一跖背动脉于第一跖间隙靠近第一跖骨外缘向前行，其位置深浅不定，变异多，可在骨间肌表面行走，亦可穿过骨间肌前行，但其远端位多表浅，有两分支分别至 趾及第二趾，形成趾背动脉。足背皮瓣的血运，主要来自从伸肌支持带平面至足底深支之间一段的足背动脉所发出的 4～7 条皮支。这些皮支在深筋膜下面向内侧及外侧行走一段距离后，即穿出深筋膜，到达皮下。这些皮支均很细，肉眼难以辨认。手术时只要保存距小腿（踝）关节以下至第一跖间隙段的足背动脉并与皮肤之间的组织（包括 短伸肌）相连，皮瓣就能得到足够的血液供应。第一跖背动脉对皮瓣存活与否，影响不是很大。

足背的静脉始于各趾背静脉，至跖骨远端附近汇入跖背浅静脉，然后与足背内外缘的静脉合成足背静脉弓，自此弓至距舟关节之间，有不规则的足背静脉网。小隐静脉自足外侧缘起于足背静脉网，经外踝后侧沿小腿后面上升。大隐静脉于足内侧缘起于足背静脉网，经内踝前，沿小腿内侧上升。足背动脉有两条伴行静脉。各主要静脉之间都有交通支。选 1～2 静脉与受区静脉吻合，就能达到足背皮瓣血液回流的要求，上述血管解剖有许多变异，术中应注意。

足背皮瓣利用的感觉神经支为腓浅神经。该神经于小腿中下 1/3 的交界处，穿筋膜到皮下，分两支；一支是足背内侧皮神经；另一支是足背中间皮神经。

（二）手术指征

由于足背皮瓣可切取感觉神经支及上述的优点，特别适合修复手部及跟部的皮肤缺损。

（三）麻醉和体位

在切取皮瓣时，一般采用硬脊膜外麻醉，病人取仰卧位。若受区在头部，可用全麻；受区在上肢者，则加用臂丛麻醉或高位硬脊膜外麻醉。体位则根据受区操作方便而适当调整。

（四）操作步骤

1. 皮瓣的设计

根据受损皮肤缺损情况，用龙胆紫在供区足背标出足背动脉，大、小隐静脉及腓浅神经的位置，再以足背动脉为中心，标出切取皮瓣的范围。足背皮瓣的大小受限，其长度自踝下至趾蹼缘，其宽度，内侧不超过胫前肌腱，外侧可达足外侧缘。各人足大小有差异，但一般可切取 14cm×10cm。

2. 显露血管和神经

习惯上先将有关血管和神经分离显露，以免切皮瓣时损伤。先在踝上（小腿下 1/3）前中线做纵向切口，切开皮肤、筋膜、踝前横韧带及十字韧带。分开胫前肌及 长伸肌腱，找到胫前动脉、静脉及腓深神经，游离出血管和神经。在此切口的外侧进行皮下分离，找到腓浅神经至足背的感觉支。然后在切口的内侧进行皮下分离，分离出大隐静脉。做足背皮瓣内侧切口，结扎来自足内侧的静脉分支，保留来自足背皮肤的静脉。将游离出的长段大隐静脉暂固定缝合 2～3 针在内侧切口皮缘上。在内侧切口，将长伸肌腱拉向内侧，可见足背血管，有时足背血管在到长伸肌腱深面的内侧，这时则可切开该腱周围组织，然后将肌腱拉向内侧，在距足背血管内侧 1～2cm 处，纵行切开骨膜及关节外组织，并于该组织下剥离，使足背血管从足面游离，将此游离的软组织缘与皮肤间断固定缝合，以防足背血管与皮瓣分离。这时可见足背血管紧贴于皮瓣之下。在皮瓣内侧切口的第一跖间隙前内侧找到短伸肌腱，将此肌腱切断，将该肌腱近端与皮缘固定缝合，保留在皮瓣上，以保护血管支，因血管走行于该肌腱之深面，顺第一跖骨背面剥离，确认血管束在皮瓣内。

3. 切取皮瓣

在趾蹼近侧，按划好皮瓣范围的远端做横切口，切开皮肤及皮下组织，达趾伸肌腱周组织表面，将切断的跖背血管——结扎。切断的血管及神经近端保留于皮瓣内。在第一跖间隙可见到第一跖背动脉，它有时走行在骨间肌深层，分离困难，不能保留在皮瓣内，则可切断结扎，对皮瓣血液循环影响不大。为防止皮瓣与其基底血管床分离，可将皮瓣基底组织与皮肤间断缝合固定。再按已划好的范围将皮瓣内侧缘和外侧缘切开。在趾长伸肌浅面剥离皮瓣，肌腱上要留一薄层保护肌腱周围组织。在第一跖间隙近侧分离并结扎切断足背动脉的足底深支。继续于足背动脉深面，贴关节韧带及骨膜浅面向近侧分离，皮瓣下面的趾短伸肌，可于该肌的肌腱移行处切断，肌腹面留在足背，肌腱留在皮瓣内。于皮瓣的踝前外侧缘找到原先分离出的腓浅神经，于近侧切断，腓浅神经的远侧端保留于皮瓣内，备与受区感觉神经缝合。分离血管蒂的外侧部分，可见进入趾短伸肌内的跗外侧血管予以结扎切断。从胫前血管束内分出的腓深神经，在踝下分出皮支和肌支。切断皮支，保留到趾短伸肌的肌支。此时除血管蒂外，整个皮瓣已游离。待受区创面及血管神经准备好后，即可切断皮瓣血管蒂，将皮瓣移植受区。

4.足背供区创面处理

检查足背创面，如有肌腱裸露，应将腱周组织或旁边的软级缝合覆盖肌腱。踝前横韧带及十字韧带原位缝合。注意将到长肌腱置于创面内侧皮缘下，用皮肤覆盖，将创面周围皮缘与足背皮下组织缝合，以缩小创面。切取大腿中厚皮片移植，并用缝线压力敷料包扎，小腿石膏托固定距小腿（踝）关节于功能位 3 周。

十、吻合血管的 趾皮瓣移植

（一）拇趾皮瓣的血管神经解剖

可参考上述足背皮瓣的描述中的第一跖背动脉及腓深神经皮支的解剖。此外，拇趾跖侧的胫、腓侧分别有趾底固有神经及趾底动脉（由足底弓分出的跖骨底动脉发出）。 趾背侧有趾背静脉汇成的跖背静脉。该静脉加入足背静脉弓及大隐静脉。

（二）手术指征

本手术可切取包括到趾甲的皮瓣，适合修复拇指或其他指脱套伤的皮肤缺损及覆盖拇指再造术的植骨面。还可切取部分有拇趾骨的皮瓣，修复拇指或指的末节的缺损。也可切取拇趾腓侧趾腹皮瓣，修复拇、示及中指端的指腹缺损。

（三）麻醉和体位

在硬脊膜外麻醉下切取皮瓣，取仰卧位。为修复拇指皮肤缺损，可加用臂丛麻醉。

（四）操作步骤

1. 皮瓣设计

修复拇指应切取同侧拇趾皮瓣，修复食、中指可切取对侧拇趾皮瓣，以利于受区血管吻合。对有虎口瘢痕挛缩者，可在切取同侧拇趾皮瓣的同时，切取第二趾胫侧皮瓣。如为拇指脱套伤或拇指再造，切取皮瓣应包括拇趾甲。如为修复拇指的不包括指甲的皮肤缺损，则不切取拇趾甲。由于受区拇指或其他指周径比拇趾小，同时为使残留拇趾胫侧及趾端穿鞋时耐磨，应在拇趾腓侧趾腹的范围用龙胆紫画出切口线。

2. 显露血管和神经

首先在足背做切口，直线或弧形皆可。在此切口内找到足背动脉及分离出第一跖背动脉。结扎切断该动脉到第二趾的分支（如皮瓣包括趾蹼及第二趾胫侧皮瓣，则不切断分支），保护好到拇趾的分支，分离出腓深神经到拇趾腓侧的皮支，保留备用。行皮下分离，游离出拇趾背静脉及大隐静脉。如果须要，可在拇趾跖侧做切口，分离出拇趾侧两条趾底固有神经，尽量高位切断，标记备用。

3. 切取皮瓣

按设计切口切开皮肤，然后进行皮下剥离，除肌腱、关节囊及骨表面保留一层软组织外，其余皮下组织均包括在皮瓣内。切取趾甲时，趾甲床必须与指甲紧密相连，不应分开。趾甲只可切取 3/4，应留 1/4 在拇趾上。可用小骨刀凿取，使甲下保留甲床和一薄层骨质。趾侧皮瓣可包括趾腹厚度的 2/3。若修复拇指或示、中指的末指节部分骨缺损，可切取部分器趾骨；若修复拇指或指的指腹缺损，应切取拇趾腓侧趾腹部皮瓣。拇趾皮瓣全部分离。待受区准备就绪后再切断血管神经蒂。

4. 供区创面处理

足背分层缝合，趾创面取大腿中厚皮片覆盖。

参考文献

[1] 王勇 . 临床骨科疾病诊疗研究 [M]. 长春：吉林科学技术出版社，2020.

[2] 朱定川 . 实用临床骨科疾病诊疗学 [M]. 沈阳：沈阳出版社，2020.

[3] 宰庆书 . 临床骨科疾病诊治基础与进展 [M]. 昆明：云南科学技术出版社，2020.

[4] 靳安民，汪华桥 . 骨科临床解剖学 [M]. 济南：山东科学技术出版社，2020.

[5] 王伟，梁津喜，杨明福 . 骨科临床诊断与护理 [M]. 长春：吉林科学技术出版社，2020.

[6] 沈尚模 . 骨科疾病临床诊疗思维 [M]. 昆明：云南科学技术出版社，2020.

[7] 张钦明 . 临床骨科诊治实践 [M]. 沈阳：沈阳出版社，2020.

[8] 葛磊 . 临床骨科疾病诊疗 [M]. 北京：科学技术文献出版社，2020.

[9] 岳建立 . 临床骨科诊疗与康复 [M]. 上海：上海交通大学出版社，2020.

[10] 邹天南 . 临床骨科诊疗进展 [M]. 天津：天津科学技术出版社，2020.

[11] 巫洪波 . 新编临床骨科技术 [M]. 长春：吉林科学技术出版社，2020.

[12] 孟涛 . 临床骨科诊疗学 [M]. 天津：天津科学技术出版社，2020.

[13] 闫文千 . 实用临床骨科诊疗学 [M]. 天津：天津科学技术出版社，2020.

[14] 韩永远 . 实用临床骨科治疗学 [M]. 哈尔滨：黑龙江科学技术出版社，2020.

[15] 王海军 . 临床骨科诊治基础与技巧 [M]. 天津：天津科学技术出版社，2020.

[16] 赵立连 . 临床骨科诊疗学 [M]. 长春：吉林科学技术出版社，2019.

[17] 武远鹏 . 临床骨科疾病诊疗学 [M]. 贵阳：贵州科技出版社，2019.

[18] 王智刚 . 临床骨科疾病诊疗精粹 [M]. 长春：吉林科学技术出版社，2019.

[19] 桂成艳 . 临床骨科诊治基础与技巧 [M]. 长春：吉林科学技术出版社，2019.

[20] 张卫红 . 临床骨科疾病治疗新进展 [M]. 长春：吉林科学技术出版社，2019.

[21] 王海滨 . 临床骨科手术学 [M].2 版 . 长春：吉林科学技术出版社，2019.

[22] 马文辉 . 骨科疾病临床诊疗 [M]. 长春：吉林科学技术出版社，2019.

[23] 徐东 . 骨科疾病临床诊疗 [M]. 北京：科学技术文献出版社，2019.

[24] 杨浩，陈焱彬，黄少波 . 神经内科与骨科临床 [M]. 长春：吉林科学技术出版社，2019.

[25] 赵龙桃，叶玲，张玉清 . 现代临床骨科护理 [M]. 哈尔滨：黑龙江科学技术出版社，2018.

[26] 孙海军 . 临床骨科诊治难点与对策 [M]. 北京：科学技术文献出版社，2018.

[27] 高洪宽 . 临床骨科手术技巧与康复 [M]. 武汉：湖北科学技术出版社，2018.

[28] 王祥杰 . 现代临床骨科疾病处置 [M]. 北京：科学技术文献出版社，2018.

[29] 李晓明 . 临床骨科疾病诊疗精要 [M]. 北京：科学技术文献出版社，2018.

[30] 贾宝欣 . 临床骨科规范化诊治 [M]. 天津：天津科学技术出版社，2018.

[31] 王世辉 . 临床骨科手术技巧与进展 [M]. 武汉：湖北科学技术出版社，2018.

[32] 杨权 . 临床骨科手术技巧与新进展 [M]. 昆明：云南科技出版社，2018.

[33] 陈海 . 临床骨科常见病的治疗与康复 [M]. 北京：中国纺织出版社，2018.

[34] 丁望 . 临床骨科疾病手术精要与术后康复 [M]. 长春：吉林科学技术出版社，2018.

[35] 雷晓宇 . 临床骨科疾病诊疗学 [M]. 昆明：云南科技出版社，2017.

[36] 董斌，肖云珍 . 新编临床骨科治疗学 [M]. 长春：吉林科学技术出版社，2017.

[37] 王玉泉 . 临床骨科中西医治疗学 [M]. 北京：科学技术文献出版社，2017.

[38] 魏尚礼 . 临床骨科疾病学 [M]. 长春：吉林科学技术出版社，2017.

[39] 王江波，张恒，赵国文 . 临床骨科疾病综合诊疗与康复实践 [M]. 长春：吉林科学技术出版社，2017.

[40] 张群 . 新编骨科临床与治疗新进展 [M]. 长春：吉林科学技术出版社，2017.

[41] 陈金宝 . 临床人体解剖图谱骨科分册 [M]. 上海：上海科学技术出版社，2017.